醫方心悟

杨氏中医临证辨治心法

大谷洞春睡雪鸣
辛卯戊戌有月
诗霖荣记于栈狗滨江

杨育林 编著

浙江科学技术出版社

图书在版编目（CIP）数据

医方心悟：杨氏中医临证辨治心法 / 杨育林编著.
— 杭州：浙江科学技术出版社，2019.8
ISBN 978-7-5341-8717-9

Ⅰ.①医… Ⅱ.①杨… Ⅲ.①中医临床-辨证论治
Ⅳ.①R241

中国版本图书馆CIP数据核字（2019）第143243号

书　　名	医方心悟：杨氏中医临证辨治心法	
编　　著	杨育林	

出版发行 浙江科学技术出版社
地址：杭州市体育场路347号　邮政编码：310006
办公室电话：0571-85176593
销售部电话：0571-85176040
网址：www.zkpress.com
E-mail：zkpress@zkpress.com

排　　版 杭州兴邦电子印务有限公司
印　　刷 浙江超能印业有限公司

开　　本	787×1092　1/16	**印　　张**	19.25	
字　　数	285 000	**插　　页**	1	
版　　次	2019年8月第1版	**印　　次**	2019年8月第1次印刷	
书　　号	ISBN 978-7-5341-8717-9	**定　　价**	58.00元	

责任编辑 王巧玲　陈淑阳　　**责任校对** 马　融
责任美编 金　晖　　　　　　**责任印务** 田　文

古人云，夫医者，非仁爱不可托，非聪明理达不可任，非廉谨淳良不可信。是以古之用医，必选名医之后，知天地神祇之次，明性命吉凶之数，处虚实之分，定逆顺之理，原疾量药，贯微达幽，度节气而候温冷，参脉理而合轻重，必参知而櫽栝焉，斯善矣。然医道之难，易学难精。用药之难，非顺用之难，逆用之难也。盖病无常形，医无常方，药无常品，在人之善学善用耳。

杨子育林，好学深思之士也，秉承家学且深怀精诚之志，是书历十余载，乃其平日研习、临证之心得笔记之所集也。今观其"内伤杂病""外感病""临证经效方"，谛审其主疗之文，揣度其药物之性，试之病者，得经效良方数十首，知其用功勤，而抉择精也。

是书，理、法、方、药皆备焉，学者若能细加体悟，其于医道思过半矣，今捧卷大喜，欣然为序。

国医大师　唐祖宣

　　自《黄帝内经》至《伤寒杂病论》《备急千金要方》《千金翼方》《温热论》，中国经典医著渐成体系。然对于无中医基础理论知识之人则难以领悟其真谛，亦无法形成正确的中医临床辨证论治思维方法。

　　吾之畏友杨子育林，字毓麟，出身于传统文人中医世家，乃南宋四大家之一、著名学者、诗人杨万里（字廷秀，1127—1206）第二十八代嫡孙。杨子毓麟吸取家学之精髓，传承诸多中医名家师授经验之精华，集十多万各类常见病、疑难杂病等临床病例之辨治思哲于《医方心悟：杨氏中医临证辨治心法》。是书以深入浅出的方式精心编写，可令读者无师自通、学以致用，可谓中医自学教材之典范也。

　　细观《医方心悟：杨氏中医临证辨治心法》，便知其体例极其严谨。全书分为三篇：上篇为"中医临证　辨治心法"，中篇为"医方心悟　临证备要"，下篇为"杨氏家秘　遵古奇方"。

　　上篇以理论为主，题为"中医临证　辨治心法"。此篇再分为"内伤杂病"和"外感病"两大部分。"内伤杂病"论述了三十四种病证，"外感病"论述了十五种病证。东方医学体系之理、法、方、药皆具，望、闻、问、切亦齐备。更涵盖了各类常见病的辨治思路，为中篇、下篇的研读学习和临床应用奠定了坚实基础。

中篇以实践为主，题为"医方心悟　临证备要"。此篇提供了三十六种病证的临证经效方，从读者角度呈现了每一种病证现有的临床经验、医治效果、研究成果、思辨睿智、学术思哲：①精炼言表其继承、发展的病理概要；②展示了各种病证临证经效方（浙江医圣堂中医药研究所验方选）的基础方、功效、主治、辨证加减；③提供了具体的医案（一至三诊）；④"临证备要"则分两部分，其一为"历代名家代表性医论"，其二为经作者反复临床验证且确有疗效的"历代名家代表方"。

下篇以方剂为主，题为"杨氏家秘　遵古奇方"。此篇则向世人解密中国文人名家世袭的"杨氏家秘"，功效涵盖解表、清热、温里、补益、固涩、安神、理气、理血、治风、治燥、祛湿、祛痰、消食共十三类，堪称"世界非物质文化遗产"。全篇均依据中医方剂教科书分类法，对家传秘方进行系统归类注解，即通过注解对秘方的配伍意义及功效进行点评和概括，以便临床查考，亦为读者能从方剂点评中深刻领悟古人临证处方之道提供方便。读者若能对上、中、下三篇细加回味、体悟，便能无师自通也。

吾习诗人生中尤喜杨廷秀之"诚斋体"，其一生作诗两万多首，传世之作就有四千二百多首，可谓一代诗宗。吾独钟其"泉眼无声惜细流，树阴照水爱晴柔。小荷才露尖尖角，早有蜻蜓立上头。"（《小池》）

吾学者生涯中更崇杨廷秀之《诚斋易传》，其立足于王弼、伊川义理派的传统，并基于"切于民用"之目的，运用"以史证易"的诠释方法解读易理，此乃吾心仪之由。

吾之畏友廷秀第二十八代嫡孙杨子毓麟亦基于"切于民用"之

目的，十余年磨一剑，为世人养心疏疾奉献其睿智之粹《医方心悟：杨氏中医临证辨治心法》，实乃耀祖光宗、泽被宇内。

善哉，善哉！欣然为序。

日本福冈国际大学终身教授

日本惟精书院理事长、文学博士、著名汉学家、翻译家

　　夫医之为道，通乎天地之奥，极乎阴阳之变，尽乎人物之性；其大则阴阳造化，微则性情毛髓，变则亢制胜复，深则苦欲正反，三才微妙之理，胥于一人之心是系。盖医为人之司命，必致其意，能精微蕴奥而极乎非常之妙，则天下之疾无不可治者矣。况医道有神圣工巧之殊，症候有寒热虚实之辨，脉息有浮沉迟数之象，药性有君臣佐使之别，人之受病亦有寒热温燥、强弱盛衰之变。苟非精其意而通其妙者不能悉知其病也。是故圣人体好生之心，阐明斯道，诚仁孝之大端也！

　　古人云，不为良相，则为良医。以良相可以救人，良医亦可以救人也。吾尝取《黄帝内经·素问》《黄帝内经·灵枢》《难经》而读之数过，始知医具五行生克之理，阴阳消长之机，然头绪纷繁，未得要领，不敢轻易治病，以人命为之尝试。盖病有虚实之变，法有正治反治、标本攻补先后之宜，得其意而通之者，方可贯天人，达阴阳，补气数之偏，助存养之益也。及悟得天地阴阳之道，从此豁然贯通。吾佩药师心印，凡遇诸疾苦，必欲拔去其病苦之根以安乐之，所治之症虽不能尽保完全，而错者亦稀。然救之于一时，不如救之于万世，是又贵乎立言以垂久远。

　　吾幼承家学之渊源，究心医道；怀济世之至诚，临证十余载，有感而悟，遂成是书，名曰《医方心悟：杨氏中医临证辨治心法》。

夫医学之要莫先于明理，其次则在辨证，其次则在用药。是书上篇为"中医临证　辨治心法"（包括"内伤杂病""外感病"）。"内伤杂病"下列三十四类病，其多由七情、劳伤、起居饮食等夹杂参合所致，所论之病均详其病源，晰其变传，参以望闻问切四诊之法，且寓阴阳五行之理，脏腑辨证、八纲辨证之法，随证施以汗、吐、下、和、温、清、消、补之法，方药加减亦详列于后。临证之际，阴阳升降，变化无穷，一法有一法之变现，一方有一方之化裁，法法异同，方方隐显，触类旁通，故阴阳之变易，五运之生制，上下之交合，水火之相济，实者泻之，虚者补之，寒者温之，热者清之等诸多内伤杂病辨治之心法皆详悉明备矣。后附经气学说一篇，追本溯源阐明外治法之理，盖外治之理即内治之理，外治之药即内治之药，所异者法耳！

昔岐伯阐天之六气，列风、暑、火为天之阳，寒、湿、燥为天之阴，以人之三阴三阳上奉之，测地之五行而以木火土金水为五运，以人之肝心脾肺肾配之。盖天之六气，随时递迁，所谓逐年司天在泉，客气间气是也，循环无端，而人之气为无形之阳，故六经三阴三阳，可以上奉天时。人之血为有形之阴，肝心脾肺肾为有形之质，唯随地之五运而不迁。是故天地之气通乎人身之气，天以风寒暑湿燥火为六淫之气，人以喜怒忧思悲恐惊为七情之气，故曰百病皆生于气。是书"外感病"以《黄帝内经·素问》"冬伤于寒，春必温病；春伤于风，夏生飧泄；夏伤于暑，秋必痎疟；秋伤于湿，冬生咳嗽"为纲，下列伤寒、寒湿、风湿、风温、湿温、暑病、痢疾、秋燥等诸病，据六淫之偏胜，脏腑之虚实，因证而施以六经、三焦、卫气营血、脏腑等诸辨证之法。

冬时严寒，万类深藏，苟勤乎房欲或过度操劳，精气大伤，正气衰微，寒邪乘虚袭之，遂成伤寒。伤寒论以脉症为主，汇集六经诸论，各以类从，分其某证属传经，某证为直中，某证宜某方，某证宜何法。辨析诸证，分经论治，温寒互用，补泻兼施，则临证不致混淆矣！

寒邪湿邪合病遂成寒湿病。平素嗜食肥腻，久坐湿地，则生湿，复当风而卧，风邪袭之；或大汗出后，复当风而卧，过食生冷，风湿相袭合病遂成风湿病。寒湿病与风湿病之异有五：寒湿病，身体疼重；风湿病，骨节烦疼而重。寒湿病之痛，痛有定处；风湿病之痛，走注不定，无固定处。寒湿病，恶寒甚于恶风；风湿病，恶风甚于恶寒。寒湿病，胸中饱闷，不能纳谷；风湿病，胸中虽觉闷，但闷而不饱，能纳谷。寒湿病，脉多滞涩；风湿病，脉多浮缓。寒湿当以辛温之品散之，风湿当以微微汗之。温热之症，风热淫于内，治以辛凉咸寒之旨，吴瑭以三焦立论，而叶氏则以卫气营血为主旨，大抵温热病属肺卫者，宜辛凉之法外解之，气清而热自退，入营则从营透热转气，至血当凉血散血。夏月相火行令，人感其气，自口齿而入于肺胃，受暑气而即病者，谓之中暑，其病为浅；受暑气不即病，过夏而发者，谓之伏暑，其病则深。暑病之治疗大法当以芳香化湿、滋阴清透为主。秋为燥令，燥气密布，人体虚者，感之成病，当以滋阴润燥为主。痢疾多发于夏秋之季，症见便脓血，里急后重，腹痛不爽快，其治法初起宜通因通下，若后重利不爽，甚而肛门时觉下坠者，为湿阻腑气，宜理气化湿。展而读之，寒湿、风湿、风温、湿温、暑病、痢疾、秋燥等诸脉证之辨治心法详述于后，其后则附辨苔、杂辨之法，若按法施治，则应手奏效！

　　然学医之道，莫先于读本草，识药性，药性明然后学处方，知处方然后讲治法，知治法然后讲脉理，以及乎察色、听声、问症之详，斯学有次第，而医道可明也！故善医者，切脉以审其证，原诸疾所感，论证有名，用药有据，别三因所致，临证有条，应变而施。是书中篇（"医方心悟　临证备要"）下列三十六类病，每病首论其病机、治则，下附临证经效方加减之法，次附临证之医案。案中不用古之药而用其意者，盖用药如用兵，不能执死方以治活病也！于其后采掇历代诸名家之医论、医方，篇后则附以医理便览，以便于查阅。若能观其法，求其意，则临证之际自然法度有归，不致误投汤剂矣！

　　若夫七方十剂，大小缓急奇偶复，如列卦位，缺一则不成方，宣、通、补、泻、燥、湿、轻、重、滑、涩如调鼎羹，失量即不成剂。是书下篇（"杨氏家秘　遵古奇方"）以《黄帝内经·素问》《黄帝内经·灵枢》为之经，参究古今名贤之论以纬之，吾荟萃家藏方一百零八首，下列解表、清热、温里、补益、固涩、安神、理气、理血、治风、治燥、祛湿、祛痰、消食共十三剂，诸方从其同而列之，所列诸方均辨其君臣佐使之义，析其专治、监治之法，述其寒热温凉、升降浮沉、五味归经之性，详其煎药、服药之法，词简而括，理约而明，庶令阅者依类辨证加减取用，甚为便捷。

　　夫药之性，本于五行，化于六气，有色可按，有味可尝，有气可嗅，有形可别，有经所归，故于书附篇增设"药性便览"，以为临证用药制方之便，此取其用药如用兵之意也。盖脏腑即地理也，处方如布阵也，用药如用兵将也！

然煎药、服药之法亦极为重要，煎药得法，病势易瘥；不得其法，善既未见，祸反现焉。服药得法，能收事半功倍之效。外感病之药，类多香透，不宜久煎，久煎则香气过性，往往失其功效。内伤病之药，类多补正，煎时宜久，少煎则药力不出，功效不见。煎外感病之药，宜用武火；煎内伤病之药，宜用文火。病在上者，宜饭后服药，药居饭上，不致走下，使药力四散，则上焦之病自瘥；病在下者，宜饭前服药，服药后即食饭，使药居饭下，则药力下达，功效自见。病系真寒假热，宜热药冷服；假寒真热，宜凉药热服。吐血病药宜凉服，补益宜服膏滋药，久病宜服丸散，呕吐者宜少量频服，神志昏迷、牙关紧闭者宜鼻饲，安神药宜睡前服，治疟药宜发作前一两小时服，驱虫及泻下药宜空腹服。

凡此者，今仅以寸心所得，诞敷厥言，诚愿有志者据其要领，博观而约取，旁参诸家而融会贯通，若能熟读深思之，临证自有所依据也！

弘农杨氏　毓麟

己亥年立春于浙江医圣堂中医药研究所

上 篇

中医临证

辨治心法

内伤杂病

外感病

中 篇
医方心悟
临证备要

下 篇

杨氏家秘
遵古奇方

附 录

中医临证

辨治心法

内伤杂病

胸痹

胸痹由胸中痹塞，阳气不通而成。有痛者，有不痛者，而为气短则一。以胸中痹塞，中焦阻隔，吸入之气，不能下达肝肾，故短气，切勿作虚气观。

痛痹

今论痛痹，凡胸痹喘息咳吐，胸背痛，短气，寸口脉沉而迟，关上小紧数，宜以瓜蒌、薤白为主药。薤白通阳，瓜蒌开胸中痰结，复佐以白酒，是为瓜蒌薤白白酒汤（瓜蒌、薤白、白酒）。此方瓜蒌唯便秘可用，否则宜用瓜蒌皮，白酒近多不用，以酒炒薤白头代之，通畅开结，此方可以当之。

若湿痰多，胸中痹塞甚，苔白腻，心痛彻背不得卧，加半夏以化痰开结，是为瓜蒌薤白半夏汤（瓜蒌、薤白、半夏、白酒）。

痹塞再甚加桂枝通阳，胸中痹塞既甚，食滞亦易停蓄，轻加枳实；重加厚朴，是为枳实薤白桂枝汤（枳实、薤白、桂枝、厚朴、瓜蒌）。

若胸中痹而寒，诸逆心悬痛，宜用桂枝生姜枳实汤（桂枝、生姜、枳实）。

若心痛彻背，背痛彻心，四肢冷，爪甲青，唇皮青，是阳虚衰已极，宜用乌头赤石脂丸（蜀椒、制乌头、制附子[1]、干姜、赤石脂），大剂温阳，用赤石脂固涩阴气，预防阳气盛而阴气耗散也，色青过指节皆难治。

若患者体虚，只有气痹而无滞结，或服过攻结药，而阳气未复，宜用理中汤（人参、甘草、干姜、白术）。此痛痹之大较也。

胸痹不痛

胸痹不痛，而胸闷痹塞气短，苔腻，此属湿阻而气机不利，宜宣气化湿法，

---

[1]制乌头、制附子：乌头和附子均有毒，慎用，要在医生指导下限量应用，久煎可降毒。本书中所应用的乌头和附子均做降毒处理。

以茯苓杏仁甘草汤（茯苓、杏仁、甘草）治之，是方以杏仁开肺，甘草和中，茯苓导下，质言之，杏仁宣气、茯苓化湿而已，两得其妙。后人三仁汤（杏仁、半夏、飞滑石、生薏苡仁、白通草、白蔻仁、竹叶、厚朴）用药之意均源于此。见苔黄加黄芩，苔白加桂枝，结重加厚朴，湿重可借用三仁汤。

若湿化成痰，结聚已实者，宜用橘枳姜汤（化橘红、枳实、生姜）。化橘红化痰，枳实攻痰，生姜开结，此方为后人用枳、橘、杏、蔻所祖。若化湿宣气不效，宜进一步助阳化湿。

胸痹，缓急者，苔白腻，不欲饮，宜用薏苡附子散（薏苡仁、附子）。本方取薏苡仁逐水为君，附子之辛热为佐，驱散寒结。阳衰甚，加桂枝、生姜，此胸痹不痛症之大较也。二者备而治胸痹之法了然矣。

＊ 附方

（1）痹痛
①通阳：瓜蒌薤白白酒汤。
②通阳化痰：瓜蒌薤白半夏汤。
③通阳破结：枳实薤白桂枝汤、桂枝生姜枳实汤。
④温阳散大寒：乌头赤石脂丸。

（2）胸痞不痛
①宣气化湿：茯苓杏仁甘草汤。
②逐痰化湿：橘枳姜汤。
③助阳化湿：薏苡附子散。

咳嗽

阴虚虚劳咳嗽，其初终因外感而起，所谓伤风不已则成劳是也。在病一二月间，表邪未去，虽见虚象，亦宜养肺阴夹祛风化痰，均须轻其量，使双方无碍，如南沙参、瓜蒌皮、天花粉养肺而不滞邪；桑叶、牛蒡子、杏仁、贝母、薄荷祛风而不伤阴。症必见咳嗽不爽，痰黄脉数，苔红，病一二日可用此法。

若咽痒无汗，苔红脉数，病势较上为重，服前药不效，宜用麻杏石甘汤（麻黄、杏仁、炙甘草、石膏）。是方以麻黄宣肺平喘，解表散寒；石膏清在里之热；杏仁辅麻黄以平喘；甘草助石膏以生津。体虚者宜用蜜炙麻黄。

若苔淡红，无大热，肺虚较甚，宜易麻杏石甘汤为麻黄杏仁玉竹甘草汤（麻黄、杏仁、玉竹、甘草）。是方以麻黄、杏仁宣肺平喘，玉竹润肺生津，甘草和胃生津。

咽痒咳嗽，咳嗽已浑身大汗出，乃肺大虚，宜以款冬花散（款冬花、知母、桑叶、半夏、炙甘草、麻黄、阿胶、杏仁、贝母）治之。是方以麻黄、杏仁、甘草合阿胶、百合、款冬花同用，宣肺清热，润肺止咳，此为肺虚有邪良方。

肺虚有痰，背必恶寒，肺虚皮毛不固也。凡治虚劳咳嗽，处处不可忘及表邪，肺虚邪易致再入，宜顾其表，统作虚劳治矣。

若肺受邪不甚而虚甚者，可用补肺阿胶汤（马兜铃、牛蒡子、阿胶、甘草、杏仁、糯米）。养阴与开肺并治，并以甘草、糯米培土生金，此皆偏重肺经施治。

然五脏六腑皆令人咳，而病原终不离乎肺。一损损于肺，咳嗽吐沫依上法治之。二损损于心，咳嗽、痰红、胸痛，宜补南泻北法，一方养肺阴肾阴，一方泻心火，此时症必内热，不得安卧，咳嗽、痰红、盗汗，宜用生咳汤（沙参、麦冬、石膏、甘草、淮小麦）。方中石膏清热，沙参、麦冬养肺阴肾阴，淮小麦尤需重用以补心气之虚，此症必胸膺痛，心液虚也。再进三损损及脾，咳嗽、便泻最难治，培土生金以尽人事。李士才曰："脾有生肺之能，肺无扶脾之力。"故舍肺而治脾，然补脾亦宜斟酌，须补脾不碍肺，补肺又不碍脾，用药如米炒南沙参、米炒西洋参、米炒於术（痰红禁用）、怀山药、川石斛、白扁豆、茯神、川贝、莲子、橘白、谷芽清肺补脾。若以四君、六君（人参、白术、茯苓、炙甘草、陈皮、半夏）、归参四君进，非特脾未健而肺已更伤矣。唯培土生金无大效，且无速效，此为从上损下治法。

从下损上，一损损肾，由房劳纵欲伤肾，肾阴虚，阴虚火旺，少腹冲气夹虚火上冲，故致咳。肾阴既伤，肝火必旺，肝肾同主下焦也，是为二损，遂成木火引金，气急咳嗽，痰红胁痛，病在肺而本在肝肾，治法有分治、合治二种。分治用清泻肝火，如桑叶、丹皮、黛蛤散（青黛、蛤壳）等，不治肺而治所以病肺者；合治则清肝补肾同用，如七味都气丸（醋五味子、山茱萸、茯苓、牡丹皮、熟地、山药、泽泻）、人参、胡桃之类，补肝肾纳冲气，大热之品忌服。又有标本同治，则补肝肾合清肺热同用是也。再上及脾，见便泻难治，只宜清养扶脾，培土生金。

凡一切虚劳均忌便泻。此外又有饥饿咳，饱食则已，此乃中气虚之咳嗽，由脾肾虚而虚火上冲，治宜以甘缓，芍药、甘草、饴糖等为主药。肺阴虚，气急干咳而痛者，泻白散（桑白皮、地骨皮、炙甘草）用之最妙。此证必多虚热，可加入兜铃黛蛤散（马兜铃、青黛、蛤壳），阴伤加沙参、石斛、芦根；有表症及便泻，大忌上药。又琼玉膏（生地、白茯苓、白蜜、人参）一方，亦为治疗咳嗽之良方，是方用于久咳肺虚甚，气急咳嗽无痰热最妙。方中生地、人参、白蜜等均属滋润之品，有痰热者忌琼玉膏。

又有劳风咳嗽，胸热而闷，不能左寝，痰作黄绿之色，状如黄豆者，寒热往来，恶心，小便黄，苔薄黄腻或红绛，此由肝火上冲，宜从肝经施治，千金柴前连梅煎（柴胡、乌梅、前胡、黄连、薤白、童便、猪胆汁、猪脊髓）其妙。柴胡宜用鳖血炒，不效改用银柴胡，咳由相火上升，故用童便清降，前胡肃肺，尤妙在黄连、乌梅二味，一泻痰热，一敛心肺，柴胡以透少阳之邪。若痰中夹血，以苇茎汤（苇茎、瓜瓣、薏苡仁、桃仁）夹是方服，方出《柳选四家医案》，用之极妙。

凡治久嗽均宜开敛同用，小儿疳积咳嗽，咳久面色青，腹必硬，宜用黄芩、黄连清火，苦寒攻其积，积与热去，痰自已，切勿治其咳嗽。

* 咳嗽六法

①宣肺化痰法：蝉蜕、甘草、前胡、桔梗、薄荷、杏仁、牛蒡子、象贝。

②肃肺化痰法：桑叶、甘草、前胡、桔梗、桑白皮、杏仁、牛蒡子、象贝。

③养肺化痰法：沙参、天花粉、瓜蒌皮、桑叶、玉竹、杏仁、牛蒡子、象贝。

④补肺化痰法：阿胶、沙参、天花粉、茯神、甘草、牛蒡子、麦冬、杏仁、桑叶、川贝。

⑤益肾养肺化痰法：生地、熟地、山萸肉、白术、沙参、胡壳肉、枸杞子、川贝。

⑥培土生金法：茯神、扁豆、米炒沙参、山药、川石斛、橘白、炒川贝、炒米仁。

哮喘

《黄帝内经·素问》云："阴平阳秘，精神乃治。"人身阴阳不能有偏，偏则成病，哮喘病发病机理亦不外乎阴阳失调。《黄帝内经·素问》云："阴阳者，天地之道也，万物之纲纪。"凡病不外阴阳失调，其治则亦不外乎"察阴阳所在而调之，以平为期"。调和人身阴阳、复其平衡之机方为治疗哮喘之大法。

滋阴和阳，调和营卫气血

从外因讲，哮喘多由感受六淫，或烟尘、天花粉、异味等所诱发。发病之初，或发病过程中，常有鼻塞流涕，喷嚏，目、耳、咽痒等风邪为病之临床表现。盖风者善行而数变，为六淫之首，外邪致病多以风为先导，哮喘之诱因总不离风。《黄帝内经·素问》云："伤于风者，上先受之。"风邪犯肺，则肺气失宣，气道挛急，病由而致。正如明代皇甫中所云："夫肺居至高之上，主持诸气……外主皮毛，司腠理开合，卫护一身，如天之覆物。"太阳者，营卫之部位也，卫主皮毛，皮毛之内有白膜一层即为腠理，腠理之内遍布微丝血管即营也。其人若卫气充盛，可为周身之外围，即受风不能深入，其人恒多汗闭不出，迫其卫气流通，其风自去，原可不药而愈也。今观哮喘之人多有营卫不和、阴阳失调、宣肃失司之证，正所谓邪之所凑，其气必虚。唐容川云："其实非天病患也，乃人身气血先有偏盛，故感天气之偏盛而病遂作焉。"是故调和营卫，滋阴和阳为其首选之法，亦为治未病之法。综观群方，尤以桂枝汤（桂枝、芍药、甘草、大枣、生姜）为妙。盖其立方深远，大开大阖，纵横调节人体阴阳气血。方中以桂枝通阳、补阳、畅十二经络；芍药养阴柔肝，能苦降轻泻肝火；桂枝合芍药一阴一阳，一升一降；大枣、生姜、甘草顾护中焦。全方药不过五味，但升降双调，脾胃、气血、阴阳兼顾，盖脾胃，阴阳气血，升降无恙，何来病患？此乃上工治未病之法也！哮喘发作之时吾常于桂枝汤中酌加麻黄、杏仁、桔梗、白果、百部、紫菀、款冬花、五味子等敛肺止咳、宣肺平喘之经验药，风寒而喘者常于上药基础上联合麻黄汤（麻黄、桂枝、杏仁、甘草）加减；风热而喘者则常于调和阴阳基础方中加用麻杏石甘汤加减治疗，临床屡获佳效，然此不过为中工治已病之法也。若风寒喘病失治，其邪深陷，肺气壅塞，喘急欲死，其脉浮大无伦，殊为危殆，急治其喘，无汗者当以麻黄葶苈汤（麻黄、杏仁、葶苈、郁金、薤白头、白芥子、半夏、陈皮、紫菀、南星、椒目）主之，有汗者当以桂枝葶苈汤（桂枝、葶苈、白芥子、杏仁、南星、郁金、半夏、陈皮、紫菀）主之，形体虚者，加人参。风热喘病失治，喘促更剧，不可以息，其汗更多，肺阴大伤，必咽干声嘶，救肺汤（桑白皮、杏仁、地骨皮、天冬、麦冬、生地、百合、熟地、款冬花、天花粉、糯稻根、牡蛎、浮小麦）主之。风热喘病失治，风热内陷，下则利下不止，上则喘而汗出，其脉促，宜用葛根芩连汤（葛根、黄连、黄芩、甘草）外疏内清，表里同治，形体虚者宜加人参。此乃下工治甚病之法，唯不得已而为之。

调肝理肺，以复升降之机

从内因讲，哮喘多由忧思、抑郁、恼怒等内伤七情、气机郁滞所致，正如《医贯》所言："或七情内伤，郁而生痰……一身之痰，皆能令人喘。"《类证治裁·郁证》亦云："七情内起之郁，始而伤气，继必及血。"故日久则脏腑气血阴阳失调，升降出入失常。欲使全身气机畅达，阴阳平衡，则唯以调肝肺之气机为妙。《黄帝内经·素问》云，"左右者，阴阳之道路也"，"肝生于左，肺藏于右"，左主升而右主降。是故肝肺者，阴阳之道路交通也。肝之正常升发，肺之正常肃降，关乎全身气机之升降运动，故其为气机升降之枢纽。叶天士云："人身气机合乎天地自然，肝从左而升，肺从右而降，升降得宜，则气机舒展。"肝肺两脏不仅在气机调节方面关系密切，而且经络相连，足厥阴肝经分支从肝分出，穿过膈肌，向上注入肺中，交于手太阴肺经。肺主气，手太阴肺经为十二经脉气血运行的起点；肝主藏血，足厥阴肝经为十二经脉气血运行的终点，因此肝肺两经与人体十二经脉气血运行变化密切相关。肝之疏泄功能与肺之宣肃功能正常，则气机调畅，三焦通条，气行则津行，气行则血行。《仁斋直指方论》指出："气有一息之不运，则血有一息之不行。"《血证论》云："内有瘀血，气道阻塞，不得升降而喘。"若肝气郁滞，则津液输布障碍，聚而为痰，郁而致瘀，日久则痰瘀胶结，肺失宣肃，病由所致。诚如《类证治裁》所言："凡上升之气，皆从肝出。"若肝火犯肺，"气有余便是火"，肝气郁久化火，气火循经上逆于肺，木火刑金，左升太过，右降无权，肺失肃降，以致气逆而哮喘阵作。故临证时当详察细辨，以调和肝肺之升降气机为大法随症加减，其旨在恢复气机升降出入之功能和脏腑气血阴阳平衡，常以柴胡、苏子、枳实、葶苈子、全瓜蒌、厚朴、桑白皮为哮喘调肝肺气机、平衡阴阳之药对。季楚重曰："经云，肺苦气上逆。上逆则上焦郁热，气郁生涎，火郁生热，因而治节不行……若夫正气不伤，郁火又甚。"当以泻白散加减治之。《古今名医方论》曰："泻白者，正金之令，驱气之逆，非劫金而泻之，法使金清则气肃。"《医林绳墨》曰："血者依附气之所行也。"气滞日久多兼血瘀之证，故常于理气之药中酌加三七、丹参、桃仁、当归、地龙等活血通络之药，盖气血畅通则阴阳调和。《黄帝内经·灵枢》曰："肺合大肠，大肠者，传道之腑。"肝肺之气机失调常导致大便闭塞不通，当选用大黄、麻子仁、瓜蒌仁等润肠通便之药，盖肺与大肠相表里，腑气通则气机调和也。此为调气机和阴阳之要点，余则随症加减治之。此乃中工治已病之法也！

温脾补肾，以和人身之阴阳

丹溪云，"哮喘专主于痰"，然痰者非病之本，乃病之标也，故必有所以致之者。痰者，肺脾肾功能失调之病理产物为其标也，阴阳失调乃其本也。阴阳失调者，脾肾阳虚之所致也。肺通调失司则水停而生痰成饮，脾运化功能失司则积湿而生痰，肾者水之下源也，肾阳虚则水泛为痰，肾阴虚则灼津成痰，脾肺失肾阳之温煦亦可生痰。是故古人有云："肾为生痰之本，脾为生痰之源，肺为储痰之器。"今观脾土者乃肺金之母，后天之本，气血生化之源。肾为五脏六腑之本，久病必伤肾；肺主气司呼气，肾主纳气，肺之呼吸功能需赖肾之纳气功能协助。是故哮喘之病"其标在肺，其本在脾肾"。《景岳全书·论痰之本》亦云："夫痰即水也，其本在肾……在肾者，以水不归原，水泛为痰也……故治痰者，必当温脾强肾以治痰之本。"临证所见尤以脾肾阳虚症候为多，肺肾阴虚者甚少，即有亦常合并有脾肾阳虚之症候。故温补脾肾为治疗慢性哮喘、恢复机体阴阳平衡之大法也。临证之时常以仙茅、淫羊藿、肉桂、干姜、山茱萸等温脾补肾药作为慢性哮喘之基础药对。若虚阳上攻，上盛下虚，气有升无降，肺失肃降之权，上逆成喘，当温补下元，纳气平喘以苏子降气汤（紫苏子、半夏、川当归、炙甘草、肉桂、前胡、厚朴）加减治之。若久病失治则其气愈升，其喘益甚，若不接续，则四肢逆冷，脉象涩弱，额上冷汗出，至为危殆，当速予人参蛤蚧散（蛤蚧、苦杏仁、炙甘草、人参、茯苓、贝母、桑白皮、知母）加减治之，待其汗止厥回，再以人参理气汤（人参、茯苓、甘草、杏仁、苏子）加减治之，以收全功。若肾虚喘病，呼吸喘促，其气出多入少，吸之不及，咽之不能，劳动则剧，汗出如漏，面色赤，足底冷，此虚阳上浮也，当于阴中求阳以肾气丸（干地黄、山药、山茱萸、泽泻、茯苓、牡丹皮、桂枝、制附子）加减治之。综观其加减之理，唯以温补脾肾之法贯穿其始终，盖脾肾温其痰自化，其升降之性自复，人之阴阳亦随之而和。然则此不过下工治甚病之法也！

肝着

补脾肾以滋元阴元阳

人体之生命活动，全赖肾之元阴元阳的相互维系和推动。肾者水火之宅也，为脏腑阴阳之本，生命之源。《难经·八难》曰："诸十二经脉者，皆系于生气之原。所谓生气之原者，谓十二经之根本也，谓肾间动气也。此五藏六府之本，十二经脉之根，呼吸之门，三焦之原。"五脏六腑之阴，非肾阴不能滋助；五脏六腑之阳，非肾阳不能温养。故肾阴为全身诸阴之本，肾阳为全身诸阳之根。肾阴和肾阳的动态平衡遭到破坏，最终会导致人体正气的虚衰和疾病的发生。慢性乙肝患者由于人体正气虚衰，不足以抗御外邪，导致疫毒侵袭而发病，正所谓"邪之所凑，其气必虚"。正气亏虚虽与肾密切相关，肾为先天元气之根，然元气须依赖后天水谷精微之补充和滋养。《景岳全书·杂证谟》中即有"凡先天之有不足者，但得后天培养之力，则补天之功，亦可居其强半"之说。治疗慢性乙肝扶正之法在于调补脾肾，以平衡肾之元阴、元阳为要。临证时常以黄芪、淫羊藿为调补脾肾之基础药对，淫羊藿温肾阳，黄芪补后天以滋先天。阳气根于阴，阴气根于阳，于阴中求阳、阳中求阴，临床当随症加减，以阴阳调和为期。肾阴虚者加用二至丸、枸杞子、生地、龟板等调补肾阴之品，阴虚日久，内必有虚热，故当佐以青蒿、鳖甲、知母、黄柏等退虚热之药。肾阳虚者可选用附子、肉桂、仙茅、巴戟天等温补肾阳之品。阴阳两虚者用二仙汤（仙茅、淫羊藿、巴戟天、当归、黄柏、知母）、金匮肾气丸［地黄、山药、山茱萸（酒炙）、茯苓、牡丹皮、泽泻、桂枝、制附子、牛膝、车前子］之类调和肾之阴阳。脾虚甚者加用四君子汤（人参、白术、茯苓、甘草）、补中益气汤（黄芪、白术、陈皮、升麻、柴胡、人参、甘草、当归）、黄芪建中汤（黄芪、桂枝、白芍、生姜、甘草、大枣、饴糖）之类。

祛邪毒以和阴阳

湿热蕴结是慢性乙肝的发病基础，湿与热互结具有如油入面、缠绵难分、易于弥漫、盘根于气分、浸淫于血分的特点。湿为阴邪，易伤人体之真阳；热为阳邪，易伤人体之真阴。湿热蕴结日久最易导致人体脏腑气血阴阳失调。张子和云："论病首重邪气，治病必先祛邪。"临证时当谨守病机，将清热解毒利湿之法贯穿于治疗全程，使湿化热清，病邪渐去，人体脏腑气血阴阳则渐趋平衡。临床运用清热除湿法时，必须掌握好辨证要点，辨明湿与热的偏盛和消长变化，随症加减，方能获佳效。慢性乙肝多为本虚标实，应用苦寒之剂时，药味不宜过多，时间不宜过久，病退即止，以防苦寒败胃。热甚者主用苦参、石见穿、半边莲、半枝莲、白花蛇舌草、马鞭草、重楼等苦寒清热解毒利湿之品，并酌佐健脾化湿、芳香化湿、淡渗利湿之品；湿甚者在用半夏、苍术、白术、扁豆、厚朴等健脾化湿药的基础上酌选藿香、苏梗、石菖蒲、砂仁等芳香化湿药和茯苓、猪苓、泽泻、车前子、金钱草等淡渗利湿药，另酌佐黄芩、黄连等苦寒清热解毒燥湿之品；湿热并重者当清热解毒与祛湿并重，清热毒而不碍湿，祛湿邪而不助热，如此治疗则湿热得除，阴阳自调，顽疾亦得解也。

调肝肺之气机以和阴阳

调节肝肺之气机为平衡人体脏腑气血阴阳之枢纽所在。《黄帝内经·素问》曰："左右者，阴阳之道路也。"而《黄帝内经·素问》曰："肝生于左，肺藏于右。"是故肝肺者，阴阳之道路交通也。肝之正常升发，肺之正常肃降，关系到人体气机的升降运动，故其为气机升降之枢纽。叶天士云："人身气机合乎天地自然，肝从左而升，肺从右而降，升降得宜，则气机舒展。"肝肺两脏不仅在气机调节方面关系密切，而且经络相连，足厥阴肝经分支从肝分出，穿过膈肌，向上注入肺中，交于手太阴肺经。肺主气，手太阴肺经为十二经脉气血运行的起点；肝主藏血，足厥阴肝经为十二经脉气血运行的终点，故肝肺两经与人体十二经脉气血运行变化密切相关。肝肺气机升降失常，则脏腑气血阴阳失调，以致脾胃功能失常，脾气不升、胃失和降或腑气不通等证。故临证时当详察细辨，辨证治之。临证常选用柴胡、郁金、香附、枳壳、厚朴、佛手等作为调节肝肺气机之基础药。肝肺之气机失调，大便闭塞不通，当选用大黄、枳实、厚朴、瓜蒌仁等行气导滞、润肠通便之药，盖肺与大肠相表里，腑气通则气机调和也。肝为体阴而用阳之脏，用药时切忌过用辛香燥烈之品，病程长者，以防肝阴亏损，当酌选芍药、生地、甘草、五味子等酸甘之药，即柴胡疏肝散（陈皮、柴胡、川芎、香附、枳壳、芍药、甘草）、四逆散（柴胡、芍药、枳实、炙甘草）之意也。肝木克土常致脾胃功能失常，宜用半夏、陈皮、苍白术、山药、鸡内金、神曲等健脾和胃之药，与此同时，酌加沙参、麦冬、石斛、玉竹、薄荷等养阴清肺、疏肝之品，此为一贯煎（北沙参、麦冬、当归、生地、枸杞子、川楝子）养阴柔肝、佐金以平木之要旨也。肝失调达，日久则气滞血瘀，故调肝肺之气机同时，应适当选用当归、穿山甲、三七、丹参、赤芍、元胡、乳香、三棱、莪术等活血化瘀、行气止痛之药，此乃王清任立血府逐瘀汤（桃仁、红花、当归、生地、牛膝、川芎、桔梗、赤芍、枳壳、甘草、柴胡）治诸疾之本义，盖气血畅通则阴阳调和，百病自除也！

胃痛

　　肝胃气痛，宜以四七汤（官桂、人参、半夏、甘草、茯苓、紫苏叶、厚朴）加减治之。胃痛终由食积，宜攻积。

　　若痛如刺，食热更甚，痛有定处，是热瘀痛，用金铃子散（金铃子、玄胡）最妙。

　　寒痛必绵绵不休，宜以干姜、乌药、高良姜、炒豆蔻、荜澄茄、吴茱萸之辈治之。

　　痛多夹呕，苔黄腻，宜以姜汁炒山栀、姜汁炒川连、左金丸（黄连、吴茱萸）之辈治之；苔白腻，宜以砂仁、公丁香、木香、吴茱萸、桂枝之辈治之。

　　虫痛，得食则轻，舌上有圈，痛有定时，宜杀虫。

　　虚痛，宜用小建中汤（桂枝、甘草、大枣、芍药、生姜、胶饴）；寒甚，宜用大建中汤（蜀椒、干姜、人参）；真心痛，指甲青，宜用大建中汤；青过指节，鼻青，难治。

　　痛家脉多沉，九香虫治心胃痛甚妙。

呕吐

　　有声无物，谓之呕；有物无声，谓之吐；有声有物，谓之呕吐。呕吐者，胃病也，胃失下降，气逆于上，故使其呕吐。虽然有肝火犯胃，胃失下降而呕者，有湿热中阻而呕者，有寒湿中阻而呕者，是又不可不为辨也。若干呕无物，苔红绛，此乃气火上冲而呕。

　　若大热，脉洪数，渴欲冷饮，又夹胃火也，宜用竹叶石膏汤（竹叶、石膏、人参、麦冬、半夏、甘草、粳米），清热生津、益气和胃；阴虚加沙参、洋参、玉竹。若苔红绛，脉弦数，口苦，此乃肝火犯胃，宜用竹叶石膏汤合龙胆泻肝汤

[龙胆草、黄芩、栀子、泽泻、木通（可用通草代替）、车前子、当归（酒炒）、生地、柴胡、生甘草]，或左金丸与黛蛤散同用。

若苔黄腻而边红，呕吐酸水或苦水，此系肝火夹湿热痰浊为患，宜用左金丸合泻心汤（大黄、黄连、黄芩）、二陈汤（半夏、橘红、白茯苓、炙甘草、生姜、乌梅），清肝火而化湿热痰浊。

若呕吐酸苦之水，苔根腻而黄，寒热往来者，宜用小柴胡汤（柴胡、黄芩、人参、半夏、炙甘草、生姜、大枣）合左金丸、二陈汤。若呕吐身热，去柴胡加葛根。身热恶风，头痛而吐酸苦之水，口臭者，是外感风温，内有肝火，痰热中阻，宜以银翘散（金银花、连翘、苦桔梗、薄荷、竹叶、生甘草、荆芥穗、淡豆豉、牛蒡子、鲜芦根），或桑菊饮（桑叶、菊花、桔梗、连翘、杏仁、甘草、薄荷、芦根）合左金丸、二陈汤治之。

若湿温干呕不止，食不下者，可用黄芩、苏叶二味煎极浓服，然后再服生姜泻心汤（生姜、炙甘草、人参、干姜、黄芩、制半夏、黄连、大枣），其呕自止。若吐酸者，加吴茱萸、炒海螵蛸。若幽门不通，气机不能下行，食已则吐，苔红绛或黄腻，此胃热甚，宜用大黄甘草汤（大黄、甘草）下之。此胃热之呕吐也。

若苔白腻或厚腻，胸闷而痞，呕吐清水、痰涎，饮冷即吐，或胃难过者，此胃有寒痰寒湿，宜辛温开之，苦温降之，平胃、二陈加减治之；若食入腹痛，乃气机不宣，宜合四七汤治之。若虚寒甚，苔薄白，人体疲乏，或夹厥阴头痛者，宜以吴茱萸汤（吴茱萸、生姜、人参、大枣）治之。若苔白腻，呕吐之前见身热头痛，且外有表邪，宜以吴茱萸汤加桂枝治之。若苔白腻，呕吐之后见身热者，此系胃虚，虚阳外越，宜以吴茱萸汤合半夏干姜散治之，须重用干姜，此胃寒之呕吐也。

凡苔无论白腻、黄腻，而上罩垢腻秽浊之气者，均宜加入蔻仁、砂仁、藿香、佩兰等芳香化浊之品。

是故治湿热之呕吐，辛温开之，苦寒降之；治寒湿之呕吐，辛温开之，苦温降之；治专属火热之呕吐，苦寒下之。治湿热呕吐，总不外辛开苦降，而用药尤须不忘用姜汁炒。不论虚寒、虚热者，宜以竹叶石膏汤或橘皮竹茹汤（橘皮、竹茹、大枣、生姜、甘草、人参）加减治之。总之，虚寒甚者，宜合用吴茱萸汤，气虚者加人参，阴虚者加洋参、沙参、玉竹，阳虚者加吉林参或吉林参须。呕吐大法大约备于是矣。

哕

哕者，呃也。其因有肺气不通之呃，有肺胃之呃，有湿热阻隔之呃，有病久大虚之呃。肺气不通致呃，普通常见，饮热水即息，不成为病也。

若湿热阻隔胃脘而呃者，宜用橘皮汤（橘皮、生姜）或橘皮竹茹汤。若无他种病象而呃逆不止，此乃肺胃不和，而肺胃素有热，若骤饮冷，致外寒内热，两相格拒，故致哕，宜用丁香柿蒂散（丁香、柿蒂、青皮、陈皮）或橘皮竹茹汤。此皆实证之哕，故其哕声必洪大而短数，症轻易治。

若病久大虚之呃，声必低微而迟，此为阴阳两虚，宜以参附龙牡汤（人参、附子、生姜、大枣、龙骨、牡蛎）治之。气虚甚者，宜以人参蛤蚧散或旋覆代赭汤（旋覆花、人参、代赭石、炙甘草、半夏、生姜、大枣）加减治之。阴虚者，宜以七味都气丸治之，上药不能进者，宜以生脉饮（人参、麦冬、五味子）或洋参夹旋覆代赭汤加减治之。治法不外补虚纳降之法，随证变通可矣。

温病苔光红而哕者，宜以洋参、参须、枇杷叶合旋覆代赭汤加减治之。久病甚虚而哕，苔见黄腻者，以人参补虚，再合以清化湿热之品。此治哕之大法也。

反胃

反胃者，食入胸而复反出也。其症由有二：一曰朝食暮吐，暮食朝吐；一曰食入即吐。

朝食暮吐，暮食朝吐，此系命火不足，不能生土，胃阳虚而不能化也，宜以四逆汤（制附子、干姜、炙甘草）或八味肾气丸（熟地、山药、茯苓、五味子、肉桂、泽泻、附子、牡丹皮）加减治之。

若食入即吐，口臭有热象者，此气火上冲，谷气不能下，宜以大黄甘草汤治之，以大黄荡涤肠胃实热，甘草和中，共奏通腑泻热、和胃止呕之功。此反胃之治法也。

噎膈

噎膈者，食不能下也，若至水不能入则危矣。患此症者，多为愁苦之人，平日忧思郁结，脾精不行，胃管缩小，脾胃枯槁，津液不化，痰瘀结聚于胃上口贲门处，故食物下咽，即被膈反出，是症多大便干枯，便出如羊屎作粒状，咳嗽痰多，苔白腻，皆津虚而结滞之故也，大要治法宜用千金莘苨牛乳饮（莘苨、牛乳、韭菜），一面湿润，一面开痰逐瘀；或用大半夏汤（制半夏、人参、白蜜），须重用吉林参，阴虚者用洋参，或以琼玉膏加琥珀、沉香加减治之。终宜开结祛痰瘀，滋润数法同进。

普通治噎膈只知津液枯槁而用滋润之品，不知津液枯槁由于胃有痰、瘀结聚，当进攻逐之品，知其标而未知其本，未可谓之良医也。若苔光镜，如大便干结、无痰结瘀滞之象者，又当一味滋润，如当归、熟地、石斛、洋参、沙参、玉竹之类，不可拘执，然此类罕见耳。

黄疸

黄疸有五：黄疸、黄汗、谷疸、酒疸、女劳疸。其主因不离脾有湿，胃有热，而微有别。

因多饮酒而蕴湿热，名酒疸。因多食谷而蕴湿热，名谷疸。女劳疸有三：一曰脾胃素蕴湿热，行房后，肾藏空虚，湿热乘隙袭入；一曰血瘀发黄，有干血之象；一曰酒疸下之，湿热入肾。其大要原因仍不外乎湿热，唯所以致之之道则异耳。

黄疸有阴黄、阳黄之别。脾湿多，胃热少，为阴黄，症见黄色黧黑无光，口不干，舌白，脉迟；胃热多，脾湿少，为阳黄，症见黄色鲜明，如橘皮色，口干，脉数，舌黄。二者不可不辨。治阴黄宜用温运之品，如茵陈术附汤（茵陈蒿、白术、附子、干姜、甘草、肉桂）、茵陈四逆汤（干姜、炙甘草、制附子、茵陈蒿）；治阳黄宜苦寒化湿热，以茵陈蒿汤（茵陈蒿、栀子、大黄）、茵陈四苓散（茵陈蒿、泽泻、白术、枳实、猪苓、山栀仁）、栀子大黄汤（栀子、大黄、枳实、豆豉）之类随证投之。以上诸方，茵陈蒿须重用，否则无效。

治酒疸，宜以栀子大黄汤或茵陈四苓散合葛花解醒汤（葛花、白豆蔻、砂仁、木香、神曲、干葛、陈皮、白术、青皮、白茯苓、泽泻、猪苓、人参、甘草）加减治之。

治谷疸宜以茵陈蒿汤合猪肚丸（白术、牡蛎、苦参）加减治之。

女劳疸属肾虚而湿热下注者，宜以硝石矾石散（硝石、枯矾、大麦）合六味丸（熟地、酒萸肉、牡丹皮、山药、茯苓、泽泻）或八味丸（山茱萸、山药、丹皮、云苓、泽泻、熟地、五味子、黄芪）加减治之；属血瘀者，《金匮要略》云："酒疸下之，久久为黑疸，目青面黑，心中如啖蒜齑状，大便正黑，皮肤爪之不仁。"皆内有瘀血及干血之症，初起身有汗，以热逼血液外出而为汗，久则血干而无汗，由膀胱急，小便自利，可知其瘀血，方用猪膏发煎（猪膏、乱发）最效，发灰为祛瘀妙品，以猪膏润燥，尤为治血瘀之妙方。若只额黑而四肢不痛胀，小便短赤，是由肾虚湿热下注，非关血瘀，宜以栀子柏皮汤（栀子、炙甘草、黄柏）或知柏八味丸（熟地、山茱萸、山药、泽泻、牡丹皮、白茯苓、知母、黄柏）合猪膏发煎加减治之，而余症未去，可用养阴清热之品，此湿热在里之症治也。若湿热郁于肌表，无汗脉浮，宜以麻黄连翘赤小豆汤（麻黄、连翘、杏仁、赤小豆、大枣、桑白皮、生姜、甘草）加减治之，发出黄汗即愈；余邪未净者，宜以桂枝加黄芪汤（桂枝、芍药、甘草、生姜、大枣、黄芪）加减治之；若黄疸，小便自利，腹不胀，额不黑，可用小建中汤或桂枝加黄芪汤加减治之；胸不满闷，四肢疲倦，小便自利，发黄，此脾虚而真色浮越于外，宜以黄芪桂枝苦酒汤加减治之，黄芪以补中气，桂枝通阳，尤妙在苦酒（也可用五味子、乌梅代替）以收敛外散之真气，其他四君、黄芪建中均可用，唯黄芪为此证必用之品，不可废也。

黄病初起由湿热者，可用伐木丸（炒苍术、炒六神曲、醋煅皂矾），矾硝合二陈汤或平胃散加减治之；黄病久久不愈，腹胀用小温中丸［苍术、川芎、香附、神曲、针砂（醋炒红）］。

在诸黄之外又有木克土之黄，其色不暗不鲜，术附栀柏不进或虽进而无效，宜疏木升土，以越鞠丸（醋制香附、川芎、炒栀子、炒苍术、焦六神曲）或逍遥散（柴胡、当归、白芍、白术、茯苓、炙甘草、薄荷、生姜）之类治之。黄久不愈，且身发浮肿，属黄胖病，宜重用扶脾化湿之药，稍加化湿热之品，为丸服之。

又有骤然发黄，其因有二：一曰湿温表邪甚，汗不出，骤发黄，治宜化湿清热，茵陈香薷散治之；一曰受疫疠之邪而发，当清疫邪，兼化湿热，然愈者鲜矣。

若单两目发黄，此湿热在头部，以瓜蒂散（熟黄瓜蒂、赤小豆）塞鼻，出黄水愈。单四肢头面发黄，由饮食甫下，猝受惊恐，食物停结胸口不化，按其胸必闷而痛，当吐之，宜以瓜蒂散或香砂枳曲丸（木香、砂仁、枳实、神曲）之类消之。

＊ 历代名家黄疸证治经典方 [1]

（1）阳黄
①麻黄连翘赤小豆汤（《伤寒论》）。

组成：麻黄（去节）二两，连翘二两，赤小豆一升，杏仁四十枚，甘草二两，桑白皮一升，生姜二两，大枣十二枚。

用法：上以潦水一斗，先煮麻黄再沸，去上沫，纳诸药煮，取三升，去渣，分三次温服，半日服尽。

注：本方治阳黄无汗，小便不利，麻黄、赤小豆、桑白皮为君。麻黄解表，使黄由汗而泄；小豆赤色，酸以收心气，甘以泻心火，专走血分，通经络、行津液而利膀胱；桑白皮色白，肺家药也，寒能清肺热，苦以泻肺气，专走其分，清皮肤，理胸中，而散烦热，故以为君。佐连翘、杏仁以泻心，生姜以开表，甘草、红枣以和胃，潦水味薄而流不止，故能降火而除湿，取而煮之，半日服尽。

---

[1]此处的方子均为古方,各方中的计量单位与明清以来普遍采用的16进位制的"市制"计量
单位有所不同,因此应用这些方子的时候一定要注意剂量。

②栀子柏皮汤（《伤寒论》）。

组成：栀子十五枚，甘草一两，黄柏二两。

用法：上以水四升，煮取一升半，去渣，分两次服。

注：伤寒发黄，因内热不能清，外热不得越而成，故治疗之法，当两解表里之热。本方栀子除外热，黄柏清内热，佐甘草以和之，是茵陈蒿汤之轻剂也。

③茵陈蒿汤（《伤寒论》）。

组成：茵陈蒿六两，栀子十四枚，大黄二两。

用法：上以水十碗，先煮茵陈蒿减六碗，纳栀子、大黄二味煮，取三碗，去渣，分三次服。服药后小便当如皂角汁，色正赤，一宿腹减，病从小便去也。

注：茵陈蒿禀北方之色，经冬不凋，傲霜凌雪，历遍冬寒之气，故能除热邪留结，佐栀子以通水源，大黄以除胃热，令瘀热从小便而泻，腹满自减，肠胃无伤，乃合引而竭之之义，亦阳明利水之奇法也。

④大黄硝石汤（《金匮要略》）。

组成：大黄四两，黄柏四两，硝石四两，栀子十五枚。

用法：上以水六碗，先煮大黄、黄柏、栀子取二碗，纳硝石更煮，取一碗，顿服。

注：方中用大黄除满去实，硝石领热气下趋二便，又以黄柏除湿退黄，栀子散热解郁，湿热散，二便调则里气亦和矣。

⑤赤苓散。

组成：赤小豆三十枚，茯苓六钱，雄黄一钱，瓜蒂四钱，瓜蒌实六钱，炙甘草二钱。

用法：上以水三碗，煮赤小豆、茯苓取一碗，捣余四味为散，和半钱服之，须臾当吐，吐则愈，亦主一切黄。

注：本方赤小豆、茯苓行瘀利水，瓜蒂、雄黄化痰消涎，瓜蒌实除烦通气，炙甘草和中补气，黑疸初成，正气未衰，速投此方，一吐而瘥。

⑥满天星方。

组成：满天星约半茶盅。

用法：满天星（叶小而光）连根洗净，捣融，同猪肉数两煮食。

注：本方满天星又名金钱草，味苦甘性寒，去湿热退黄疸。

（2）阴黄

①桂枝加黄芪汤。

组成：桂枝二钱，芍药二钱，甘草二钱，生姜三钱，大枣十二枚，黄芪二钱。

用法：上以水八碗，煮取三碗，去渣，温服一碗，须臾饮热稀粥一碗，以助药力，温服取微汗，若不汗再服。

注：阴黄疸病，无汗脉浮，则病在肌表，故以桂枝汤调和营卫，解肌发表；黄芪善走肌肤，擅长发汗退黄；得姜桂之辛以合用，于肌表所郁之湿热不难涤除也。

②茵陈五苓散。

组成：茵陈蒿末三钱，五苓散四钱。

用法：上二味和，每服一钱，开水下，日三服。

注：本方以茵陈蒿退黄，五苓散利水。阴黄病脉沉，小便不利，当利其小便，使黄从小便去。

③茵陈理中汤。

组成：茵陈蒿三钱，人参一钱半，焦白术一钱半，炙甘草一钱半，干姜一钱。

用法：上以水三碗，煮取一碗，去渣，顿服。

注：本方以人参、焦白术、炙甘草和中补脾，干姜补脾和阳，茵陈蒿化湿退黄。

④茵陈四逆汤。

组成：茵陈蒿三钱，干姜一钱半，附子一钱，甘草一钱。

用法：上以水三碗，煮取一碗，去渣，顿服。

注：本方以茵陈蒿化湿退黄，干姜、附子温阳散寒，甘草和中。阴黄脉沉细，肢体逆冷，腰以上自汗，宜服本方。

⑤茵陈附子理中汤。

组成：茵陈蒿四钱，制附子二钱，焦白术二钱半，人参二钱半，炙甘草二钱半，干姜二钱半。

用法：上以水三碗，煮取一碗，去渣，食前温服。

注：本方以茵陈蒿化湿退黄，制附子、干姜温阳补阳，人参、焦白术、炙甘

草和中补正。

⑥鸡子方（《外台秘要》）。

组成：鸡子一颗。

用法：用鸡子一颗并壳烧灰，研酢一合，又温之，总和顿服。

注：本方鸡子、鸡子壳善退黄，烧灰服，则去湿之功愈著，且不壅滞，有利而无弊矣。身体、面目晦滞极黄者，宜服之。

⑦小麦方（《千金方》）。

组成：生小麦苗。

用法：取生小麦苗，捣绞取汁，饮七次（昼三夜四），饮三四日。

注：本方小麦苗味辛性寒，善退黄疸，解酒毒，利小肠，益颜色。

（3）酒疸

①栀子大黄汤（《金匮要略》）。

组成：栀子十四枚，大黄二两，枳实五枚，豆豉一升。

用法：上以水六升，煮取二升，去渣，分三次温服。

注：酒客阴分本伤，故忌用燥药以耗其津，渗药以劫其液，但以栀子、豆豉彻然于上，枳实、大黄去满于下，上下分消，顺承热气，则病可解。

②茵陈葛花解醒汤。

组成：葛花五钱，白豆蔻五钱，缩砂仁五钱，青皮三钱，莲花三钱，木香五分，橘红一钱半，人参一钱半，猪苓一钱半，白茯苓一钱半，炒神曲二钱，泽泻二钱，干姜二钱，炒白术二钱，茵陈蒿五钱。

用法：上研为细末，和匀，每服三钱，热汤调下，但得微汗。

注：本方即李东垣葛花解醒汤原方加茵陈蒿五钱也，以葛花解醒汤解酒毒，茵陈蒿退黄疸。

③藿香扶脾丸。

组成：藿香叶一两，厚朴一两，炙甘草一两，制半夏一两，陈皮五钱，茵陈蒿一两，白术一两，人参一两，白茯苓一两。

用法：上研为细末，米汤泛为丸，如梧桐子大，每服三十九，以生姜五片、大枣六枚煎汤送下，日二服。

注：本方以藿香叶、厚朴、制半夏、陈皮运中化湿，利气行滞；茵陈蒿、白茯苓利水退黄，以消肿势；人参、白术、炙甘草和中补脾，以扶正气。酒疸病虚甚者，变成腹胀，渐至身面足俱肿，急需培土当服本方。

④栀子犀角地黄汤。

组成：栀子十四枚，枳实五枚，香豆豉一碗，葛花三钱，犀角三钱（可用水牛角代替），生地八两，牡丹皮五钱，赤芍三钱，白芍三钱。

用法：上以水五碗，煮取二碗，去渣，分两次温服。

注：本方栀子、香豆豉、葛花清解酒热于气分，犀角、生地、牡丹皮、赤芍、白芍清解酒热于血分。酒疸病失治，变为黑疸，气血俱热，速服本方清解之。如服后不愈者，内有瘀结也，加桃仁三钱、穿山甲二钱以攻消之；如形体虚者，宜朝服本方，晚服八珍汤（人参、白术、茯苓、当归、川芎、白芍、熟地、甘草），亦可渐渐收功。

（4）谷疸

①加减小柴胡汤。

组成：柴胡三钱，黄芩三钱，炙甘草三钱，生姜三钱，姜半夏三钱，大枣十二枚，白术三钱，龙胆草三钱，枳实二钱，茵陈蒿五钱。

用法：上以水十碗，煮取六碗，去渣，再煮取三碗，温服一碗，日三服。

注：谷疸病，寒热不食，食谷即眩，此肝升太过、胃降无权也。方中柴胡泻肝热，龙胆草清肝热，使肝气调达，热势一清，则寒热自退，头眩自除；姜半夏、枳实、生姜化痰消滞以除心胸饱满，然邪气侵之，其气必虚；白术、炙甘草、大枣和中顾正，以补其虚；病势既去，再以退黄之品治之，此所以用茵陈蒿、黄芩也。

②胃疸汤。

组成：茵陈蒿三钱，栀子仁四钱，猪胆汁（后下）一小匙，人参三钱，生甘草二钱，黄芩二钱，红枣三枚。

用法：上以水三碗，煮取一碗，去渣，纳入猪胆汁再煮一二沸，温服。

注：本方猪胆汁清胃热以通大便，栀子仁屈曲下行，善通小便；黄芩泻胃热以清火，茵陈蒿化湿热而退黄，生甘草、人参和中补脾，所以去病而不伤正，谷

疸病二便秘，正气虚当服此方。

③茵陈八珍汤。

组成：于八珍汤中加茵陈蒿五钱。

用法：上以水三碗，煮取一碗，去渣，分三次服。

注：本方茵陈蒿退黄疸，八珍汤补气血。谷疸病失治，变为黑疸，大便色黑，皮肤爪之不仁，此时也，气血俱虚也，当服本方，可缓缓收功。

（5）女劳疸

①滑石石膏散。

组成：飞滑石（研）一两，生石膏（研）一两。

用法：上二味研为极细末，以大麦粥汁和服二钱，日二服，小便极利则瘥。

注：本方以飞滑石利水渗湿，生石膏清热退黄，和以大麦粥补土制水，扶正达邪。

②肾疸汤。

组成：生地五钱，熟地五钱，丹皮二钱，泽泻二钱，瓜蒌仁五钱，山药五钱，白茯苓二钱，山萸肉三钱，乱发（烧灰存性）三钱，茵陈蒿五钱。

用法：上以水七碗，煮取二碗，去渣，分二次服。

注：本方即六味地黄汤（熟地、山茱萸、丹皮、泽泻、山药、茯苓）、黑疸汤（茵陈蒿、瓜蒌）二方合方加生地、乱发灰也，以六味地黄汤补肾虚，消肾毒；用黑疸汤退黄疸，加生地滋阴补肾，加乱发灰行瘀消滞，以治膀胱急。女劳疸病形气虚者，此方最宜。

臌胀

臌胀乃古代中医"风、痨、臌、膈"四大顽症之一，为历代医家所重视。以腹大坚满、绷急如鼓、皮色苍黄、脉络显露为其主要特征。吾临证中倡导"谨察阴阳所在而调之，以平为期"，阴分三阴，即太阴、少阴、厥阴，阳分三阳，即太阳、少阳、阳明，三阴主宰阴门之开合，三阳主宰阳门之开合。阳经之枢机为少阳，阴经之枢机为少阴，若阴阳两经枢机利，则三阴三阳开合协调有序，"阴平阳秘"，"升降出入，无器不有"。故臌胀病临证之时当时刻把握人体阴阳消长和升降出入之变化规律，以调和阴阳两经之枢机开合为要，当随人体阴阳消长和气机升降出入变化特点分期论治。

早期：升降失司——调肝肺气机以和阳经之枢机

臌胀之病早期多为气机升降失司、阳经枢机不利、阳气郁遏，以实证居多。《黄帝内经·素问》曰："是故三阳之离合也，太阳为开，阳明为阖，少阳为枢……"太阳之开者阳气升发，阳明之合者阳气收降也，少阳为其枢，阳气于表里之间，可出可入，如枢机也。枢机和则开合自如，开合利则升降出入如常。今观臌胀早期之病乃外邪传经入里，气机为之郁遏，枢机不利之故。枢机不利日久则开合失司，阳气郁遏，升降出入失调，水湿内停，病由而致。《黄帝内经·素问》曰："木郁达之，火郁发之。"然疏达郁滞，通调三焦，布散相火，恢复少阳枢机之法，尤以调肝肺之气机为妙。盖"肝生于左，肺藏于右"，"左右者，阴阳之道路也"。叶天士云："人身气机合乎天地自然，肝从左而升，肺从右而降，升降得宜，则气机舒展。"盖气机舒展则少阳转枢之功复也。肝肺两经气机升降运动实乃关乎人体脏腑十二经脉气血之运行也，盖肺者主气，手太阴肺经脉为十二经气血运行之起点；肝者主藏血，足厥阴肝经为十二经脉气血运行之终点。肝肺气机升降如常，则少阳胆腑内藏之精汁，升清降浊之性复常，如此少阳胆腑升降之性亦可条达中土，助脾胃之布散，使精微上输、糟粕下传。三焦之腑亦系于少阳经，《黄帝内经·素问》曰："三焦者，决渎之官，水道出焉。"然肺者主调通水道也，若肝肺之气机不利，则水道不通，水液不行，三焦不通；若肝肺气机升降畅达，则水道通条，三焦通畅，全身气机及气化功能自如常。临证之时应详察细辨，臌胀早期患者尤当以调肝肺气机之升降为主。临证中常选用柴胡、黄芩、杏仁、郁金、香附、枳壳、厚朴、降香等作为调节肝肺气机之基础药，其义为一升一降，升降配合，时节有序，使少阳气郁得散、火郁得发、枢机得利，方能升降出入有度。肝乃体阴而用阳之脏，肝阴不足则肝气郁而不达，日久必使三焦经脉涩滞水道不利，故用药时切忌过用辛香燥烈之品，尤其病程长者，以免肝阴亏损，当酌选芍药、生地、甘草、五味子等酸甘之药。肝肺气机失调常易致脾胃转输精微、下传槽粕之功能失常，乏力纳少、恶心呕吐、胃脘痞闷、腹胀便秘为其常见之症，故临证之时当酌选半夏、陈皮、升麻、苍白术、山药、鸡内金、神曲、谷麦芽、大黄、厚朴、木香、人参、大枣、生姜、炙甘草等调和中焦脾胃升降之药，其调和中焦脾胃升降之机亦寓有助少阳枢转之意。臌胀肝肺气机升降失司日久则中焦胆腑内藏精汁升降失常，目黄、尿黄、身黄为其常见之症，临证之时当于调肝肺气机药物中酌加黄芩、大黄、茵陈蒿、栀子、马鞭草、龙胆草、车前子等清热利湿之品。盖气机升降复常，湿热得除，则少阳胆腑内藏精汁，升清降浊之性复常。肝肺气机郁滞日久易致少阳三焦通调水道、气化功能失司，腹大如鼓、尿少、肢体浮肿为其常见之症，临证之时当于调肝肺气机之药中酌加桂枝、茯苓、猪苓、泽泻、车前草、防己、葶苈子、茯苓皮、大腹皮、白茅根等温阳化气、通利三焦之品，以复升降出入之平衡。臌胀气机失调之人亦多有气滞血瘀之证，所见之症多为腹部积块坚硬，疼痛剧烈，腹壁静脉曲张，面色黧黑，舌有瘀斑、瘀点等，故常于理气药中酌加姜黄、当归、桃仁、红花、穿山甲、三七、丹参、赤芍、元胡、乳香、三棱、莪术等活血化瘀、行气止痛之药，此乃王清任立血府逐瘀汤治诸疾之本义。盖气血畅通则阴阳调和，升降出入复常，诸症自除矣！

中、晚期：阳消阴长——温补脾肾以和阴经之枢机

《黄帝内经·素问》云："治病必求于本。"本于阴阳，阴阳不惑，治之不至于大错也。然阳气者一身之本也，阳气运转正常，则升降出入有序；阳气充裕流畅，则万病不生，故四逆、理中、桂萸为常备之药。盖"阳者阴之根也，阳气充足，则阴气全消，百病不作"，三阴经乃阴盛之地，更以阳气为用，人之真阳乃一阳生于二阴之中，阳本不足，若有形之体盛于无形之气，则阴盛阳亏；无形之阳气衰，则体寒而生诸有形之病物（如痰、湿、饮等）化诸般万象。臌胀之渐者其病机亦不外乎此。今观臌胀之渐者三阴之为病也，乃阳消阴长气化失司所致。臌胀日久多致脾肾阳虚，命门火衰，阳虚则不能化气行水，津液输布失常，水湿泛溢。《黄帝内经·素问》云："是故三阴之离合也，太阴为开，厥阴为阖，少阴为枢。"盖太阴属脾土主开，藏阳气而生养万物，太阴开机失调，则阳气无以收藏，

日久则阳衰转为少阴之病。少阴乃水火之脏，一身阳气之枢，三阴阳衰，皆及少阴，少阴阳衰，即一身之阳衰矣！臌胀阳消阴长之证当温补脾肾之阳以调少阴枢机为大法。盖太阴脾土乃后天之本，少阴肾水乃先天之本，温补脾肾者补后天养先天也。故臌胀阳虚之人常以四逆汤为调和少阴枢机之要方。盖附子大辛大热，少阴之阳药，回阳、救阳、扶阳不可缺也；干姜辛热，太阴之阳药，除太阴之湿，亦能回阳助阳，从后天以滋先天。四逆者着眼于先后两天，互为资助，并以炙甘草和之。盖阳气旺则阴寒不凝，水饮不生，血气流通万病不生。然臌胀之病并非只此一证，常兼杂他证，故临证之时当随症加减，方能万举万当。

(1) 兼脾虚之证

太阴脾虚则运化失司，土不制水，湿阻中焦，症见脘腹胀满、痰多、乏力、纳少便溏等，当酌加白术、苍术、神曲、米仁、扁豆、茯苓、陈皮、半夏、生姜之类补土利水；太阴脾土亏虚日久则开机失调，阳气无以收藏，无以化生万物，所见多为面色苍白、四肢无力、脉细无力、呕血、便血、鼻衄、齿衄等气血亏虚、脾不统血之症，大、小建中汤为太阴之轻剂，人参理中汤（人参、干姜、甘草、茯苓、黄芪、橘皮、桂心）则为太阴之中剂，附子理中汤（人参、白术、干姜、炙甘草、制附子）为太阴之重剂。

(2) 兼肝肺气机升降失司之证

肝肺气机升降失司则水道不利，三焦不通，水湿弥漫无所出，所见之症多为腹胀如鼓、尿少、肢体浮肿，当于温阳药中酌加青皮、大腹皮、茯苓皮、猪苓、桂枝等行气利水、温阳化气之药以复人体升降出入之平衡。然水湿内停日久则易化生湿热，尤以下焦湿热为多，下肢红肿疼痛、尿短赤痛为其主症。临证时当酌加知母、黄柏、苍术、米仁、牛膝、栀子之辈清其湿热。肝肺气机升降失调亦多兼有瘀血阻络之证，胁肋刺痛、面色黧黑、腹壁青筋曲张、舌有瘀点及瘀斑、脉弦涩等为其所见之症，当酌选莪术、土鳖、柴胡、枳壳、青皮、炮山甲、红花、桃仁、元胡等理气活血止痛之药。盖气血畅通则阴阳平衡，升降出入之机复常，诸症自消矣。

(3) 兼阴虚之证

启玄子云："无阳则阴无以生，无阴则阳无以化。"臌胀之水乃邪水也，邪水盛一分，真阴则亏一分，邪水盛与真阴亏多并见。若妄用利水攻逐，图一时之快，最易伤津耗阴，病日加重。阴虚则阳无以化，脏腑失濡，水津失布，停蓄为臌，阴更不足。故利水不忘滋阴，亦当慎用苦寒辛燥伤阴之药。皮肤干枯，口干而燥，心烦失眠，舌质红绛少津，苔少或光剥，脉弦细数，为臌胀阴虚所见之症。当以六味地黄丸（熟地、山药、山茱萸、丹皮、茯苓、泽泻）合一贯煎并佐猪茯苓、泽泻、玉米须等以滋阴利水。如此则真阴复，阳气化，邪水方能除。阴虚甚者多有虚热，故另当酌选青蒿、白薇、银柴胡、鳖甲等养阴退热之品以治之，此为调和阴阳之大法也。

奔豚

奔豚由惊恐伤肝肾之阴，厥气上逆而成，或单由肾阳衰弱，水寒之气上逆而成，或兼夹肝气而病。其病小腹有小块，病发时，小块上冲心下，其气上冲咽喉，不得息，胸腹痛，往来寒热，心悸头眩，四肢厥冷，发作欲死。病止后，人即如常，曰奔豚。病状发时气上冲不息，有似江豚之奔走无阻也。奔豚有寒热两种。

属寒者，小块从小腹中间起，舌必淡白，薄白，白腻。若未成奔豚，但心下悸，宜用茯苓桂枝甘草大枣汤。脐下悸，宜用茯苓桂枝五味甘草汤（茯苓、桂枝、甘草、五味子）或桂枝加桂汤（桂枝、芍药、生姜、炙甘草、大枣）。悸甚可重用肉桂，以温散外邪。若奔豚已成，发时神昏肢冷者，宜用乌头赤石脂丸，以乌头等大辛大热之品散水邪，复用赤石脂以镇其上逆之气，此时亦须顾肝阳，宜加入柔肝之品，如白芍、阿胶等。若气上冲甚，且见冷汗出者，可用黑锡丹（黑锡、硫黄、川楝子、葫芦巴、木香、制附子、肉豆蔻、补骨脂、沉香、小茴香、阳起石、肉桂），轻者温阳化湿而已。此治寒奔豚之大法也。

热证奔豚，逆气上冲，从中间连及少腹两旁，舌必黄厚腻，口苦。《金匮要略》虽有奔豚一方，但不甚切用，不如借用乌梅丸（乌梅肉、黄连、黄柏、制附子、干姜、桂枝、细辛、蜀椒、人参、当归）之妙，肝阴虚者去热药，加入酸甘救阴及苦寒泻热之品，症必舌苔光红，脉来细数。若兼见吐清水而腹满者，则佐以化痰之品。若肾阳虚，则咸寒补阴之中兼以温化。若寒症而见虚状者，大建中汤主之。

奔豚脐下悸甚，危症也，急用人参、蛤蚧尾大纳元气，万中救一。胸中终日跳跳不止者，或由瘀血，或由痰饮，属热用鳖甲煎丸［鳖甲、阿胶、炒蜂房、鼠妇、炒土鳖虫、蜣螂、硝石（精制）、柴胡、黄芩、半夏、人参、干姜、厚朴、桂枝、芍药、射干、桃仁、牡丹、大黄、凌霄花、葶苈子、石韦、瞿麦］，属寒用附桂。

奔豚外治急救法：以香附、麸皮、盐炒热，纱布为袋，熨脐上。寒奔豚膀胱之气不化，小便点滴不通，气急欲死者，外用生姜、葱白煎沸水，置便壶，熏茎头，小便即利。

消渴

消渴之为病，渴饮即消，消又渴，渴又饮，饮又消，相续不断，名曰消渴。消渴有二义，一即本义，又一作渴字解，如伤寒厥阴病首条所言是。不可误认，致失本旨。消渴大概分三种：上消、中消、下消。上消属肺家有热，肺阴伤。中消由胃热，胃阴伤，间由热结。下消有二：一由肾阳虚不化津液；一由肾热有毒，热逼津液下注。上消由胃热上熏而成，故症与中消相类，均小便短少，或赤或黄，溺如汤火。至其治法，上消宜养肺阴，清肺热；中消宜养胃阴，清胃热，间或胃家有实，可加咸寒润下之法，同用甘寒养胃阴，如石斛、麦冬、沙参等，可夹牡蛎、芒硝、麻仁、苁蓉服之，不宜用苦寒也。《黄帝内经·素问》有谓"二阳结谓之消"，二阳者，大肠与胃也。结者开之，宜专用苦寒同用，其理甚是，然于实际治疗上不合。上消治法与中消无异，何也？以胃热上积于肺，即成上消，是上消之本，仍在胃。故清胃即所以清肺，养胃即所以养肺，肺胃同治也。若肺素有热，而单自病消渴，只宜清养，不可加入咸寒之品，此上、中二消症之大较也。

再论下消，若饮一溲一，是元阳衰微，不能化输津液，水分全数泄出，津液不能上腾，故口渴欲饮，宜用肾气丸。若饮一溲二，溲且黏腻，有臭腥之味，此属热毒内炽，逼劫全身之津液下注，治宜大清热毒、大养阴液，宜用五汁饮（梨汁、藕汁、荸荠汁、麦冬汁、鲜芦根汁），生地、石斛、五味子之类，百中救一。若兼中气不守，溲频数不禁者，宜于清热养阴之中，加入黄芪补中，否则专用养阴清热可矣。若肺素有热，而下焦阳虚，小溲清长者，当一方温肾治其本，一方清肺治其标，如瓜蒌瞿麦丸（瓜蒌根、茯苓、怀山药、附子、瞿麦）是也。若小便黄赤，利痛不爽，用通关滋肾丸（知母、黄柏、肉桂）甚效。

消渴初起，宜寒凉清热，甘寒生津；若不效，宜咸寒养肾阴；若再不效，宜酸甘化阴，如乌梅、木瓜、石斛、甘草同用是也，此定法耳。

＊ 糖尿病验方二首

糖尿病类乎中消，乃属内损，故治法以补虚为主，忌食克伐之品。此病肥人患者为多，肥人中气必虚，脾汁下泄，故使然也。

①山药汤。

组成：怀山药30克，炙绵芪30克，潞党参20克，生白术15克，炙甘草7克，葛根25克。

用法：上以水六碗，煮取三碗，去渣，分三次服。

注：本方以怀山药、潞党参、炙甘草补脾之阴，炙绵芪、生白术补脾之阳，葛根升脾之津，使脾液上升而不下泄，则病自瘥。

②扶脾补中汤。

组成：炙升麻12克，煨葛根15克，炙绵芪15克，人参10克，怀山药15克，扁豆衣10克，生白术12克，炙甘草7克。

用法：上以水八碗，煮取三碗，去渣，分三次服。

注：本方以人参、怀山药、扁豆衣、炙甘草补脾之阴，炙绵芪、生白术补脾之阳，炙升麻、煨葛根升脾之气，脾气既足，脾阳既升，其病自瘥。

淋浊

仲景论淋，包括今之浊而言。今人以淋为尿管病，浊为精管病，实不能一概而论。淋分五种：一曰沙淋，小便如粟状；一曰膏淋，黏腻如膏，由内有热毒，熔化津液下陷，即饮一溲二之消渴症，亦即今之浊病；一曰气淋，病因有二，一因阳虚，膀胱气化失司，小便不利，治以温化为主，一因湿热阻塞中下二焦，大小便欲解而不爽，治宜开气化湿清热；一曰石淋，与沙淋症相似，由热结，宜清热；一曰血淋，亦有二因，一因阴虚热逼出血，宜清热养阴，一因瘀精结滞精管，宜重用去瘀。

淋病简单言之，可分有毒起、无毒起二种。有毒起由与不洁妇女交合而得，即白浊是也，阳物必肿痛而烂。无毒起，乃精管之病，交合时受特殊刺激，不泄精，精瘀管内。轻成白浊，重即瘀阻为败血，而成血淋。治法有毒起，宜泻膀胱热毒，从大小便解，或用八正散（车前子、瞿麦、萹蓄、滑石、山栀子仁、甘草、木通、大黄），或用清宁丸［大黄、绿豆、车前草、炒白术、黑豆、制半夏、香附（醋制）、桑叶，桃枝、牛乳、厚朴（姜制）、麦芽、陈皮、侧柏叶］。服后，小便必浑浊黄赤，此湿热去之象也，不效用知柏地黄丸（知母、熟地、黄柏、制山茱萸、山药、牡丹皮、茯苓、泽泻），毒甚加土茯苓，须久服多用，方见效。若无毒之浊，由于瘀精阻塞者，小便初起亦白，再即色赤或血淋，治宜通瘀方，以虎杖散（虎杖、麝香）为最有效。白浊亦可用此方，唯须痛极可用。普通轻者，用琥珀、沉香、大黄亦甚效。

淋病数年，溲时尿道不甚痛，溲后反痛剧者，其因有二。

①气虚下陷，卧不痛，立则痛，宜以补中益气汤或知柏地黄丸加减治之。

②肾虚小便不禁，点滴不爽，腰背酸痛，宜以六味地黄丸、苁蓉、巴戟天补肾之品治之，此症必面色萎黄，四肢疲乏，有虚软之象，当作虚治。若虽虚而仍有血瘀，仍宜加入凉血清热通瘀之品。

淋病初起，属心经有热居多，轻者导赤散［木通（可用通草代替）、生地、生甘草梢、竹叶]，重者清心莲子饮（黄芩、麦冬、地骨皮、车前子、炙甘草、柴胡、石莲肉、白茯苓、炙黄芪、人参）。凡久病下重属虚，若初起肛门重坠，亦有下重之象，玉茎酸胀，小便作痛，此由湿热下注，当清化湿热，用药如枳壳、陈皮、桔梗、四妙散之属，不可误作虚治，此症苔必白腻，日必轻浅，可资辨别也。若阴虚甚而小溲酸痛，宜虎杖、麝香中加入洋参、石斛、麦冬之品。

《金匮要略》治淋病大致分三法：一曰最轻用茯苓戎盐汤（茯苓、白术、戎盐），咸寒润下之法也；一曰稍重用蒲灰散（蒲灰、滑石），滑以去浊之法也；一曰最重用滑石白鱼散（滑石、乱发、白鱼），去瘀利水之法也，白鱼即今之相鱼，近世用其头骨末治石淋、沙淋，甚效。此《金匮要略》淋浊症之大较也。

水病

古人云，水病其标在肺，其本在肾。古贤云，先肿而后喘者病在肾，先喘而后肿者病在肺。是故先喘而后肿者治在肺，其因在于肺先不降，水湿不行，积而以成也。先肿而后喘者，治在脾肾，其因在于脾肾两虚，阳虚不能化水，故肿而反喘。是以水病之原，总不出肺、脾、肾，其中又以肺为标，脾为中之本，肾为本，故仲景杏子汤（杏子、麻黄、炙甘草）、麻黄甘草汤（麻黄、杏仁、桑白皮、甘草）治肺、脾、肾同病，其意以麻黄、杏子治肺，以甘草治脾。若加用附子，温肾利水，则为三脏同病之治。此古贤治水病之大法也。

然以上诸法均偏于寒治，今拟以肺、胃、脾、肾为水病之原，是以肺为标，胃为中之标，脾为中之本，肾为本。若肺、脾、肾同病，当以寒水为治。若由肺而及胃，则当以肺胃热水为治矣，故宜以越婢汤（麻黄、石膏、生姜、大枣、甘草）治之。其用麻黄以开肺，石膏以清胃。若兼及脾者，宜加白术，如越婢加术汤（麻黄、石膏、生姜、大枣、甘草、白术）是也。是故病在肺、胃、脾，当以热水为治，但其不能及肾也。至其症象，如先喘而后肿，无汗恶风，目下有卧蚕，面色光泽，唇红，有大热，脉弦，小便短赤而热者，越婢汤主之。若小便自利口渴者，加白术。此治热水之大法也。

然寒水之症病在肺、脾，见症如身无汗，咳喘或暴肿者，面白而枯憔，苔白腻，宜用杏子汤、麻黄甘草汤，肺、脾同治；在肾则手足冷，喜以盖，脉沉细，舌白，下肿甚于上者，宜用附子温之，兼及开表，体实者，可用麻黄附子甘草汤（麻黄、甘草、制附子）。若水肿甚而水气外决，致肿处破裂，而有腐烂之象者，宜蒲灰散外敷之。若表虚水肿，其症象汗多身肿，恶风脉浮，无喘咳，而不胸闷者，宜以防己黄芪汤（防己、黄芪、炙甘草、白术）或防己茯苓汤（防己、黄芪、桂枝、茯苓、炙甘草）加减治之。若只有身肿喘咳等肺家之象，可用麻黄加术汤（麻黄、桂枝、炙甘草、杏仁、白术）加减治之。若阴虚而致水肿者，症见苔红绛或光脉细数，身肿，口渴，小便短赤或少，宜以六味丸合川斛、四苓、枯碧竹之类治之，乃养阴利水之法也。若舌淡光而小便清白、四水清、身肿等象，此乃阴阳俱虚，致水肿不退，宜以金匮肾气丸或加味肾气丸（熟地、制山茱萸、牡丹皮、山药、白茯苓、泽泻、肉桂、制附子、川牛膝、车前子）之类治之。

《金匮要略》云，四水即皮水、风水、正水、石水是也。皮水、风水为肺病，治宜解表；正水、石水为肾病，治宜温肾，而石水兼用下法。故治其大法不外乎温阳、化水、发汗则已。

便血

下血分两种：一曰先便而后血者，为远血；一曰先血而后便者，为近血。远血血出自脏腑，由肝热不能藏血，脾寒不能统血而成；近血血出自肠，由大肠有湿热而成，属于痔瘘为多。

远血血色紫而淡，大便溏薄，血出不痛，面唇萎黄，舌苔光而瘘者，此脾寒肝热之症，宜以黄土汤（甘草、干地黄、白术、制附子、阿胶、黄芩、灶心黄土）或侧柏叶汤（侧柏叶、山栀、黄芩、赤芍、丹皮、紫草、生山楂、枳实、云苓、生薏仁、生大黄）之类治之。见血色鲜红，黄土汤去白术、制附子辛热之品，佐以甘草、炮姜炭。若四肢冷，血色紫黑者，黄土汤去养阴之品，加重温阳之剂。若服黄土汤不愈，苔薄白，便血夹水者，宜以归脾汤（白术、人参、黄芪、当归、甘草、茯苓、远志、酸枣仁、木香、龙眼肉）加减治之。大便溏泄，血出滑脱者，宜以桃花汤（赤石脂、干姜、粳米）固之。大便出血，血与粪相混而不痛，苔腻者，黑地黄丸（苍术、熟地、五味子、干姜、枣肉）主之，此方以苍术为君，熟地为臣，五味子为佐，干姜为使，治脾、肾两脏之虚，而去脾湿，除肾燥，两擅其长。倘肝阴虚而脾湿重，苔腻，血中夹水者，此虚中夹实，宜夹黑地黄丸同用。日久血去阴伤，必觉心痒、心辣、鼻痒等症，宜黄土汤去温药、重用阿胶。若面目黧黑，肝阳化风之兆，宜以三甲定风珠（生白芍、干地黄、麦冬、麻仁、五味子、生龟板、生牡蛎、炙甘草、生鳖甲、阿胶、鸡子黄）加减治之，此远血症治之大法也。

近血以痔瘘为多，痔瘘之成，终由阴虚大肠有湿热下注。古方治近血，虽有当归赤小豆方（当归、赤小豆），但当归性温，服之必更痛，于此症不甚合。后人治血色鲜红而觉痛者，改用槐花散（炒槐花、柏叶、荆芥穗、炒枳壳）加减治之，其效。若湿重，血色紫暗或黑暗，或下血水者，宜以苍术地榆汤（苍术、地榆）加减治之。若身胖湿重苔腻，血中夹水者，宜以黑地黄丸加减治之，是方以熟地、枣肉养血，苍术健脾燥湿，干姜温运中焦，五味子滋肾、敛肺、生津，诸药合用，去脾湿、除肾燥，两擅其长也。近血之治法宜于除湿中夹入养阴之品，如玄参、天冬、龟板、鳖甲、生地、牡蛎之品。养阴化湿宜同用，多用苦寒必致痛剧，多用滋腻必致肛门胀甚，大便愈难，不可不知也。若阴虚肛门作痒、灼热，大便作痛，大便不爽，欲便不得，宜以香连丸（黄连、木香）加减治之，方中黄连清热燥湿，泻火解毒，木香辛行苦降，善行大肠之滞气，与黄连相伍增强行气止痛之效。虚甚用脏连丸（黄连、黄芩、地黄、赤芍、当归、槐角、槐花、荆芥穗、地榆炭、阿胶）加减治之。

痒有二因：一曰阴虚，一曰有风。故凡便血肛门作痒，灼热不痛，大便干结，为阴虚或有风，不可进苦寒之品。若温病肛门灼热而泻者，此热泻也，宜以葛根芩连汤加减治之，是方葛根辛甘而凉，入脾胃经，既能解表退热，又能升脾胃清阳之气而治下利，为君药；黄连、黄芩清热燥湿、厚肠止利，为臣药；甘草甘缓和中，调和诸药，为佐使药。此近血症治之大法也。

又有肠风者，下血不在便前，不在便后，平时肛门作痒，大便干结，欲出不出，血出如箭，色鲜红，热甚骤，宜以三奇散（枳壳、黄芪、防风）加减治之。虚未甚者，去黄芪；便结未甚者，去枳壳加麻仁；血色鲜红者，宜加凉血清热养阴之品。此肠风症治之大较也。

吐血

治吐血大法有二：一曰古人主先祛瘀后止血，一曰近人唐容川主先止血后祛瘀。二说自表面观，似唐说为妥，然施之实际治疗，宜依第一法，先去瘀后止血，唯治久吐宜先止血。祛瘀以葛可久吐血十方最效，中尤以十灰丸〔大蓟（炒炭）、小蓟（炒炭）、茜草（炒炭）、栀子（炒炭）、牡丹皮（炒炭）、棕榈（煅炭）、侧柏叶（炒炭）、白茅根（炒炭）、大黄（炒炭）、荷叶（煅炭）、白及〕、花蕊石散（硫黄、花蕊石）二方为佳。凡初起吐血，色紫黑而有块，终不离上二方。轻则十灰丸，重则花蕊石散可矣。

明缪希雍有吐血三法，亦甚效：宜和肝，柔肝，不宜发肝，平肝，利气；宜行血，不宜止血；宜降气，不宜降火。凡初起终宜祛瘀，十灰丸加减治之；和肝须血色淡时，在第二步用之，亦宜夹祛瘀同用也。古方治初起吐血，有用大黄者，其一以釜底抽薪，其二以引火下行，亦为初起吐血之良法也。唯须胸胁痛、面目黧黑、大便黑，由气瘀结，实可用之，或用制军炭，或用大黄黄连泻心汤（大黄、黄连），有虚状者大忌。凡有肝火者，宜用养肺阴清肝火之品，如芦根、茅根、洋参、沙参、天花粉、桑叶、丹皮、石决、黛蛤散等，再加祛瘀之品。若久嗽之人，以救肺阴为重。

若吐血甚多，治当分二：血去伤阴与气除血脱二证。血去伤阴者，症见浑身壮热，面红两颧发赤，唇红苔光红者，宜大救阴，大清血热，宜以犀角地黄汤〔犀角（可用水牛角代替）、生地、芍药、丹皮〕合洋参、鲜石斛、沙参、芦根、茅根治之。有瘀者忌用生地、石斛等黏腻之品，干地黄尤忌，犀角不忌，其他如五汁饮、玉女煎（生石膏、熟地、麦冬、知母、牛膝）亦可用也。气除血脱者，症见手足冷，冷汗时出，面黄，唇㿠白，气喘等，一无热象，苔薄腻，脉虚大，重按无力者，是谓阴不敛阳，宜用大剂参附龙牡炮姜炭，重用吉林参。以上二证，若气除血脱，血不止，宜加童便；若血去阴伤，血不止，宜加鲜藕汁、鲜芦根、鲜茅根。此为吐血中之危候也。若症势轻者，肝热脾寒，吐血多而色淡。见脾虚者，宜以侧柏叶汤加减治之，此方一温脾寒，一清肝热；或夹十灰丸、花蕊石散同用可也。

凡咯血之症，止血易，而止咳难，往往血止而咳未已，不久而又吐血。止血，普通用鲜藕汁、参三七末同服，重者三七、童便同服。风热袭肺而咯血，血色淡红，咽痒，脉沉数，苔薄白，可用蝉蜕、桑叶、桑白皮、芦根、白茅根、枇杷叶露等润肺之品；有肝火，加清肝之品，如蚕豆花露等。

吐血虽有表症，不可发汗，吐血后而脉静身凉者顺，若身热不退，脉绝数者危，此虚阳外越之象也，治宜附子贴足心，苦酒洗脚，是时附子内服惧其不纳，若手足冷者宜之。寒瘀吐血，可用桂枝，唯柴胡大忌于吐血症；由湿热而吐血，可用半夏；阴虚用生姜，必致喷血，或致瘖，炮姜则否。此吐血之大要也。

尿血

尿血者，血从下出也。血出过多，每令喘汗。尿血病由房欲过度而成者最多。世人食欲者多，保生者少。及其酿成此病，犹以为偶然，非由本元，而纵欲如故。不知肾司二便，肾强则寿，肾弱则夭。知此根源，时时谨慎，鲜有患此病者矣。

尿血病之因有三：一曰传经之热，一曰遗热小肠，一曰房劳伤肾。尿血病由太阳阳明传经之热，结于下焦，干动血分而成者，其症身有寒热，口渴腹满，小便不利，溺血疼痛，加减桃仁承气汤（桃仁、大黄、芒硝、青蒿、丹皮）主之，是方以大黄、芒硝、桃仁、丹皮破血清热，青蒿透外热。尿血病由心经遗热小肠，结于下焦，干动血分而成者，其症尿血热臭，阴部淋泌割痛，虚烦不眠，舌咽作痛，加味导赤散［生地、木通（可用车前子代替）、甘草梢、竹叶心、山栀、连翘、丹皮、牛膝、琥珀］主之，是方以生地、木通、竹叶心、山栀、连翘清血热，丹皮、牛膝、琥珀破血散结。尿血病由房劳伤肾，肾气不纳而成者，其症溺出鲜血，腰腿酸软无力，宜以四物汤（当归、川芎、白芍、熟地）加鹿角胶、海螵蛸、小蓟炭主之，是方以当归、川芎、白芍、熟地补血，鹿角胶、海螵蛸纳肾，小蓟炭止血。血止后宜以加味六味地黄汤（六味地黄汤加海螵蛸）随证投之，是方以六味地黄汤补肾，海螵蛸纳肾。尿血病由脾阳虚及年老之人阳气衰微，不能摄血而成者，其症四肢清冷，面色暗淡，口不渴，背微恶寒，溺血如尿长流，脉迟弱，舌苔胖白，宜以四物汤加附子、干姜、鱼鳔、黄芪、人参、艾叶、甘草、五味子、发灰治之，是方以当归、川芎、白芍、熟地和血补血，五味子、发灰、鱼鳔收敛止血，附子、干姜、艾叶温阳祛寒，黄芪、人参、甘草补中益气。

尿血病失治，久不愈，尿血益多，其人精神疲惫，言语无力，沉寐不醒，脉微欲绝，此阴阳两竭之象，宜以一贯煎加减（熟地、制首乌、枸杞子、鹿角胶、人参、白术、黄芪、远志、附子、干姜）治之，是方以熟地、制首乌、枸杞子补阴，鹿角胶、干姜、附子补阳，人参、黄芪、白术补气，远志强心。此为治血尿之大法也。

自汗

肥体之人，腠理不密，时时汗出，日久不愈，遂成自汗病。

自汗病，汗频频自出，稍或劳动，汗出更多，恶风，舌苔薄白，脉缓，宜以玉屏风散（黄芪、白术、防风）加龙骨、牡蛎、碧桃干治之，兼见口渴者玉泉汤（葛根、天花粉、麦冬、人参、白茯苓、乌梅、黄芪、甘草）随证投之，是方以葛根、黄芪固表止汗，乌梅酸敛止汗，人参、麦冬、天花粉益气生津，甘草、白茯苓和中。

自汗病失治，汗出更多。汗为心液，不宜多出，多出则虚，日久则心悸、失眠、怔忡等症相继而生，剧则津液亏耗，延入损途，宜以加减酸枣仁汤（酸枣仁、茯神、远志、柏子仁、黄芪、白茯苓、莲子肉、人参、白芍、当归、生地、甘草）治之，是方以酸枣仁、茯神、柏子仁、远志定志安神，黄芪盖气固表止汗，当归、白芍、生地滋阴养血，白茯苓、莲子肉、人参、甘草补气和中，外以五倍子丸（五倍子）塞脐中，汗即止也。

自汗病宜食酸敛之品，如梅浆、乌梅等，忌食辛香耗散之品，如麻黄、香薷、浮萍等。此为治自汗之大法也。

盗汗

真阴虚弱，当目暝之时，卫气行阴，血气虚衰，无力以固其表，故腠理开而汗出；醒则行阳之气，复散于表，则汗止矣，是谓盗汗病。

盗汗病寐时出汗，醒则无，面色枯憔，咽干口燥，脉细而弱，舌苔光红，当以酸涩收敛之品治之，宜以乌梅白芍汤（乌梅、白芍、枣仁）或当归六黄汤（当归、黄芩、黄连、黄柏、熟地、生地、黄芪）加减治之，外以五倍子丸塞脐中，汗即止也；由肾虚者，宜兼服加减一贯煎（熟地、制首乌、枸杞子、人参、白芍、黄芪）；由脾虚者，宜兼服归脾汤，补脾养心。

盗汗病失治，汗出更多。汗为心液，不宜多出，多出则虚，致心悸、失眠、怔忡等症相继而生，宜以加减酸枣仁汤随证投之。是方以酸枣仁、茯神、柏子仁、远志定志安神，黄芪固表止汗，当归、白芍、生地滋阴养血，白茯苓、莲子肉、人参、甘草补气和中。

盗汗病忌食辛香耗散之品，如麻黄、香薷等，宜食酸敛之品，如乌梅。盗汗病调养宜以莲子、黑枣、浮小麦、马料豆煎服之。此为盗汗病调治之大法也。

咽干

咽中干燥是谓咽干。咽干证分实火咽干和虚火咽干两类。

实火咽干，由邪在中焦，结而不散，渐化为火，销炼津液，咽喉干燥或气分偏甚，壮火升腾，津消咽干。实火咽干，咽中干燥，胸膈不利，烦渴，阴未伤者，宜以黄连泻心汤［黄连、山栀、荆芥、黄芩、连翘、木通（可用通草代替）、薄荷、牛蒡子］加减治之；阴已伤者，宜以白虎汤（石膏、知母、粳米、甘草）加减治之，甚者宜以白虎加人参汤（石膏、知母、粳米、炙甘草、人参）加减治之；阴伤而见血者，宜以玉女煎加减治之；大便秘结者，宜以凉膈散（芒硝、大黄、栀子、连翘、黄芩、甘草、薄荷、竹叶）加减治之。若伤寒少阴病得之二三日，口燥咽干，心下痛，此热在下焦，烁枯肾水也，速予大承气汤（芒硝、大黄、枳实、厚朴）随证投之，急下存阴。

虚火咽干，由饮食不调，或行动劳倦，肺脾气怯，土虚不能生金，津液涸竭，或真阴久亏，或房欲过度，水竭于下，火炎于上，发为口燥咽干。虚火咽干，咽中干燥，须分阴阳。阳虚者必兼见两寸浮大、身热气短、四肢倦怠、遇劳益甚等症，宜培养中宫，以人参养营汤（人参、陈皮、黄芪、桂心、当归、白术、甘草、白芍、熟地、五味子、远志、白茯苓）随证投之。古人治气虚以四君子汤，治血虚以四物汤，气血俱虚者以八珍汤，更加黄芪、肉桂，名十全大补，而用之有不获效者，盖补气而不用行气之品，则气虚之甚者，几无气以运动。补血而仍用行血之物，则血虚之甚者，更无血以流行。故方中加陈皮以行气，而补气者悉得效其用。去川芎行血之味，而补血者因以奏其功，只此一加减中，便有转旋造化之妙。然气可召而立，至血易亏而难成，苟不求其血脉之主而养之，则营终归不足，故倍人参为君，而佐以远志之苦先入心，以安神定志；使甘温之品，始得化而为血，以奉生身，又心苦缓，必得五味子之酸以收敛神明，使营行脉中而流于四脏，名曰养营最为恰当。阴虚者，必兼见两尺洪数或弦数、神疲、手足心热、牙宣、腰部疼痛、遗精盗汗、耳鸣目花等症，宜以六味地黄丸、知柏地黄丸、大补阴丸（熟地、盐知母、盐黄柏、醋龟甲、猪脊髓）之类随证投之。古人云，"阴常不足，阳常有余"，善卫生者宜养其阴，阴与阳齐，则水能制火，体强无病。今人纵欲者多，精血既亏，相火必旺，真阴愈竭，孤阳妄行而骨蒸潮热、盗汗、遗精、咽干等症易作。大补阴丸能骤补真阴，承制相火，以黄柏之苦以坚肾，则能制龙家之火，继以知母之清以凉肺，则能全破伤之金，以熟地、龟板大补其阴，是谓培其本，清其源矣。

咽干忌食一切辛燥伤阴助火之品，平时宜服甘寒养阴之品，如藕汁、梨汁、甘蔗汁等均可斟酌服之。此为治咽干之大较也。

鼻渊

鼻渊之病，其初起莫非伤风，风邪久留不去，鼻塞久久不通，时流腥黄浊涕，头痛或不痛，头仰则稍瘥，俯视则更剧。

由风热者必兼见恶热、口干、面热等症，治当以疏风清热之剂，宜以辛夷荆芥散（辛夷、荆芥、薄荷、菊花、川芎、白芷、前胡、石膏）合苍耳子、桑叶随证投之，此方一派疏风清热之品，治风热鼻渊有神效。

由风寒者必兼见恶风寒、口不渴、舌白等症，治当以疏散风寒之剂，宜以辛夷散（辛夷、细辛、干姜、桂枝、麻黄、川芎、吴茱萸）随证投之。

嗜酒者必兼见面色熏黄、舌苔厚浊、四肢疲乏等症，宜以奇授藿香丸（藿香连枝叶、猪胆汁）加减治之，藿香善化酒湿，通窍。久病体虚者宜以补中益气汤或玉屏风散合苍耳散（苍耳子、辛夷、白芷、薄荷）随证投之，并以松花粉时时嗅入鼻中。此为治鼻渊之大法也。

牙痛

牙痛分虚火牙痛、胃热牙痛、风热牙痛、风寒牙痛四类。

虚火牙痛者由虚火上炎所致，并非实火，治宜温补，不可用清凉之品。虚火牙痛病，牙床作痛，其痛甚缓，日轻夜重，舌苔光润，足部多冷，脉多软弱，宜以肉桂、附子研细末敷足底涌泉穴，引火归元，外以龙眼肉贴痛处或补骨脂合青盐研细末擦于痛处，甚效。虚甚者更宜以熟地肉桂汤（熟地、麦冬、肉桂、炮姜、怀牛膝、甘草、附子）随证投之，是方以肉桂、附子、炮姜引火归元，佐以怀牛膝之降，熟地、麦冬之阴，则药力全向下，而不伤阴。

胃热牙痛，其人素禀热体，复嗜食辛辣香燥，胃中热盛，上蒸齿龈，而令牙痛。胃热牙痛之治法以清泻胃热为主。胃热牙痛病，牙齿作痛，牙龈肿胀，口气奔腾，大便秘结，口渴，脉沉数，宜玉女煎随证投之，是方以石膏、知母清阳明胃热，熟地、牛膝清少阴虚热，和以麦冬滋阴退热也，若大便秘结者宜加生川军二钱。外先以陈茶漱口，后以冰片硼砂散（冰片、牙硝、硼砂、辰砂）擦牙痛处，甚效。

风热牙痛，其人本为热体，而复受风热，遂令牙痛。风热牙痛之治法宜以祛风泻热为主。风热牙痛病，牙齿疼痛，牙床肿胀，腮肿而热，舌苔红燥，口渴，脉象浮数，宜以薄荷连翘方（金银花、连翘、绿豆衣、薄荷、牛蒡子、鲜竹叶、知母、生地）随证投之，此方以薄荷、牛蒡子疏风清热，金银花、连翘、鲜竹叶、绿豆衣清营泻热，知母清气分之热，生地清血分之热。外以竹叶膏（竹叶一斤、生姜四两，先将竹叶熬沥净，将生姜捣汁，同熬沥净，加入盐同熬干，储有盖瓷器中，如遇牙痛擦一二次即愈）擦牙床上，其痛若失，是方以竹叶为主，清泻风热也，佐以姜汁，借其辛散之力，则肿自消而痛自止。

风寒牙痛，风寒之邪袭于牙床，而令牙痛。风寒牙痛之治法宜以疏风散寒为主。风寒牙痛病，时恶风寒，背部尤甚，痛处得热则稍瘥，口不渴，舌苔白滑而腻，脉象迟缓，当以苏叶散（苏叶、防风、桂枝、生姜、甘草）随证投之，是方以苏叶、防风、桂枝、生姜疏风散寒，和以甘草缓其性也。外以川椒漱口方（川椒三分、细辛三分、白芷一钱、防风一钱，以滚水泡透，时时含水入口，片刻后吐去再含）漱之，寒邪散去，牙痛自瘥。此方以川椒、细辛散寒，白芷、防风疏风。

牙衄

牙中出血者谓之牙衄。牙衄病牙中出血，若胃经实热者，则血出如涌，口必臭而牙不动，宜以清胃汤（石膏、黄芩、生地、丹皮、黄连、升麻）随证投之，是方以石膏、黄芩、黄连清解胃中气分之热，生地、丹皮清泻胃中血分之热，升麻升泻胃中之风毒。若甚则以调胃承气汤（大黄、芒硝、甘草）随证投之，是方以大黄、芒硝解胃热，通利大便，使热从大便去也，以甘草缓其峻。若胃经虚火者，牙龈腐烂，淡血渗流不已，宜以补中益气汤加黄连、丹皮、紫草治之。若肾经虚者，血点滴而出，牙亦微痛，口不臭而牙动或落，治宜滋肾，有火者宜以知柏地黄丸或六味地黄丸加减治之，无火者宜以七味地黄丸（即六味地黄丸加肉桂）加减治之，两者俱加猴姜。若疳积气盛，宜以芦荟丸（芦荟、青皮、白雷丸、白芜荑、川黄连、胡黄连、鹤虱草、木香、麝香）加减治之，是方以芦荟、白雷丸、白芜荑、川黄连、胡黄连、鹤虱草杀虫消疳，木香、麝香、青皮利气行滞。

牙衄病外治之法宜小蓟散（小蓟五钱、百草霜五钱、炒蒲黄五钱、香附五钱，诸药共研细末）擦牙半刻时，随用青竹茹（醋浸一宿）含漱，甚效，兼以肉桂、附子研细末敷足底涌泉穴，引火归元，则血自止。

耳鸣

肾窍乃宗脉之所聚，精气调和，肾气充足，则耳目聪明。若劳伤血气，精脱肾惫，则每多耳鸣，其鸣如蝉噪，或如钟鼓，或如水激，不一而足。然有作肾虚治而不效者，则由平素饮酒厚味，痰火积于上焦，郁于耳中之故，治宜清痰降火。

至辨其虚实之法。凡暴鸣声大或手按之而鸣愈甚者，属实；渐鸣声细，以手按之不鸣或少鸣者，属虚。耳鸣证分五类：气虚耳鸣、血虚耳鸣、肾虚耳鸣、肝火耳鸣、痰火耳鸣。

气虚耳鸣，其人耳中时鸣，或如蝉噪，或如钟鼓，或如水激，精神疲乏，四肢无力，面黄肌瘦，饮食无味，大便稀溏，加味补中益气汤（黄芪、白术、陈皮、升麻、柴胡、人参、甘草、当归、栀子、丹皮）主之，是方以补中益气汤补气，丹皮、栀子清热邪；四君子汤加黄芪、红枣、益智仁亦主之，是方以人参、白术、茯苓、甘草和中补气，加入黄芪、红枣、益智仁补益之功更甚。

血虚耳鸣，其人耳中时鸣，口中作渴，肠中干燥，大便艰难，心悸怔忡，面色无华，指甲色白，手足心热，四物汤加白术、茯苓主之，是方以当归、川芎、白芍、熟地补血，所以加白术、茯苓者，以补血之中加入补气之药，则补血之功更甚，所谓气为血之帅，气足血自充，血充耳鸣自愈；地黄汤（生地、磁石、元参、远志、人参、石菖蒲）加川芎、当归亦主之，是方以生地补肾阴，磁石纳肾气，元参清肾热，石菖蒲、远志通心气，人参补气，当归、川芎补血；加减归脾汤（当归身、白芍、熟地、人参、黄芪、白术、酸枣仁、龙眼肉、远志、甘草）亦主之，是方以当归身、白芍、熟地补血，人参、黄芪、白术、甘草补气，以龙眼肉、酸枣仁、远志大补心气，使气血充，心气足则耳鸣自愈。血虚耳鸣失治，耳鸣益剧，其血益虚，夜眠不安，形容枯槁，手足心入夜则热如焦，此名骨蒸，宜以加减归脾汤加银柴胡、白薇、地骨皮、生地、制鳖甲治之。

肾虚耳鸣，耳中嘈杂，如闻蚁斗之声，由肾阴虚者必兼见体瘦色黑、口干肠燥、手足心热，两尺脉大或左脉虚大等症，宜以地黄龟胶汤（熟地、龟板胶、磁石、五味子、山茱萸）随证投之，此方以磁石重达其下，更以熟地、龟板胶滋阴之品辅之，五味子、山茱萸补肾收敛，令阴气自旺于本宫，不上触于阳窍，自愈；坎离丸（当归、熟地、生地、山茱萸、牛膝、天冬、麦冬、白芍、五味子、山药、龟板、知母、川黄柏、川芎）亦主之，此方乃补肾阴、清虚火之剂也。由肾阳虚者，必兼见小溲频数、尿色清白、足部冷、膝盖寒、尺脉迟弱等症，宜以正元散（红豆、干姜、陈皮、炙甘草、白茯苓、肉桂、制川乌、制附子、山药、川芎、乌药、干葛、黄芪）和中补气，温阳散寒，并以黑锡丹固阳、交通坎离，间进安肾丸（肉桂、制川乌、桃仁、白蒺藜、巴戟天、山药、白茯苓、苁蓉、石斛、川萆薢、白术、补骨脂），温补肾阳。

肝火耳鸣，耳中鸣响，其人善怒，夜眠不安，脉弦，大便燥结，当分虚实治之。虚者宜以平肝汤（龙齿、煅牡蛎、石决明、磁石、白芍、生地、远志、人参、酸枣仁、柏子仁、茯神、当归、石菖蒲、五味子、麦冬、女贞子）随证投之，此方以龙齿、煅牡蛎、石决明、磁石平肝镇肝，使肝阳不上亢，以白芍、生地、女贞子、当归补肝和肝，心神安则肝气益和，故加远志、石菖蒲、酸枣仁、柏子仁、茯神、五味子补心气安神，更以人参、麦冬和养胃气，则其功益甚。肝火耳鸣，其人善怒，夜寐不安，脉弦，大便燥结，形气虚者宜服此方，实者宜以龙胆泻肝汤随证投之。夜寐不安，善怒耳鸣，脉弦，皆肝火之症，故用龙胆草泻肝胆之火，更以柴胡引之，甘草缓之，佐以黄芩、木通（可用通草代替）、泽泻、车前子之辈，使湿热有所从，然皆泻肝之品，病去则肝亦伤，故加生地、当归补血以养肝，或以龙荟丸（龙胆草、芦荟、当归、黄连、栀子、黄芩）随证投之，此方亦为清肝泻火之剂。肝郁者宜用丹栀逍遥散（当归身、白芍、白茯苓、白术、柴胡、甘草、牡丹皮、山栀）之类，此方以逍遥散原方疏肝解郁，牡丹皮、栀子清泻肝热。肝火耳鸣失治，耳鸣益甚，肝火益旺，夜不能眠，面热颧红，头痛如劈，宜以羚羊角散（犀角、羚羊角、石决明、栀子、白芍、牡丹皮、黄连）随证投之，是方以栀子、丹皮、黄连、犀角清泻心火，即所以清肝，羚羊角、白芍平肝，石决明镇肝，此方为清肝、平肝、镇肝之剂也。

痰火耳鸣，其人耳中如塞，时时鸣响，痰多气壅，胸闷口燥，语声滞涩，身重耳痒，宜以复聪汤（石菖蒲、远志）、通明利气散（穿山甲、蝼蛄、麝香）、南星散（制南星、石菖蒲、远志、穿山甲、蝉蜕、僵蚕）之类随证投之，此皆为通气、开窍、化痰之剂也。

音瘖

音瘖分初起、日久二种。初起属实，所谓金实不鸣是也，又痰塞肺中，声不能出，而痰之所以成，由于风与热，风乃寒风，热乃痰热，痰热上冲，寒风外束，风、痰、热三者相并，遂致音瘖，治宜开肺，寒热并用，大忌生姜等辛热之品，宜以麻杏石甘汤之类治之。痰多重用竹沥半夏夹牛蒡子、款冬花、浙贝之属，开肺；轻用蝉蜕，重用麻黄。无寒热咳嗽而瘖，先重用化痰，宜以导痰汤（半夏、橘红、茯苓、炒枳实、南星、甘草）、温胆汤（半夏、竹茹、枳实、陈皮、甘草、茯苓）、苏杏二陈汤（陈皮、半夏、茯苓、甘草、杏仁、苏叶）之类随证投之。若不效，是由瘀血或宿食，有瘀血必有痛处，唇青紫，苔紫或红，瘀血宜用川军炭之类攻下；宿食必见胸闷噫酸。宿食单方用陈饴糖煎服，症必无寒热头痛，此症鲜见。

普通咳嗽音瘖，终以风寒包热为多，又有暴瘖，由多言笑、多歌唱，伤其中气，宜培补中气清金，以生脉散（人参、麦冬、五味子）加减治之，忌服温药。日久音瘖由金败无声，肺损也，若肺热不甚，可用补肺阿胶汤加减治之，此方中阿胶滋阴补肺，养血止血，为君；马兜铃清泻肺热，化痰宁嗽，为臣；牛蒡子宣肺清热，化痰利咽；杏仁宣降肺气，止咳平喘，益肺，调和诸药，为佐、使药；诸药合用，补肺阴，清肺热，降肺气，止咳喘，清肺炎、收肺气。又有酥蜜煎（酥、白蜜、芒硝），内多滋润之物，用于咳嗽日久、口干无津液觉燥，甚妙，便溏忌。若无他病而音瘖日久，语言力竭而不能出声，此由中气不足，宜以大剂量补中益气汤随证投之，凡大病后多见此。又有不关肺者，大病后舌光绛，四肢无力，不能动，能食而不能言，是为痱瘖，与中气痱瘖相同，由少阴阴阳两伤，宜以地黄饮子（熟地、巴戟天、山茱萸、石斛、肉苁蓉、附子、五味子、官桂、白茯苓、麦冬、石菖蒲、远志）加减治之。此症甚者舌尖短缩，又有舌强而不出声，中风症多见，由肝阳夹痰热，宜潜肝阳化痰热，宜以导痰汤加石决明、羚羊角治之。小儿下地，他无恙，独不能言，多由先、后天大亏，宜以脐带、紫河车等研末夹补气养血药投之甚效，此症少见。肥胖多痰，宜用大剂化痰，如礞石滚痰丸［金礞石（煅）、沉香、黄芩、熟大黄］、十枣汤（芫花、大戟、甘遂、大枣）之类，甚效。凡凤凰衣、旧竹衣、玉蝴蝶、蝉蜕、薄荷、牛蒡子、杏仁、诃子、桔梗皆为开瘖妙品。

调经

《黄帝内经·素问》云："女子……二七而天癸至，任脉通，太冲脉盛，月事以时下。"冲任皆为奇经，别于正经而言也。正经精血有余，流入奇经，即有月经。反之身体虚弱，以致冲脉不盛，任脉不通，月事即不调，然又有寒热虚实之别焉，故有超前、落后、忽先忽后、不来、来不止五症之不同也，容缕述之。

月经超前来，普通多属于热，然热之因又可分为三。一曰血虚有热，症见血色鲜红，腹不痛，头眩心悸，眼花，脉细数，苔光剥，治宜养血清热，如荆苓四物汤（荆芥、茯苓、当归、川芎、熟地、白芍）加生地、阿胶、枣仁、远志、丹皮、柏子仁等治之。一曰瘀血有热，症见血色鲜红而紫，经前腹痛，来时尤甚，经来不多，舌红绛，脉弦数或滑数，治宜破血清热，荆苓四物汤中熟地易生地，白芍易赤芍，再加红花、桃仁；若腹内有块，宜以延附四物汤（元胡、香附、当归、川芎、熟地、芍药）加橘叶、木香理气破瘀，此属热症，然亦有属虚寒者也。一曰脾胃中气不足，气不摄血，三五日或七八日即至，血色淡红不多，腹不痛，肌肉消瘦，面萎黄，唇淡白，宜以补中益气汤或归脾汤加减治之。此月经超前之治法也。

月经落后来，其因有四。一曰属寒，但经落后而不见虚象，亦属实象，苔白脉迟，宜以大温经汤（吴茱萸、桂枝、当归、川芎、芍药、丹皮、阿胶、麦冬、人参、半夏、生姜、甘草）加减治之，是方中吴茱萸、桂枝温经散寒，当归、川芎、芍药、丹皮养血调经、活血祛瘀，阿胶、麦冬益阴养血，人参益气生血，半夏、生姜、甘草合人参补中气，健脾胃，助生化之源，合而用之，有温经散寒、养血祛瘀之效；或以胶艾四物汤（阿胶珠、醋炒艾叶、当归、川芎、白芍、熟地、炒蒲黄、黄连、黄芩、生地、栀子、地榆、白术、甘草）加减治之。一曰血虚而寒，经来色淡红，或完全黄水，唇淡黄，宜补虚温寒，以归脾汤、胶艾四物汤加减治之。一曰血寒有湿，经来色黑之水，如豆汁，唇淡黄，苔薄白，面萎黑，脉弱而迟，是人必属肥胖，治宜温寒祛湿，用四物加苍术、蛇床子、白芷、茯苓健脾化湿之品，甚则加附子。一曰气不调达，血阻有瘀，经来不多，紫黑有块，腹痛且胀，宜疏气通经，以延附四物汤加减治之，切勿作虚治也。此月经落后之治法也。

月经忽先忽后来，此血之不调，由于气之不调也。夫气为血帅，气行则血行，气滞则血阻，气乱则血亦乱。故经事错乱治宜以理气为主，体实者宜理气破气，用青皮、乌药、木香、香附、枳实之类；体胖多痰者宜理气夹化痰之品，宜以越鞠丸加减治之；体虚者宜扶正夹和脾利气之品；气虚者宜以四君子汤或抑气散（茯神、香附、陈皮、炙甘草）加减治之，是方香附能散郁气，陈皮能调诸气，茯神能安心气，甘草能缓逆气，气得其平，则无亢害之患矣；血虚者宜以四物汤，或抑气散合归芍异功汤（人参、炒白术、广陈皮、酒炒白芍、当归身、白茯苓、炙甘草）再加枣仁、远志、木香治之，是方治体虚甚效也。此外体虚而瘦者，又宜注意属肝郁，治宜以补中益气夹逍遥散合用随证投之。若疏肝不进，可用和脾。此月经忽先忽后之治法也。

月经不来之因，是乃肝郁气滞也，轻者理气解郁，重者则成干血痨，宜用大黄䗪虫丸（大黄、土鳖虫、水蛭、虻虫、炒蛴螬、干漆、桃仁、苦杏仁、黄芩、地黄、白芍、甘草）攻瘀。若终不至者，最宜静养，而又别论也。普通妇人见经闭或因血虚，或因气滞，或因寒阻，或因热瘀，皆宜随证施治；若尼姑、孀妇经闭不通，脉弦上冲寸部，此多系忧郁多火，治当和肝理脾，苦寒清心火。故治法不外：一曰理脾，一曰和肝，一曰清心，一曰解郁（化痰、行气、破瘀皆能解郁）也。最重血枯经闭，如俗称干血痨是也，热蒸血而成块，久成干血，血瘀于内，精枯不足，治宜一方去瘀，一方清热养精血。又有风痨者此因在经停止时，外受寒邪，症见咳嗽气急、痰红发热、经闭不通，初起宜祛风养血，日久一面养肺清热，一面攻瘀通经（此症与肺痨不同，盖肺痨先咳嗽而后经闭，此症则先经闭而后见咳嗽，咳嗽之因乃瘀火上冲也）。若心气不行，胞脉被阻，经闭不行者，宜以开心窍法，如葛根、石菖蒲、郁金、远志、莲子、琥珀之辈。夫内经之谓二阳之病发心脾者解有二。一曰作心脾血虚解，谓二阳为胃与大肠也，营出中焦，中焦不能化生津液，上输心脾，心脾血虚，不能下注胞宫，致经闭不行，心悸头眩，四肢疲乏，汗出，而心无所苦，宜补心脾而助中焦，归脾汤主之。一曰作实热解，谓胃火上蒸心脾，心脾被伤，致津液不能下注胞宫，经闭不行，谵语狂言，便闭口臭者，宜以玉竹饮子（玉竹、茯苓、甘草、桔梗、橘皮、紫菀、川贝母、生姜），四物夹小承气，或竹叶石膏汤、当归芦荟丸（青黛、芦荟、龙胆、黄芩、黄连、黄柏、栀子、当归、大黄、麝香、神曲、木香）随证投之（注：陈修园曰，五脏各有火，而肝火最横，肝火一动，每挟诸经之火，相持为害。故以青黛、芦荟、龙胆入本经而直折之。又以黄芩泻肺火，黄连泻心火，黄柏泻肾火，栀子泻三焦火，分诸经而泻之，而最横之肝火，失其党援，而乃平。然火旺则血虚，故以当归之补血者为君；火旺则胃实，故以大黄之通滞者为臣。气有余便是火，故以麝香之主持正气，神曲之化导积气，木香之通行滞气者为佐，气降，火亦降，自然之势也。况又得芩连栀柏分泻各经，青黛、芦荟、龙胆直折本经，内外应合以为之使乎，立法最奇）。不虚不实，宜以泽兰汤（泽兰、当归、赤芍、甘草）加减治之。此治经闭之大法也。

月经来不止是曰漏经，其因有二。一曰属于虚热，初起由血热妄行，血去多因虚，色鲜红，脉数，宜用荆芩四物凉血止血法。一曰属于虚寒，中气不足，气不摄血，血多而色淡黑，唇淡，宜补中益气合胶艾四物，或以归脾夹胶艾四物随证投之，此症甚者即为崩漏。古人云，暴崩多属寒，宜温补以固气，暴崩血不止，人将脱者，治宜用黄芪、阿胶、炮姜炭、童便或加人参；久崩多属热，宜凉血清热。此崩漏症之治法也。

热入血室

热入血室有二，一曰当经水适来，一曰当经水适去，治当分辨。

经水适来，热入血室，是内有瘀，必腹痛拒按，宜以小柴胡汤加桃仁、红花治之；经水适去，血室空虚，热乘虚袭入，有热无结，宜以小柴胡汤加犀角或犀角地黄汤清血分之热。

二症虽殊，而为发狂谵语神昏，寒热发作有时则一，故均不离小柴胡汤加减。唯柴胡须伤寒及杂病之热入血室，舌不红绛，脉不细数者可用。若温病伤阴，热入血室，外有恶寒表症，当易用桂枝红花汤（桂心、芍药、炙甘草、红花），后王孟英复以此方加蛤壳。后人以为桂枝辛温，不宜去病，遂易用海蛤散（海蛤、芒硝、甘草、滑石）。是方海蛤化痰热，芒硝软坚，甘草清热和中，滑石清热利水。小腹痛甚而胸胁不痛，此病在下，可专用桃仁、大黄。胸胁与少腹俱痛，上、中、下俱病，宜以海蛤散夹桃仁、红花、大黄同用。

梅核气

梅核气，《金匮要略》载，妇人咽中如有炙脔，宜以半夏厚朴汤（半夏、厚朴、茯苓、生姜、苏叶）随证投之，此条即后人所谓梅核气。是症多由妇人忧思怨结，气结咽喉而成，咽中作梗，吞吐不得，半夏厚朴汤最效，半夏降逆，厚朴破气，生姜散结，苏叶利气，茯苓利湿。或用厚朴杏子汤（芍药、生姜、大枣、厚朴、杏子、炙甘草），亦妙。然气有余便是火，用半夏、厚朴辛温，固为火郁发之之意，此唯阴未伤者可用。若阴大伤，舌光红，脉细数或素体阴亏者，辛温不能进，则宜养阴疏肝，甘寒酸苦合用，如石斛、天花粉、沙参、麦冬、乌梅、川连、木瓜、竹茹、代赭石、绿萼梅、玫瑰花、橘叶、木蝴蝶之类。若系阴虚，而服半夏厚朴汤后，病且见轻，唯见口渴甚，齿鼻出血，则宜二方合用，如厚朴与石斛同用，苏叶与麦冬同服之类皆是也。

脏躁

《金匮要略》载，妇人脏躁，喜悲伤欲哭，象如神灵所作，数欠伸，当以甘麦大枣汤（甘草、淮小麦、大枣）随证投之。此乃心肺之病，心营虚而心火上犯肺，故悲伤欲哭。此病初必浑身麻木，肺主皮毛，肺气不能输布故也，治宜重补心。此方用甘草缓肺急，淮小麦养心气，大枣养心营，虽寥寥三味，而治法面面俱到，有是症用是方，效如桴鼓，唯分量宜重。方中之小麦，必用淮小麦，易用浮小麦即丧效矣。

尚有类于症者有五，病于心则笑，病于肺则哭，病于脾则歌，病于肾则恐，病于肝则骂，日日如此，宜以生脉散合甘麦大枣汤随证投之，大虚病多见此病。

乳病

乳痈

儿在腹中，乳肿胀者，曰内吹；儿已出而乳肿胀者，曰外吹。内吹属气滞，宜疏肝利气，如橘叶散（象贝、瓜蒌皮、橘叶）之类；外吹由热毒有瘀，宜清热解毒化瘀，如金银花、连翘、赤芍、蒲公英、象贝之属。

乳岩

乳岩，此症甚险，初起作米粒状，多由肝郁，宜疏肝解郁，宜以加味逍遥散（白术、茯苓、牡丹皮、白芍、柴胡、陈皮、当归、山栀、贝母、天花粉、甘草、红花、羚羊角）、越鞠丸等随证投之，最宜早治。渐久渐大，数岁后，巍然一大块矣，一旦翻花如石榴状，即属难治，急宜大补气血或有挽救，然终难愈。

乳癖

乳癖症与乳岩无大异，唯初起即有块，不痛不肿，较乳岩为轻，投以疏肝解郁即可，宜以逍遥散或柴胡疏肝散加减治之。

乳不通

普通用猪蹄汤［猪蹄、木通（今用通草代替）］，唯须细审。若系初产而乳房肿且不通者，是属实阻，治宜清通，用药如金银花、连翘、象贝、瓜蒌皮、甘草、桔梗、漏芦、羊乳。若由气血虚而无乳且乳头瘪者，宜以八珍汤大补气血。若母乳膨胀，宜以路路通、穿山甲、通草、王不留行之类祛瘀消胀。

带下

带下，有白色，有赤白夹杂，有五色夹杂。白者多见，而他色夹杂者罕见。带脉络于脾，脾虚有湿，通以五味异功散（人参、茯苓、白术、炙甘草、陈皮）加减治之。色黄白夹杂，多宜补；黄色及五色宜以清化湿热为主；纯黄通用米仁、黄柏之类治之。

今言分治法，可分虚、实二种，虚由崩漏而成，乃人身之津液外泄，宜用补药；实由脾虚有湿，以异功散健脾化湿，并以青蛾丸（杜仲、补骨脂、青盐）益肾，腰酸甚加韭菜子、巴戟天、杜仲、狗脊、川续断等，以温奇经，再甚者可用鹿角。再不效，日久体虚，只用固涩，用赤石脂、禹余粮、桑螵蛸、五味子、芡实、金樱子等。若仍见腹痛或胀，是体虚有实，宜通补兼施，一方有乳香、没药之类，一方有赤石脂、禹余粮之类，得相反而相成之旨。若带来似白水，有腥气，此由欲火过甚所致，体虚宜以清心莲子饮加减治之，体实宜以龙胆泻肝汤加减治之。又有白崩，来如潮涌，人疲乏甚，宜以补中益气汤加减治之。由胞宫受寒而患白带者，宜以细辛、附子之类治之。

白带虚实之辨法，舌光红、淡红为虚，舌淡腻为实；脉细数为虚，脉滑大为实；腰酸头眩，心悸眼花者为虚，腰酸且重，头眩重着，终日如是者属实。

百合病

肺中热盛，治节不行，百脉一宗，悉致其病是谓百合病，即痿证之渐者也，伤寒后患此者最多。若肺病失治，日久成此者，即为肺痿。此皆由肺热叶焦，气化不行所致。又肺为百脉之总司，失其约束，则周身经络废弛，全体皆病，无复传次，宜以百合为主治，盖百合能肃清肺气，通利水道，则周身之热自退，不可误行汗吐下以伤其正，亦不可认为下元虚弱，而误投温补也。

百合病者意欲食，复不能食，常默然，欲卧不能卧，欲行不能行，饮食或有美时，或有不闻食臭时，如寒无寒，如热无热，口苦小便赤，诸药不能治，得药则剧吐利，如有神灵，身形如和，其脉微数，百合地黄汤（百合、生地）主之。百合病原无偏热之证，热多者，内热充满，淫于肌肤，百合滑石散（百合、滑石）主之；渴多者，瓜蒌牡蛎散（瓜蒌、牡蛎）主之；经误汗后者，百合知母汤（百合、知母）主之；经误吐后者，百合鸡子汤（百合、鸡子黄）主之；经误下后者，百合滑石代赭汤（百合、滑石、代赭石）主之；百合病口大渴，饮不解渴，宜以五汁饮清热生津。

雀斑

雀斑，妇女生者最多，其色淡黄，碎点无数。多由血中郁热，复外受风邪，风热凝滞不解而成。雀斑证分雀斑病和黧黑斑病二种，其治法皆以清血热、泄风邪为主。

雀斑病，平素过食膏粱厚味，辛辣香燥，煎炒炙爆，火毒蓄积于孙络之血分，复受风邪，风火相搏，凝滞不解，遂成雀斑病。雀斑病生于面上，其色淡黄，碎点无数，常宜服犀角升麻丸（犀角、升麻、羌活、防风、白附子、白芷、生地、川芎、红花、黄芩、甘草），是方以升麻、羌活、防风、白附子、白芷泄风疏邪，犀角、生地清血热而解毒，黄芩清肺热以消火，川芎、红花和血，甘草补气。外用时珍正容散（猪牙皂角、紫背浮萍、白梅肉、甜樱桃枝各一两，上焙干，兑鹰粪白三钱，共研为末），用少许，在手心内，水调匀，搓面上，良久，早晚以温水洗之，以泽其肌，久久自愈。然亦有水亏火滞而生雀斑者，宜以六味地黄丸加减治之。

黧黑斑病，忧思郁结，血弱不华，火燥结滞成斑，多生面上，形如烟煤。黧黑斑病初起，色如尘垢，日久枯暗不泽，大小不一，小者如粟粒赤豆，大者似莲子芡实，或长或斜或圆，与皮肤相平，宜以玉容散（白牵牛、团粉、白蔹、白细辛、甘松、白鸽粪、白及、白莲蕊、白芷、白术、白僵蚕、白茯苓各30克，荆芥、独活、羌活各15克，白附子、鹰条白、白扁豆各30克，防风15克、白丁香30克，上研为细末。每用少许，放手心内，以水调浓，擦搓面上，良久，再以水洗面，早晚日用二次）早晚洗之。

附：经气学

经络学说是中医学理论体系的重要组成部分，早在《黄帝内经·灵枢》中就指出："夫十二经脉者，人之所以生，病之所以成，人之所以治，病之所以起，学之所始，工之所止也。"几千年来它一直指导着中医针灸及其他各科临床实践，无论在生理功能、病理变化方面，还是在诊断治疗方面都有着重要的理论意义。《黄帝内经·灵枢》中说"夫十二经脉者，内属于腑脏，外络于肢节"，说明经络是人体运行气血、联络脏腑、沟通内外、贯穿上下的径路，也是病邪出入的道路。经络是脏腑的延伸，而经气源于脏气，脏气通过经气互相通应，经气参与疾病病理变化和转化的每一个过程，任何疾病的发生、发展都与经气的变化密切相关，因此中医病变治疗的关键在于调整人体脏腑之经气。目前临床上常用的中医外治法主要有针刺法、贴敷法、发泡法、熨法、注射法、灸疗法、滴法、浴法、鼻疗法、灌肠、刮痧、拔罐、刺血、按摩等疗法，总的来说这些外治法主要是用药物的方法或者是物理方法，通过各种方式来调整人体病变脏腑之经气，最终达到治疗疾病的目的。

用针之类，在于调气

经气是指运行于经脉的气，属人体的正气范畴。早在《黄帝内经》中就确定了调整经气在针灸临床中的重要地位，如《灵枢·经水》曰："其治以针艾，各调其经气。"《灵枢·刺节真邪》曰："用针之类，在于调气。"《灵枢·九针十二原》曰："刺之要，气至而有效。"《灵枢·终始》曰："凡刺之道，气调而止。"《灵枢·官能》曰："审于调气。"《灵枢·九针十二原》曰："刺之而气不至，无问其数；刺之而气至，乃去之，勿复针。"《素问·离合真邪论》曰："……静以久留，以气至为故……令神气存，大气留止，故命曰补。"《灵枢·终始》："其脉乱气散，逆其营卫，经气不次，因而刺之……是谓失气也。"此外，《标幽赋》曰："气速至而速效，气迟至而不治。"《金针赋》曰："气速效速，气迟效迟……候之不至，必死无疑。"由此可见，调气不仅是针灸治疗疾病的关键，对其他中医外治法也有着重要的理论指导意义。

凡十二经络脉者，皮之部也

十二经脉是经络系统的主要组成部分，十二经脉的主要特点是：每条经脉的分布部位都有一定的规律；每条经脉都有内属脏腑与外络肢节两个部分；每条经脉隶属于一个内脏，在脏与腑之间有表（腑）、里（脏）相互络属的关系；各条经脉在体表都有特定的腧穴分布。每条经脉在经气发生病理变化时都会出现其特殊的症候群，因此有必要弄清经气的分布规律和特点。《黄帝内经·素问》中的"皮有分部""皮者脉之部也""凡十二经络脉者，皮之部也"，说明皮部就是十二经脉及其所属络脉在皮表的分区，也是十二经脉之气的散布所在。由于经络内连于五脏六腑，外散于"十二皮部"，使体表和内脏之间有了联系，所以我们可以根据具体情况，通过辨证选穴，用各种方式（如针刺、刮痧等）刺激皮部相关穴位以调整人体之经气，最终达到治疗疾病的目的。除此之外，经络还在五官九窍之间聚集组成宗脉和筋肉，构成"目系""耳系""鼻系""宗筋"等，而这正是经气汇聚之处，加强了脏腑和五官九窍之间的联系。如耳部有关的经络有足阳明胃经"上耳前"，手太阳小肠经"却入耳中"，足太阳膀胱经"从巅至耳上角"，手少阳三焦经"系耳后直上，出耳上角""从耳后入耳中，出走耳前"，故耳有"宗脉之所聚"之说。耳通过经络与全身脏腑经气相联系，因此耳就是一个小全息。如果内脏有疾，皆可针刺耳的相应穴区来调整经气，以达到治疗疾病的目的。

经脉者，所以能决死生，处百病，调虚实，不可不通

《黄帝内经·灵枢》早就指出："经脉者，所以能决生死，处百病，调虚实，不可不通。"《难经》云："经脉者，行血气，通阴阳，以荣于身者也。"这概括说明了经络系统在生理、病理和防治疾病方面的重要性。人体气血是否能够通达全身各处发挥作用，与经气输注是否通畅密切相关。临床上我们可以根据具体病情，针对个体，用各种方式的中医物理疗法（如拔罐、按摩、灸疗法等）对病变局部进行治疗，疏通相关经络之经气，以达到治疗疾病的目的。《黄帝内经·素问》曰："经络不通；病生于不仁，治之以按摩醪药。"《黄帝内经·灵枢》曰："脉中之血，凝而留止，弗之火调，弗能取之。"《黄帝内经·灵枢》亦云："陷下

者，脉血结于中……血寒，故宜灸之。"现代医学认为拔罐、按摩、灸疗法等有调节人体血管舒缩功能和血管的通透性、有效改善血液循环、促进新陈代谢、增强机体抗病能力的作用。

外治之理即内治之理，外治之药即内治之药，所异者法耳

中医外治法起始于《黄帝内经》，形成于仲景，发展于吴师机。清代医学家吴师机认为"草木之菁英，煮为汤液，取其味乎？实取其气而已……变汤液而为薄贴。由毫孔以入之内，亦取其气之相中而已"，还认为外治法"可以收汤液之利而无其害"，并且第一次明确提出"外治之理，即内治之理；外治之药，即内治之药，所异者法耳"。中医认为，药物经皮吸收的机理，不外乎经络传导和皮肤透入。因此，选择外治中药仍要遵循辨证论治的原则，同时配用辛香走窜和引经活络之品，其最终目的都是使药气通过各种途径或方法发挥作用，以达到调整人体经气的效果。中医认为，穴位是人体脏腑经络之气聚集和出入体表的部位，是脏腑气血汇集之处。药物可以通过各种途径（如穴位注射、穴位贴敷等）刺激特定穴位，然后药气通过经络的传导到达病变的脏腑，以调整人体脏腑经络之气。此外，药物也可以透入皮肤黏膜（如中药灌肠、鼻疗法），然后药气通过经络的传导到达病变的脏腑，使病变脏腑之经气得以调整和恢复，最终达到治疗疾病的目的。

外感病

伤寒

冬时严寒，万类深藏，苟勤乎房欲或过度操劳，精气大伤，正气衰微，寒邪乘虚袭之，遂成伤寒。

太阳伤寒证

(1) 太阳经病

症见头项强痛、腰背疼、恶寒逆呕、脉浮。有汗者桂枝汤主之。桂枝汤乃伤寒群方之首，乃滋阴和阳，调和营卫，解肌发汗之总方也。凡头痛、发热、恶风、恶寒，其脉浮而弱，汗自出者，不拘何经，不论中风伤寒杂病，咸得用此发汗。若妄汗妄下而表不解者，仍当用此解肌。如所云头痛、发热、恶寒、恶风、鼻鸣、干呕等症，但见一症即是，不必悉具，唯以脉弱自汗为主耳。桂枝赤色，通心温经，能扶阳散寒，甘能益气生血，辛能解散外邪，内辅君主，发心液而为汗。故麻黄、葛根、青龙辈，凡发汗御寒者咸用之，唯桂枝汤不可用麻黄，麻黄汤不可无桂枝也。本方皆辛甘发散，唯芍药微苦微寒，能益阴敛血，内和营气。无汗不可用桂枝汤，以芍药能止汗也，芍药之功本在止烦，烦止汗亦止，故反烦、更烦与心悸而烦者咸赖之，若倍加芍药即建中之剂，非复发汗之剂矣。是方也，用桂枝发汗，即用芍药止汗，生姜之辛佐桂以解肌，大枣之甘佐芍以和里。桂、芍之相须，姜、枣之相得，阴阳表里，并行而不悖，是刚柔相济以为和也。甘草甘平，有安内攘外之功，用以调和气血者，即以调和表里，且以调和诸药矣。而精义尤在啜热稀粥以助药力，盖谷气内充，外邪勿复入，热粥以继药之后，则余邪勿复留。

无汗者麻黄汤主之，麻黄中空外直，宛如毛窍骨节，故能去骨节之风寒，从毛窍而出，为卫分发散风寒之品；桂枝之条纵横，宛如经脉系络，能入心化液，通经络而出汗，为营分散解风寒之品；杏仁为心果，温能助心散寒，苦能清肺下气，为上焦逐邪定喘之品；甘草甘平，外拒风寒，内和气血，为中宫安内攘外之品；此汤入胃，行气于玄府，输精于皮毛，斯毛脉合精而溱溱汗出，在表之邪，其尽去而不留，痛止喘平，寒热顿解，不烦，啜粥而愈也。

无汗烦躁者大青龙汤（麻黄、桂枝、杏仁、甘草、生石膏、生姜、大枣）主之，太阳病，脉浮紧，头痛，发热恶寒，身疼，不汗出而烦躁，此麻黄症之剧者，故加味以治之也。诸症全是麻黄，有喘与烦躁之别，喘者是寒郁其气，升降不得自如，故多用杏仁之苦以降气；烦躁是热伤其气，无津不能作汗，故特加石膏之甘以生津，然其性沉而大寒，恐内热顿除，而表寒不解，变为寒中而挟热下利，是引贼破家矣，故必倍麻黄以发表，又倍甘草以和中，更用姜、枣以调营卫。一汗而表里双解，风热两除，以大青龙安内攘外之功，佐麻桂二方之不及。

（2）太阳腑病

症见小腹满、小便不利、口渴，此膀胱有蓄水也，五苓散（猪苓、茯苓、泽泻、白术、桂枝）主之，是方以猪苓、茯苓、泽泻淡渗利水，白术味甘归脾，制水之逆流，少加桂枝，使水精四布，上滋心脾，外达皮毛溱溱汗出，表里之烦热两除，白饮和服，亦啜稀粥之遗意。若少腹硬满，小便自利，但欲漱水，不欲咽，此内有蓄血也，桃仁承气汤（桃仁、桂枝、大黄、芒硝）主之。《黄帝内经·素问》云："亢则害，承乃制。"承者，制其亢害，复其化机，使当下之物下，当升之气升，是方以桃仁为君，下瘀血，瘀血自去，生机自复，承制自行，其得大黄以推陈致新，得芒硝以清热消瘀，桂枝辛能行气，气行血乃行也。

（3）变症

太阳伤寒失治，风寒郁热化蒸，陷入阳明，变为阳明伤寒病，宜以阳明伤寒各法治之。

太阳伤寒初起，虽宜汗解，然不可汗出过多，过汗伤阴者，芍药甘草汤主之，芍药酸寒，养血敛阴；甘草甘温，健脾益气；两药配佳，酸甘化阴，有止汗、调肝理脾、柔筋止痛之功。

口大渴，自汗出，脉洪大者，白虎加人参汤主之，石膏大寒，寒能胜热，味甘归脾，性沉而主降，已备秋金之体色，色白通肺，质重而含津，已具生水之用；知母气寒主降，味辛能润，泻肺火而润肾燥，滋肺金生水之源；甘草土中泻火，缓寒药之寒，用为舟楫，沉降之性，始得留连于胃；粳米稼穑作甘，培形气而生津血，用以安中宫，阴寒之品，庶无伤损脾胃之虞矣，饮水入胃，输脾归肺，水精四布，烦渴可除也。更加人参者，虚则无气，此大寒剂中必得人参之力，以大补真阴，阴气复而津自生也。

汗多亡阳，四肢厥冷，汗出不止者，四逆汤主之。是方附子辛热，直走下焦，大补命门真阳，能通行十二经脉，迅达内外，以温肾壮阳，祛寒救逆，并以干姜守中，炙甘草调和诸药，以制附、姜之大辛大热之品劫伤阴液之弊也。

太阳伤寒病，如胃纳不佳或饭后胸口窒闷，宜以薄粥养之。

阳明伤寒证

风寒直中阳明之经或太阳伤寒病失治，风寒郁蒸化热，传入阳明，遂成阳明伤寒病。

(1) 阳明经病

症见身热鼻干、目疼不得卧、头痛、手足濈然汗出、脉尺寸俱长，栀子豉汤（栀子、豆豉）加葛根、黄芩主之，是方以栀子、黄芩泻热除烦，葛根、豆豉解肌透邪。

(2) 阳明腑病

症见口臭气粗、大渴自汗、烦躁、脉洪大、小便赤、舌苔干燥，白虎加人参汤主之。

阳明腑病，脉滑而厥，手足热，口臭气粗，此胃中有剧热也，白虎汤主之，邪入阳明，故反恶热，热越故汗出，因邪热烁其精液，故渴欲饮水；邪盛而实故脉洪大；半犹在经，故脉兼浮滑，然火炎土燥，终非苦寒之辈所能治。经曰甘先入脾，又曰以甘泻之，是以知甘寒之品乃泻胃火生津之上剂也。石膏甘寒，寒胜热，甘入脾，质刚而主降，备中土生金之体，色白通肺，质重而含脂，具金能生水之用，故以为君；知母气寒主降，苦以泻肺火，辛以润肾燥，故以为臣；甘草为中宫舟楫，能土中泻火，寒药得之，缓其寒，使沉降之性，皆得留连于胃，粳米味温和，禀容平之德，作甘稼穑，得二味为佐，阴寒之物，庶无伤损脾胃之虑也。煮汤入胃，输脾归肺，水精四布，大烦大渴可除。

阳明腑病，不大便，谵语，潮热，绕脐痛，按之痛剧，此胃家实也，大承气汤主之。是方厚朴倍大黄，是气药为君，名大承气，味多性温，欲令泻下也。大小承气煎法不同，更有妙义。大承气用水十碗，先煮枳实、厚朴，煮取五碗，纳大黄煮取三碗，纳芒硝者，以药之为性，生者锐而先行，熟煮气纯而和缓。仲景欲使芒硝先化燥屎，大黄继通地道，而后枳实、厚朴除其痞满，缓于制剂者，正急于攻下也。若小承气则三物同煎，不分次第，而服只半碗，此求地道之通，故不用芒硝之峻，且远于大黄之锐矣，故称之微和之剂。

服药后大便已解，而腹中犹未舒者，不可再予大承气汤，宜以小承气汤（大黄、枳实、厚朴）微和之，是方大黄倍厚朴，是气药为臣，中气虚者宜予调胃承气汤，是方不用枳朴而用甘草，可见此方本非功荡峻剂，乃调和胃气，搜未尽之邪。

（3）变症

虚烦不眠：阳明经病失治，或汗吐下后，正气受损，郁热不解，变为虚烦，心中懊恼之症，栀子豉汤主之。是方栀子味苦性寒，苦能泻热，寒能胜热，豆豉清浮上行，宣达浊邪，浊宣热清，胸闷身热自愈。

变为黄疸：阳明经病失治，则热邪蕴遏，不能外达，与湿热相合变为黄疸，见身热脉数者，栀子柏皮汤主之，伤寒发黄，因内热不能清，外热不得越而成，故治疗之法，当两解表里之热。是方栀子除外热，柏皮清内热，佐甘草以和之，乃茵陈蒿汤之轻剂也。若见身黄如橘色、腹满、小便不利者，茵陈蒿汤主之。茵陈禀北方之色，经冬不凋，傲霜凌雪，历便冬寒之气，故能除热邪留结。佐栀子以通水源，大黄以除胃热，令瘀热从小便而泻，腹满自减，肠胃无伤，乃合引而竭之之义，亦阳明利水之奇法也。

口干舌燥：阳明腑病失治，大便不通六七日，口干舌燥，腹胀，乃热势壅盛，阴液耗损也，速予大承气汤急下救阴为主。

少阳伤寒证

风寒直中少阳之经，遂成少阳伤寒病；阳明伤寒病失治，邪传少阳，遂成少阳伤寒病。

（1）少阳经病

症见脉弦、往来寒热、胸满胁痛、耳聋、小溲短赤，或呕而发热，小柴胡汤主之，是方取柴胡之轻清微苦微寒者，以解表邪，即以人参之微甘微温者，预补正气，使里气和而外邪勿得入也。其口苦、咽干、目眩、目赤、头汗、心烦等症，皆虚火游行于半里，故用黄芩之苦寒以清之，用甘草之甘以缓之，亦以提防三阴受邪也。生姜、半夏味辛性散，佐柴、芩而逐邪，止呕吐以泻满。

（2）少阳腑病

症见口苦、默默不欲饮食、心烦喜呕，小柴胡汤主之；黄芩汤（黄芩、炙甘草、芍药、大枣）亦主之，是方治太少两阳之里药，黄芩泻大肠之热，芍药补太阴之虚，甘草、大枣调中州之气，热淫于内，口苦心烦诸症，可投以此方。

（3）少阳兼病

少阳伤寒与阳明伤寒合病，症见不大便、心中痞硬、往来寒热、寒出不解、脉沉而实，大柴胡汤（柴胡、大黄、芍药、枳实、半夏、生姜、大枣、黄芩）主之。是方以柴胡汤转少阳之枢机，以大黄泻阳明之热结。少阳伤寒与太阳伤寒并病，症见发热恶寒，肢节疼烦，微呕，心下支结，柴胡加桂枝汤主之。是方以桂枝汤治太阳病之支节疼烦、发热恶寒，柴胡汤治少阳病之心下支结、微呕。

（4）变症

胸满烦惊：少阳伤寒病失治，其邪内陷，见胸满烦惊、小便不利、谵语、一身尽重、不能转侧等症，柴胡加龙骨牡蛎汤〔柴胡、黄芩、生姜、人参、桂枝、茯苓、半夏、大黄、龙骨、牡蛎、大枣、铅丹（今多不用）〕主之，是方以龙骨、牡蛎重坠镇怯治烦惊，大黄泻热清胃止谵语，茯苓淡渗利水去水湿；或见胸闷胁痛而呕、日晡潮热、下利、脉弦实等症，小柴胡加芒硝汤主之，芒硝咸寒，咸能软坚，寒能清热。

热入血室：妇人病少阳伤寒，经水适来，忽然热除身凉，其脉迟，此非病愈，乃邪陷血室，见胸胁下满如结胸状、谵语、如见鬼神等症，宜刺期门（期门穴在乳旁一寸半直下又一寸半），以期门为肝穴，肝为藏血之所，刺之所以泻血室热也。或经水适断，亦为邪陷血室，其血必结，小柴胡加丹皮、赤芍、琥珀治之，是方以柴胡汤达血室之热邪，赤芍、丹皮、琥珀行血室之血结。

小柴胡汤加减之法：若胸中烦而不呕者，去半夏、人参，加瓜蒌一枚；若渴者，去半夏，加人参、瓜蒌根；若腹中痛者，去黄芩，加芍药；若胁中痞硬，去大枣，加牡蛎；若心下悸、小便不利者，去黄芩，加茯苓；若口不渴、外有微热者，去人参，加桂枝，温覆取微似汗；若咳者，去人参、大枣、生姜，加五味子、干姜。

太阴伤寒证

风寒直中太阴之经，遂成太阴伤寒病；少阳伤寒病失治，邪传太阴，遂成太阴伤寒病。

（1）太阴经病

症见腹满嗌干、时腹自痛、脉沉细、恶寒、口不渴，理中汤主之。

（2）太阴伤寒腑病

症见腹满而吐、食不下、自利、口不渴、恶寒、手足逆冷，加味理中汤（人参、白术、炙甘草、干姜、生姜、制附子）主之。

（3）太阴太阳合病

见下利清谷、腹胀满、身疼痛、恶风寒等症，宜先救其里，后治其表，救里宜用四逆汤，治表宜用桂枝汤。或见腹满时痛、身体疼痛、恶风寒之症，桂枝加芍药汤（桂枝汤原方加芍药一倍）主之。

（4）变症

变为阴黄：太阴伤寒病失治，寒湿蕴郁，变为阴黄，遍身俱黄，面目亦黄，其色晦滞，恶寒，口不渴，大便溏薄，脉浮自汗者，桂枝加黄芪汤主之；脉沉小便不利者，茵陈五苓散（茵陈蒿、茯苓、泽泻、猪苓、桂枝、白术）主之。

四肢厥逆：太阴伤寒病失治，四肢厥逆，利下不止，其气清澈，恶寒甚，口不渴，腹痛，脉沉迟，舌苔胖白，此乃阳气衰微，寒邪深重之象，附子理中汤主之。

少阴伤寒证

房事后精气大伤，肾气亏虚，风寒乘虚袭之；或太阴伤寒失治，邪传少阴，遂成少阴伤寒病。

(1) 少阴经病

症见口干舌燥、渴欲饮水、咽中干痛、心烦，猪肤汤（猪肤、白蜜、白粉）主之，盖猪为水畜，而津液在肤，以治上焦虚浮之火，蜜乃稼穑之味，粉为五谷之精，泻心润肺而和脾，滋化源而培母气，水升火降，则上热下行，虚阳得归其部也。若剧者心中烦甚，反复颠倒不得眠，黄连阿胶鸡子黄汤（黄连、黄芩、芍药、阿胶、鸡子黄）主之。是方以黄连折心火；佐芍药以敛神明，扶阴而抑阳也；鸡子黄禀南方之火色，入通于心，可用补离宫之火，用生者搅和，取其流动之意也；黑驴皮（阿胶）禀北方之水色，且咸入肾，可以补坎宫之精，内合于心，而性急趋下，合黄芩、黄连、芍药乃引火归元之剂也。少阴本寒而标热，故经病多热，而脏病多寒。

(2) 少阴脏病

症见恶寒，但欲寐，身重，自下利，口不渴，白通汤（即四逆汤去甘草，干姜减量，再加葱白而成。其擅治阴寒盛于下焦，急需通阳破阴，以防阴盛逼阳，故以葱白辛温通阳，合姜、附以通阳复脉）主之；附子细辛汤（附子、细辛、干姜、甘草）亦主之，是方以干姜、附子温内，细辛宣散外寒，甘草和中。

(3) 少阴太阳合病

见恶寒嗜睡、发热、身疼痛等症，麻黄附子细辛汤（麻黄、附子、细辛）主之，是方以麻黄、细辛外散表寒，附子温内寒，表里之寒俱去，二经之病自愈也；麻黄附子甘草汤亦主之，是方以麻黄去表散寒，附子温内寒，佐以甘草和中。

(4) 变症

热涸阴液：少阴经病失治，肾阴愈亏，肾火愈炽，若口干舌燥，心下痛，腹胀，不大便者，热涸阴液也，速下存阴，大承气汤主之。

肾水泛滥：少阴脏病失治，其寒益甚，命门无威，蒸变乏力，肾水泛滥，小便不利，变为水肿，喘而嗜卧，手指不温，两足尤冷，脉微而细，舌白无华，桂附八味丸（干地黄、山药、山茱萸、茯苓、丹皮、泽泻、附子、肉桂）主之。是方以干地黄、山茱萸补肾之阴，肉桂、附子补肾之阳，泽泻、茯苓利肾之水，肾气旺，水道利，其肿自消。

五更洞泄：少阴脏病失治，其寒益甚，每逢五更必起洞泄，成五更泄也，久之形销骨立，大肉陷下，变为损症，补骨脂汤（补骨脂、益智仁、干姜、草果、肉豆蔻、升麻、黄芪）主之。是方以补骨脂、干姜温脾之寒，草果、益智仁敛脾之气，肉豆蔻运脾之气，黄芪益脾之气，升麻升脾之气，脾气旺则泄泻自瘥也。

汗出而厥：少阴脏病失治，其寒益甚，下利清谷，冷汗出，四肢厥冷，面现赤色，口不渴，此内有真寒，外有假热也，通脉四逆汤（炙甘草、干姜、附子、葱）主之。是方葱禀东方之色，能行少阳升发之机，其体空而味辛，能入肺以行营卫之气也，干姜、附子、炙甘草得此以奏捷于经络之间，而脉自通矣。

厥阴伤寒证

风寒直中厥阴之经或少阴伤寒病失治，邪传厥阴，遂成厥阴伤寒病。

六经病者，唯厥阴病难治，盖其本为阴，其标为热，其体为木，其用为火也。必伏其所主，而先其所因，或收或散，或逆或从，随所利而行之，调其中气，使之和平，乃治厥阴之大法也。厥阴当两阴交尽，宜无热矣。俱合晦朔之理，阴之尽，即阳之初生，所以一阳为纪，一阴为独使，则厥阴病热，是少阳使然也。火旺则水亏，故消渴气上冲心，心中疼热，气有余便是火也。木盛则克土，故饥不欲食。

（1）厥阴经病

喉痹，阴股疼，牵及少腹，囊缩烦满，巅顶痛，脉微缓，四逆散（柴胡、芍药、枳实、炙甘草）主之，是方以柴胡疏厥阴之滞，枳实破厥阴之结，炙甘草、芍药为和，厥阴气舒，其病自瘥；或干呕，吐涎沫，头痛，恶寒，脉微弦，吴茱萸汤（吴茱萸、人参、生姜、大枣）主之，是方以吴茱萸温厥阴之寒，生姜散厥阴之表寒，人参、大枣为和。

（2）厥阴脏病

消渴，气上冲心，心中疼热，黄连黄柏瓜蒌根人参汤（黄连、黄柏、瓜蒌根、人参）主之。是方瓜蒌根、人参益气生津以治消渴，以黄柏、黄连之苦寒清热。剧者饥而不欲食，食即吐蛔，乌梅丸主之。仲景立方皆以辛甘苦味为君，不用酸敛之品，而此用者，以厥阴主肝木耳，木曰曲直作酸。《黄帝内经·素问》

云："木生酸，酸生肝。"是方君乌梅之大酸，是伏其所主也，配黄连泻心而除疼；佐黄柏滋肾以除渴，此乃先其所因也；肾者肝之母，以花椒、附子温肾，则火有所归，而肝得所养，此乃固其本也；肝欲散，以细辛、干姜散之；肝藏血，以桂枝、当归引血归经也；佐人参以调和中气；以苦酒浸乌梅，此同气相求也，蒸之米下，资其谷气，此乃缓则治其本也；黄柏乃寒因热用也；蛔得酸则静，得辛则伏，得苦则下也。

(3) 厥阴太阳合病

见手足厥寒、恶风寒、头痛鼻塞、口不渴、脉微缓等症，当归四逆汤（当归、桂枝、芍药、细辛、甘草、通草、大枣）主之，是方乃厥阴之表剂也，以桂枝、细辛祛寒，当归、芍药和血，甘草、大枣补气，通草能通九窍而利关节，用以开厥阴之阖，而行气于肝。当归四逆加吴茱萸生姜汤亦主之。

(4) 下利色红

里急后重，口渴，身热，但恶热，不恶寒，脉弦数，舌苔黄燥，此属热痢，夹热故也，白头翁汤（白头翁、黄连、黄柏、秦皮）主之，是方以白头翁去厥阴之风，黄连、黄柏、秦皮清厥阴之热，风去热解其痢自愈也。

(5) 下利清谷

其气清澈，肠鸣恶寒，手足厥寒，口不渴，但恶寒，不恶热，脉象虚大，舌苔胖白，此属寒痢，夹寒故也，当归四逆汤主之，四逆汤亦主之。

(6) 变症

痢下尽是脂血：厥阴伤寒病下利失治，由于热者，其热益甚，痢下尽是脂膜血液，精神委顿，饭食不思，言语无力，脉微而弱，殊为危殆，宜用加减白头翁汤（生山药、白头翁、白芍、秦皮、生地榆、三七、鸦胆子、甘草），是方清热补虚，化瘀生新，以治其痢疾。

痢久不愈：厥阴伤寒病下利失治，由于寒者，寒邪深伏，痢久不愈，变为久痢，乌梅丸主之。

舌卷囊缩：厥阴伤寒病失治，寒邪深伏，厥阴气绝，必见四肢逆冷、舌卷、阴囊收缩，在妇人则舌卷乳缩。厥阴为六经之末，邪传此经，最为深重。

寒湿

　　寒邪湿邪合病遂成寒湿病。寒湿与风湿之异有五。寒湿病，身体疼重；风湿病，骨节烦疼而重。寒湿病之痛，痛有定处；风湿病之痛，走注不定，无固定处。寒湿病，恶寒甚于恶风；风湿病，恶风甚于恶寒。寒湿病，胸中饱闷，不能纳谷；风湿病，胸中虽觉闷，但闷而不饱，能纳谷。寒湿病，脉多滞涩；风湿病，脉多浮缓。

　　寒湿病，身体疼重，不能自转侧，不呕不渴，脉浮而虚涩，桂枝附子汤（桂枝、附子、生姜、大枣、甘草）主之，是方以桂枝去在表之寒湿，附子去在里之寒湿，生姜为佐，甘草、大枣和中。若大便难小便利，脉沉细，桂枝附子去桂加白术汤（附子、生姜、甘草、大枣、白术）主之，是方以白术、附子并走皮内，逐寒湿也；小便利，故去桂枝，以桂枝蒸动膀胱之气，善利小便故也。寒湿病，恶寒冷，经络拘束，口不渴，四肢逆冷，舌苔白滑，脉缓，桂枝姜附汤（附子、干姜、桂枝、白术）主之，是方以附子、干姜温经回阳，以愈经络拘束、四肢逆冷等症，桂枝、白术去寒化湿，以愈恶寒冷、舌苔白腻等症。寒湿病失治，湿固留头中，令人鼻塞，宜以细辛研末，和上好鼻烟时时嗅之。寒湿病，胸闷呕吐，调养之法宜用香开之品，以厚朴、香橼、佛手、半夏、生姜、藿香、苏叶各一钱煎汤代茶饮，如口淡而无味者含白豆蔻一粒，甚效。

风湿

　　平素嗜食肥腻，久坐湿地，则生湿，复当风而卧，风邪袭之，风湿合病遂成风湿病；凡大汗出后，复当风而卧，过食生冷，风湿相袭合病遂成风湿病。风湿病，不可大发汗，但风气去而湿气不去，是故治风湿者，当微微汗之，则风湿俱去也。

风湿病，一身疼重，无汗，恶风，难以转侧，胸闷泛恶，脉浮而涩，舌苔白而腻，口不渴，宜用麻黄加术汤，是方为风湿家表散之法，身疼为风，身重为湿，风湿之邪，着于肤表，则肤表实而无汗，无汗则邪无从出矣。方用麻黄汤发肌表之汗以散之，又恐大汗伤阴，表解而湿不去，故加白术，补土生液，而助除湿，此发汗中寓缓汗之法，故白术非生用不可。风湿病一身疼重，发热恶寒，午后为剧，小便不利，腿酸恶风，宜用麻黄杏仁薏苡甘草汤（麻黄、杏仁、薏苡仁、甘草），风湿蕴于经络，故周身疼痛，以麻黄散经络之风，薏苡仁淡渗经络之湿；再以杏仁利肺气，则麻黄之功用益彰；甘草助中焦，则薏苡仁之力益大。风湿病，身重，自汗出，恶风，腰重腿酸，面色萎黄，脉浮而虚，此属表虚，宜以防己黄芪汤加减治之，喘者加麻黄，胃中不和者加芍药，气上冲者加桂枝，下有陈寒者加细辛。恶风者，风伤肌腠也；湿重者，湿伤经络也；脉浮者，病在表也。何以不用桂枝麻黄以发表祛风，而用防己黄芪以补虚行水乎？盖以汗出为腠理之虚，湿重为土虚湿胜，故以黄芪走表塞空，大枣、甘草、白术以补土胜湿，生姜、细辛以祛风，温以行水，重用防己之走而不守者，领诸药环转于周身，使上行下出，外通内达。风湿病，身体疼重，不能自转侧，背恶寒，汗多不呕不渴，脉浮虚而涩，宜用桂枝附子汤。风湿病，骨节疼烦，屈伸不利，近之则痛剧，体重难以转侧，汗出短气，小便不利，恶风不欲去衣，或身微肿，宜用甘草附子汤（甘草、附子、白术、桂枝），此方为两表两里之偶剂，以附子除湿温经，桂枝祛风和营，白术去湿实卫，甘草辅诸药而成敛散之功，独以甘草冠其名者，病深关节，意在缓而行之，若驱之太急，风去而湿仍留。风湿病，身体疼重，脉沉而细，小便不利，大便反快，宜用五苓散，是方猪苓、茯苓、泽泻均淡渗利水之品，白术味甘归脾，制水之逆流，少加桂枝祛风和营。

温病

温病初起，多夹风夹湿，而外感温热，夹风尤多于夹湿。风温初起，身热咳嗽头痛必甚，兼见鼻干鼻痛，口渴，苔薄黄，宜以银翘散加减治之。渴不甚，苔黄不甚者，去金银花、连翘；不恶寒者，去荆芥穗；汗多者，去豆豉。此为辛凉疏解法。若汗出不恶寒，表邪大致已去者，可改用桑菊饮加减治之；风邪重者，重用薄荷、牛蒡子、前胡。此为辛凉清解法。若见头重鼻塞，身热咳嗽，苔薄腻或见胸闷、口渴不引饮，是为风温夹湿，宜于治风温药中加入淡渗之品，如芦根、滑石之辈，以利脾胃之湿，不使上与热相合。若湿与热相合，宜辛开苦降。若温病夹痰湿，留恋三焦，寒热发作有定时，或见胸闷，渴不引饮，或渴欲热饮，宜以杏仁、厚朴、茯苓之辈宣利三焦之湿，或用柴胡、酒炒黄芩亦可，温胆汤亦可。若湿重结实，胸闷作痛，宜以小陷胸汤（黄连、制半夏、瓜蒌）加减治之。胸痛拒按，宜用凉膈散，泻火解毒，清上泻下。转入胃腑，腹痛拒按，日晡潮热，苔厚黄，宜承气法微下。阴伤，苔边光红，宜以增液承气汤（玄参、麦冬、细生地、大黄、芒硝）随证投之，大黄、芒硝与细生地、麦冬、玄参等同用，滋阴生津，泻热通便。若中气不足，人有困惫之象，宜加吉林参。若胃腑结实，而津液大虚，不耐攻下者，宜增水行舟法，不必通腑，只用鲜生地、麻仁、瓜蒌仁、郁李仁、肉苁蓉等滑肠之品。温病病久伤阴，大便旬余不通，腹胀结，无腹痛拒按，有谵语神昏之象，亦宜滋润通腑法，此胃腑燥结之症治也。风温进一步，壮热，口干，冷饮，汗多而未入营分者，宜以白虎汤加减治之。热在气分伤阴，目赤壮热，大渴饮冷，汗多，舌光脉数，宜以洋参白虎汤（西洋参、石膏、知母、粳米、甘草）加减治之。再进气血两犯，壮热口干，不欲饮，鼻衄齿衄、神昏痉厥，苔红起刺，脉洪大或洪数，病经一候或二候用生地白虎汤（生地、石膏、知母、粳米、甘草，此方又治喉痛、唇红、目赤、壮热、口渴），玉女煎亦可加减用之，是方中熟地易生地，减牛膝。

　　温邪入营必见烦躁壮热、舌红、口干不欲饮，其中又可分为二：由风温陷入营分者，最易动风痉厥；又风温夹湿内陷者，最易神昏谵语。由风温陷入者，治宜凉营透气法，见动风加清肝如犀角、桑叶、菊花之辈，甚用羚羊角。身有白疹，神昏谵语，宜用羚羊角；有红疹，宜用犀角。由风温夹湿内陷者，治宜凉营透气夹淡渗法同用，犀角、芦根须重用，见谵语加至宝丹。

　　再进入血分，神昏谵语，苔红绛，壮热，宜凉血散血，夹养阴开窍，而治有二：一曰壮热，神昏谵语，痉厥，苔红绛，热甚者，宜以犀角、羚羊角为主，清温芳香开窍为其佐；一曰日久人体消瘦，热不重，舌光，阴虚甚者，养阴为主，清温芳香开窍为其佐。然养阴又有甘寒、咸寒之别。甘寒宜养胃阴与清温法同用。舌红绛或根见黄腻，阴虚未甚者，宜以天花粉、沙参、石斛、鲜茅根、梨皮之类随证投之。若病久伤及肾阴，舌光不绛或现淡红色，疹出色暗无光或见耳聋者，宜咸寒厚补法，如鲜生地、玄参、阿胶、龟板之辈。然此皆用于温邪已尽、病后调补，初起大忌，初起风温表邪未除者，宜用天花粉、芦根，重则宜与生地、豆豉同用。

风温

风温有三，一曰完全伏气，一曰新邪引动伏气，一曰完全新感。

古人论伏气，谓冬不藏精，肾脏空虚，寒邪内袭，伏于少阴，至春而生温病，此说于病理颇不合，然按实际确有其病，特较以下两种为鲜见耳。是症初起，不恶寒，浑身壮热，重按热重，轻按热，微汗出，小溲黄，舌红绛无苔，纯为伏气伤阴发热之象，治宜养阴清热，以生地、玄参、麦冬、沙参之类随证投之。而又须分其差别，苔红绛不甚，口渴不甚，养阴为重，清热为轻；若苔红绛甚，大渴引饮而喜冷者，清热重于养阴，轻则金银花、连翘之类，重如玉女煎之类；药下后苔见薄腻并现外感温热之象，此伏邪透达之佳象也，宜以豆豉、山栀、薄荷、牛蒡子、金银花、连翘清透之品，使入气分，此与外感温热先用疏解后用养阴之治法不同也。

至于后所论新邪引动伏气之温热，此伏气不专指伏在肾脏言，不过言阴虚有火之体，外感亦化热耳，故初起发热恶寒，热多寒少，咳嗽口渴，脉细数，苔中光红而剥，边薄黄或中薄黄，边红绛甚，形瘦色苍，证属阴虚有外感显然可知，治宜解表与养阴并用，宜以黑膏汤（生地、淡豆豉、河柳）加减治之。此证多见，凡素体阴虚者，最易犯此。苔薄腻可进解表，表实无汗，宜葛根、豆豉、生地同用；汗多不恶寒，宜清水豆卷夹桑叶同用。又有一证与上法相同者，即陆九芝所谓胃热而感风寒成温病是也，此证素有胃热、口臭、齿痛、便秘或干结，偶受风邪即易与胃热合而成温，壮热口渴引冷、鼻鸣、苔黄、无汗、神昏，宜以葛根白虎汤（葛根、石膏、天花粉、石斛、连翘、薄荷、防风、桔梗、淡竹叶、白茅根）加减治之，一以解外邪，一以清内热，口干甚加芦根、白茅根，此证亦不可不知。

至于完全外感风温，必见咳嗽，恶寒发热。风温，寒热与咳嗽俱甚，若咳嗽甚、寒热轻，即为普通伤风咳嗽。故甚者为风温，轻者为伤风咳嗽，治当分辨。

其传变大法及用药大法如下述之。

（1）病势浅

①卫分。

症状：恶寒、发热、头痛、咳嗽。

治法：汗——辛凉疏解。

用药：荆芥、豆豉、薄荷、牛蒡子。

②气分。

症状：发热、咳嗽、有汗、口干。

治法：清——辛凉清解。

用药：桑叶、菊花、金银花、连翘。

（2）病势深

①营分。

症状：壮热、烦躁、口干、苔红。

治法：透热转气。

用药：轻用生地、豆豉；重用豆豉、犀角、葛根、羚羊角。

②血分。

症状：壮热、神昏、谵语。

治法：凉血散血。

用药：生地、玄参、赤芍、丹皮等。

湿温

湿温病以脾胃为主，脾有湿，胃有热，湿热交蒸而成。初起湿多于热，此证与风温不同。风温病初起，必咳嗽，湿温病无此，但见发热恶寒，汗出胸痞闷，苔白腻，口渴不欲饮。发热恶寒，非表邪也，为湿遏热伏，营卫不和使然，宜以三仁汤合甘露消毒丹（飞滑石、淡黄芩、茵陈、石菖蒲、川贝母、木通、藿香、连翘、白蔻仁、薄荷、射干）加减治之。苔略化黄者，去三仁汤。若外有表邪，兼见无汗，骨痛、身重、头痛，宜加香薷、羌活、苍术、大豆卷之类，若有汗表虚，忌用上药。若不恶寒而骨痛不止，轻用苍术，苔黄腻者忌用。若湿伏肌肉，见汗出，周身骨痛，身重头痛者，宜以滑石、茯苓皮、苍术皮、清水豆卷、藿香、苏叶之类随证投之，主用在皮，取以皮治皮之意。若口不渴，苔白腻而厚，宜重用香燥之品。苔白厚腻而边红绛，是湿略有化热之象，宜香燥之品夹用苦寒清温之品。若舌中有一圈无苔，而边厚腻者，是名剥，乃素体阴虚，而患湿，此证难治，唯宜轻用化湿，以藿香、佩兰、陈皮、米仁之类随证投之。病数日后，苔中根见黄，边厚腻而白，口渴欲饮，稍见口苦或口腻不苦者，宜苦温中夹一分苦寒，以平胃散加黄芩治之。若苔厚腻渐渐化黄，白中带黄，口干口甜，渴欲热饮者，仍是湿重，宜用五分苦温，三分苦寒。若口渴喜饮而不辨冷热，口苦者，是湿热并重，宜苦寒与苦温并用。若苔黄口仍苦者，为热重于湿，宜七分苦寒，三分苦温，宜以黄芩、黄连夹豆蔻、陈皮之类随证投之。若苔厚腻老黄而边红绛，口渴喜饮，不辨温凉，小溲黄赤者，为热重，湿有化热之象，宜苦寒夹淡渗，以黄芩、黄连夹芦根、滑石、通草、猪苓、赤苓、茅根、米仁之类随证投之，化湿而不增热。若苔中黄厚腻，按之觉干燥，边红绛，口渴饮冷，胸闷，寒热不退，小便黄赤，宜淡渗夹寒凉、清温、养阴同用，以金银花、连翘合四苓治之。若阴伤甚者，夹以芦根、茅根、石斛、甘草之类治之。日久湿化热，阴伤宜重用清温养阴，轻用利湿。若苔化厚腻而干，口大渴，引冷饮，身壮热，宜重用清温养阴，而去淡渗，以生地、石斛、洋参、沙参、连翘、石膏之类随证投之。

若身不壮热，口渴不甚，为气阴两虚，宜以石斛、沙参、甘草、洋参、太子参之类随证投之，养气阴而湿自化，此湿温证之本病也。

斑

斑在温病中最多见，起高块，色紫或红，多由血分中热毒重而发，人必神昏痉厥。而其症有二：一曰不神昏痉厥，谵语狂言，服犀角、羚羊角后斑出，而神昏痉厥、谵语狂言诸症稍愈，此为轻，仍投以凉血清热之剂；一曰本神昏痉厥，谵语狂言，服犀、羚后斑出，而神昏痉厥、谵语狂言诸症尤甚，且见口臭，牙龈烂，壮热大渴者，此热邪充斥表里三焦，病重难治，宜投大剂凉血解热毒之剂，如犀角、羚羊角、生地、玄参、金银花、紫草、鲜菖蒲、石膏之类。

疹

疹起，有红、白二种，红疹少见，白者多见。凡湿温病在二三日间或一周内发出白疹，布于胸中，中有水，光泽点点清楚，此为湿有出路之佳象。白疹发出后，胸闷必稍减，此时用药宜慎，不可用凉，凉能遏疹内陷；不可用补，补不离温，温使疹水焦枯，湿热又不得外达；只可用轻宣透达之品，如清水豆卷、六一散（滑石、甘草）、藿香、佩兰、滑石、通草之属。此症有连发三四次始透净者，亦恒见，非恶象也。若湿温病经三四候而见白疹，此气阴两伤，而湿犹未化，发为白疹，必暗而无光，作白纸色，而点不清楚者，宜养阴液，用洋参、石斛等再夹化湿热之品。若病经三四月，气阴大伤，白疹发自腰上，色白如纸，枯木无光，而成片，宜大剂吉林参合洋参、石斛同用。红疹由于血分热重，发出时身必痒。湿温病白疹、红疹兼见，宜清化湿热夹以凉血，如桑叶、丹皮、赤芍等（生地太凉而不宜服）。日久宜凉血行血，温重者治宜清热，阴虚夹养血。此治疹之大法也。

痉厥

湿温三四日，湿热流入经络，口噤，四肢牵引拘急，甚则角弓反张，苔黄腻而厚者，宜以威灵仙、秦艽、黄芩、海风藤、竹茹、竹沥、桑枝、黄连之类随证投之，重用酒炒黄连以开口噤。若舌见光红者，为肝风暴动，宜用羚羊角、钩藤之类清肝。湿温病而见神昏、口渴、壮热、发痉、谵语、苔黄厚腻有垢，此血热而痰浊不清，宜加犀角、羚羊角、石菖蒲、至宝丹等凉血开窍之品，但忌黏腻之品。若舌焦红，而无垢腻黄厚之色，为阴虚肝火内动，宜重用生地、玄参、洋参、犀角、羚羊角、芦根、茅根、竹叶等。若苔红，或白腻，或黄腻，但谵语不痉，为湿遏热伏，宜芳香开窍法。湿温初起，邪留三焦，寒甚，宜泻心法。若湿热入胃府，痞结有块，神昏谵语，壮热口渴，痉厥，脉洪数有力，苔厚黄而黑如沉香色，此时须用手按其胸腹，胸膈痛拒按者，宜以凉膈散（芒硝、大黄、栀子、连翘、黄芩、甘草、薄荷、竹叶）加减治之；中少腹痛拒按者，宜以小承气汤随证投之；若胸膈与中少腹俱痛，宜以凉膈散合小承气汤加减治之。普通神昏痉厥，无腹痛大热象者，芳香开窍可已。

暑病

夏月相火行令，人感其气，自口齿而入于肺胃，多见身热、汗出而喘、烦渴多言、倦怠少气等症。暑病有二：一为中暑，一为伏暑。受暑气而即病者，谓之中暑，其病浅；受暑气不即病，过夏而发者，谓之伏暑，其病深。

烈日之下奔走，暑气乘之，遂成中暑病。中暑病，发热恶寒，身重疼痛，小便已，洒然毛耸，手足逆冷，小有劳即热，口开齿燥，脉弦细芤迟，宜以白虎加人参汤加减治之。中暑病，身热身重，胸闷懊恼，其脉涩，此湿邪盛也，宜以一物瓜蒂汤加减治之，瓜蒂苦寒，能吐能下，去身面四肢水气，水去而暑无所依，将不治而自解矣。此治中暑兼湿者之法也。中暑病失治，则暑气熏蒸，清阳蒙蔽，发为暑厥，且四肢厥冷，面垢齿燥，二便不通，神志昏迷，脉伏，宜以安宫牛黄丸治之，紫雪丹、至宝丹亦可。

中暑病失治，若暑湿益甚，侵及肠胃，变为暑泻，烦渴腹痛，阵泻如水，其气热臭难闻，日夜无度，自汗面垢，小便少，宜以桂苓甘露饮（猪苓、泽泻、白术、白茯苓、桂枝、石膏、滑石、寒水石）加减治之，是方以五苓利水，石膏、滑石、寒水石清暑，导肠中之水，还于水道；亦可以荷梗散（鲜荷梗、鲜藿香、滑石、鲜佩兰、生米仁、白茯苓、赤茯苓、生谷芽）加减治之，是方以荷梗、滑石、茯苓、米仁清暑利湿，藿香、佩兰清暑化湿，谷芽和胃。中暑病失治，若过服寒凉，停积冷湿，成太阴寒泻，腹痛喜按，下利清谷，渴喜热饮，宜以加味大顺散（肉桂、生姜、杏仁、甘草、厚朴）加减治之，是方以肉桂、生姜散寒，杏仁降气，甘草和中，厚朴舒气，寒散气利，寒泻腹痛自瘥。中暑病失治，若过服寒凉，寒气深重，外热内寒，阴盛格阳，四肢厥冷，面赤恶寒，宜以四逆汤治之。中暑病愈后，津气两虚，宜食薄粥自养，取其谷气生津，唯忌饱食。中暑病愈后，其人阴液亏虚，舌苔光薄，咽中干燥，宜以西洋参、天花粉、芦根煮汤代茶饮。

长夏受暑，过夏而发者，谓之伏暑。凡霜未降而发者较轻，霜既降而发者较重，冬日发者最重，发愈迟邪愈深。伏暑病，头痛身热，微恶寒，面赤烦渴，脉濡而数，宜以荷叶汤（鲜荷叶、鲜藿香、鲜佩兰、金银花、连翘、鲜竹叶、薄荷、牛蒡子、鲜芦根、滑石、天花粉）加减治之，此方以鲜荷叶、薄荷、牛蒡子疏风泻暑，金银花、连翘、鲜竹叶清营退热，鲜藿香、鲜佩兰芳香化湿，鲜芦根、天花粉润燥止渴，滑石利水湿。若舌白、口渴而无汗者，宜以银翘散加天花粉治之；有汗或大汗不止者，宜以银翘散去牛蒡子、薄荷、荆芥穗，加杏仁、石膏、黄芩治之；若舌赤、口渴无汗者，宜以银翘散加生地、丹皮、赤芍、麦冬治之；汗多者，宜以加减生脉散（沙参、麦冬、五味子、丹皮、生地）治之；若脉洪大、口渴甚、汗多者，宜以白虎汤或白虎加人参汤加减治之。

伏暑病失治，上吐下泻，所吐酸恶，所下热臭，胸中闷乱，舌苔垢腻，成霍乱病也，宜以藿香正气散（大腹皮、藿香、紫苏、甘草、桔梗、茯苓、陈皮、厚朴、半夏、白芷、生姜、红枣）加减治之，是方紫苏、桔梗、白芷疏风泻邪以辟秽浊，大腹皮、藿香、陈皮、半夏、厚朴化湿利气，行滞消积以除秽浊，生姜、红枣调和营卫，茯苓、甘草调和中气。伏暑病失治，暑热入腑，痢下红白，里急后重，寒热往来如虐，腹痛，宜以木香舒气汤（广木香、焦枳实、槟榔、焦山楂、制半夏、柴胡、炒白芍、生甘草）加减治之，是方以柴胡、广木香、槟榔利气行滞，焦枳实、焦山楂消食化积，制半夏运中，生甘草和中，炒白芍和阴以监制诸药之燥性，兼以开太阴之结。若下利瘥而寒热未除者，宜以柴胡荷叶汤（柴胡、黄芩、鲜荷叶、鲜竹叶、天花粉）加减治之，是方以柴胡、鲜荷叶清暑热，鲜竹叶、黄芩清气分热，天花粉生津止渴兼润燥。伏暑病失治，暑热入腑，谵语，不大便，绕脐痛，拒按，此胃家实也，宜以大承气汤治之。伏暑病失治，暑热内陷，逆传心包，舌卷，神昏谵语，速以安宫牛黄丸、紫雪丹、至宝丹之类治之。

痢疾

　　痢疾古称滞下，为其利而不爽也。痢疾症状，便脓血，里急后重，腹痛不爽快。此症多发于夏秋，其因或寒气，或暑湿，或热滞，阻塞曲肠，利下赤白黏腻。

　　治法初起宜通因通下，若后重利不爽，甚而肛门时觉下坠者，为湿阻腑气，宜理气化湿法（用木香、陈皮、乌药、厚朴等），此调气而后重自愈之意也。初起腹痛，随利而减，为有滞积之阻，宜去滞，以木香槟榔丸（木香、槟榔、陈皮、枳实、黄柏、黄连、三棱、莪术、牵牛、大黄、芒硝）或枳实导滞丸（枳实、大黄、黄芩、黄连、神曲、茯苓、白术、泽泻）加减治之，痛甚宜用大黄、芒硝。此初起赤白夹杂之治法也。

　　然又有赤多白少者，白多赤少者，又纯白纯赤之殊。古人谓白属寒，红属热，有谓病本终不离湿热，是故以白者为气分之湿热，赤者为血分之湿热，此说皆可通矣。若全白痢，苔白腻或厚腻，不引饮，脉沉细，可用温化法，轻则木香、厚朴，重则炮姜、肉桂。若下利红兼白，可略用温化（木香、厚朴、青陈皮、槟榔、藿香）。若腹痛而利少者，宜以枳实导滞丸加减治之。大便欲便而不得者，则加香连丸，进一步可用戊己丸（黄连、木香、吴茱萸、白芍），和肝而止腹痛。若兼有表热，宜表里同治，如荆防败毒散（荆芥、防风、枳壳、茯苓、川芎、独活、羌活、前胡、柴胡、甘草、桔梗、薄荷），表热重者，专用表药，而后治里。若下利白多者，宜温药之中参以凉药；腹痛利少甚者，加木香槟榔丸。若下利纯红色紫而少，此血有湿热也，治宜以当归、赤芍、丹皮、桃仁、红花之类，凉血去瘀，再加神曲、山楂炭、枳实导滞丸之类以去滞，此调血便脓自愈之意也。若利久腹痛，便后仍痛，腰酸、虚坐努责者，宜加温肝补虚之品，如山茱萸、杜仲、菟丝子，甚则用奇经药如鹿茸（初起大忌）。又有下利血色鲜明，纯红或下利血水，口大渴，脉数，舌边光红绛而中黄腻者，宜以白头翁汤加减治之，凉血而清湿热；不效则以千金驻车丸（黄连、阿胶、当归、炮姜）加减治之；再不止，肛门不收，有滑脱之虑，宜以桃花汤加减固之，同时可夹乌梅丸并用。若血色纯红，利不多，里急后重，宜以白头翁汤合枳实导滞丸加减治之。凡枳实导滞丸用于红多，木香槟榔丸用于白多，此其别也。

痢疾最重者有二：一曰噤口痢，一曰五色痢。

噤口痢，呕逆泛恶而不能食，下有痢疾，此痢疾由胃气不足，湿浊之气上扰于胃，苔必见垢腻。此症寒者甚少，普通多属热，治宜轻清芳香以和胃化浊，如荷叶、佩兰、藿香、芦根、茅根、竹茹之类，但治噤口痢不必治其利。若苔边见光红或光绛者，是阴伤之极，宜加洋参、沙参、鲜石斛、鲜荷叶、鲜莲子之类随证投之。若苔见边光红而中黄腻者，宜以黄连、西洋参之类随证投之，一面降逆，一面养阴。若久病，舌光无苔，不能食，不呕恶，是胃阴枯涸也，宜甘寒救阴，如石莲子、鲜莲子之类。此治噤口痢之大法也。

五色痢，其因有二：一曰热毒逼迫五脏津液下注，治宜一方苦寒解毒，如用黄连、黄柏、大黄、黄芩、秦皮之品，重用犀角（可用水牛角代替），一方和胃；一曰中气不足下泄，如产妇胎前患痢疾，延及产后，宜以补中益气汤之类随证投之。

又有休息痢者，时止时发，而有一定之日，年年如是，此系宿垢积滞结于肠中，久而不去，用药宜偏温，以温脾饮（厚朴、干姜、芒硝、大黄、当归、甘草）之类温寒攻积。此治痢之大较也。

秋燥

　　秋为燥令，燥气密布，人体虚者，感之成病。燥者干也，故秋燥病处处以滋阴润燥为主，忌食辛热药。秋燥病，身热，咽中痒，咳嗽，脉数而大，宜以桑杏汤（霜桑叶、杏仁、沙参、象贝、香豆豉、山栀皮、梨皮）加减治之，是方以霜桑叶、香豆豉疏风，杏仁降肺气，沙参润肺阴，梨皮清肺热，象贝化痰，山栀皮退热，肺卫清肃，秋燥自瘥；亦可以桑菊饮加减治之，是方乃辛甘化风，辛凉微苦之方也，盖肺为清虚之脏，微苦则降，辛凉则平，立此方所以避辛温也。独取桑叶、菊花者，桑者箕星之精，好风，风气通于肝，故善平肝风，菊花晚成芳香味甘，能补金水二脏。秋燥病身热、龈胀、咽痛、耳鸣、目赤，宜以翘荷汤（薄荷、连翘、生甘草、黑栀皮、桔梗、绿豆皮）加减治之，是方以薄荷、桔梗疏风透邪，连翘、绿豆皮、黑栀皮清燥解热，甘草和中解毒；耳鸣，加羚羊角、苦丁茶；目赤，加鲜菊叶、苦丁茶、夏枯草；咽痛，加牛蒡子、黄芩。

　　秋燥病失治，其燥益甚，灼及肺阴，肺为娇脏，喜润恶燥，今受燥灼，则燥咳见血，其阴愈伤，于是发语音哑，咳痰如沫，形体消瘦，面色枯白，午后身热，成为肺痿，宜先予清燥救肺汤（石膏、生甘草、桑叶、人参、甜杏仁、胡麻仁、阿胶、麦冬、枇杷叶）加减治之，是方以石膏清燥解热，人参、麦冬、阿胶滋阴救燥，桑叶、枇杷叶疏风宣肺，胡麻仁、甜杏仁润燥降气，生甘草调和诸药；痰多，加浙贝母、瓜蒌；血枯，加生地；热甚，加犀角、羚羊角。后予沙参麦冬汤（沙参、玉竹、生甘草、冬桑叶、麦冬、生扁豆、天花粉）加减治之，是方以沙参、玉竹、麦冬、天花粉补阴救燥，生甘草、生扁豆和胃补脾，冬桑叶疏风宣肺；久热久咳者，加地骨皮、白薇、百合、桑白皮。

　　秋燥病忌食辛辣香燥、煎炒炙爆。秋燥病口渴，调养之法宜用五汁饮，以滋其燥而清其热。干咳者，有声无痰，火来乘金，肺液枯涸，此本元之病，非涵濡渐渍，难以成功。若误用苦寒，徒伤脾土，反损其母。秋燥病失血后，其人咳久不愈，咽中干燥，将成肺痿，宜服琼玉膏，是方以地黄为君，壮水以息火；人参为臣，补气以益肺；茯苓淡渗健脾，以培万物之本；白蜜为百花之精华，润脾肺而缓燥火。四者皆温良和厚之品，以佐清燥救肺汤、沙参麦冬汤之不及。

水肿

　　水肿之病，《金匮要略》载，以肺为标，肾为本；胃为中之标，脾为中之本。水在肺曰风水，在脾曰黄汗，在胃曰皮水，在肾曰正水，阴气内结于胞宫曰石水，女子为石瘕。风水，脉浮，骨节疼痛，恶风；皮水，脉亦浮，附肿，按之没指，不恶风，其腹如鼓，不渴，当发其汗；正水，脉沉迟，自喘；石水，脉自沉，腹满，不喘；黄汗，脉沉迟，身发热，胸满，四肢头面肿。由此数肿中，分寒、热、虚、实四种治法。

　　由热者，胃中有热，渴饮多而成；肺家邪实，喘而不降，不能散布津液，因成水病。

　　由寒者，脾阳虚，不能散布津液上升，口渴引饮，水不化；肾阳虚，不能化气，得从小便解。

　　凡由肺实而成者，先喘而后肿，且肿在腰部以上至头，小便难，时时鸭溏，脉浮；由胃热而成者，必烦闷口渴。寒水由脾阳虚而成者，必津液不生，但苦少气，小便难或反利，口渴，四肢苦重，腹大如鼓；由肾阳衰微而肿者，必先肿而后喘，其腹大，脐肿，腰痛，不得溺，阴下湿如牛鼻上汗，其足逆冷，面反瘦。若肺肾之病涉及心，则身肿少气，不得卧，烦躁而阴肿；涉及肝，则腹大不能自转侧，胁下痛，时时津液微生，小便续续通。此《金匮要略》五脏肿病症状之大较也。

　　至其治法，水肿初起在肺，而未涉他脏，宜用麻黄；涉及脾脏而见口渴，小便自利，属胃热象者，宜用麻黄甘草汤；肺病与胃热相连，见不汗出，恶风，大热口渴，身重烦躁而喘者，宜用越婢汤；肺胃同病而复及脾，见口干、小便自利之症者，宜用越婢加术汤；热势较轻者，宜用杏子汤。此热水之治法也。若寒水由肾阳虚不能化水，脾虚不能上输津液而渴饮不化者，轻如皮水，水气在皮肤中，四肢肿而聂聂动者，宜用防己茯苓汤；重由肾虚而起，少阴脉细，全身肿，甚者遗精，宜用麻黄附子甘草汤，此标本并顾之法也。若见表虚汗出，恶风，阳虚，宜用防己黄芪汤，兼腹痛加芍药。若由肾阴虚而起者，面部白暗，全舌镜光无垢或光红、光绛，小溲短少或微黄，脉来细数，体虚弱，有汗，浑身肿，宜用六味丸。由肾阳虚而起者，舌光淡红或薄白，小便短白，四肢或冷，宜用八味肾气丸。阴阳两虚者，宜以资生肾气丸（熟地、白茯苓、牡丹皮、泽泻、干山药、车前子、山茱萸、牛膝、肉桂、附子）加减治之。若阴虚甚而水邪重，胃弱，六味肾气不能进，可改用石斛、麦冬、枯碧叶养阴清热，再夹四苓利水同用。至于石水一症，其脉沉或沉欲绝，此非虚而至，由阴水结于男子玉房也。胞中女子之血结于胞宫为石瘕，石瘕盖亦石水之类。《黄帝内经·素问》云"肾肝并沉为石水"，其结如石之坚，故名，虽有用商陆、甘遂、大戟攻之法，然一时得愈，终则复发而死，比比然也，此不独石水为然。凡治水肿用攻法皆鲜有能生者，不如温法、汗法为妥。

寒热之分别：热水目下必有卧蚕，如新卧起状，面色鲜赤有光，脉弦数而浮，唇红；寒水面色惨淡无光，脉来沉迟或小，此其别也。

* 水肿证治大法

①发汗利水法：麻黄甘草汤、杏子汤。
②清热发汗利水法：越婢加术汤。
③温阳发汗利水法：麻黄附子甘草汤。
④益气利水通阳法：防己黄芪汤、防己茯苓汤。

辨苔法

风温初起，苔见薄白，症必恶寒，宜用荆芥。若恶寒甚者，宜加桂枝。若不恶寒而苔薄白者，必兼有湿也。若苔转薄黄，必恶寒罢而口渴汗出，宜辛凉清解之。若苔黄而边见红者，宜防邪陷心包。若舌黄而无苔，为邪陷心包。若苔薄黄转成黄腻，症见寒热往来，胸痞，口渴不饮，则为邪入三焦，必有湿痰。若苔转老黄似沉香色而边薄黄，口苦胸痞者，宜以小陷胸汤合泻心汤随证投之，辛开苦降，此为湿热渐结之象。若湿已结聚成块，苔完全老黄，胸痛拒按，宜用凉膈散，泻火解毒，清上泻下。若苔见糙黄而黑，腹痛拒按，便秘，谵语，宜承气下之。若苔全糙黄，宜用大承气汤。若苔略见糙黄，但宜微下。若苔干而或有横碎之裂纹者，为阴已伤，宜增液承气法，养阴通腑（如生地、制首乌、麦冬、大黄、玄参、芒硝之类）。若大便一下，苔黄自化，苔根糙黄不去，为余邪未净，照方再下，但须减轻其量。若温热愈后，而热不清，心烦口渴，宜养阴清温。若发不退，口苦，宜用小柴胡汤；无口苦，去黄芩，加青蒿、白薇、西洋参扶正达邪。若不发热，无热象，苔见光不红绛，耳聋，虚热虚汗，能食者，宜以三甲复脉汤（炙甘草、干地黄、生白芍、麦冬、阿胶、麻仁、生牡蛎、生鳖甲、生龟板）、地黄饮子（去温药）、麦冬汤（麦冬、半夏、人参、甘草、粳米、大枣）之类随证投之。若阳虚者，加附子、肉桂，即所谓阴病以阳药收功也。若初病薄黄而转成红苔或中白而边红绛，壮热汗多，口渴，大引饮，脉洪数或见气喘者，宜以白虎汤之类清热生津治之。若苔中白边红，或红苔而干者，宜用洋参白虎汤。若苔纯红绛而烦躁，无白虎症之汗多脉洪，宜清营透气法。若苔红绛而谵语、神昏壮热，宜以犀角、地黄、玄参、至宝丹之类治之，动风者加羚羊角。若苔光而不甚红绛，壮热不甚，宜养阴为主，去犀角、羚羊角。若苔光而不红或淡红色者，宜滋养法，如熟地、山茱萸、阿胶之类。若苔中白变成黄而边红绛，乃邪入胃腑也。

白苔（薄白属肺，干白属肺阴不足）

厚白：湿温，湿重苔厚白，胸闷，口渴不饮，苔虽厚白而垢腻，宜化湿芳香法逐之；瘟疫，苔白如积粉，如石灰而干光，神昏谵语而咽痛，宜以大清热毒兼养阴液之剂随证投之。

黄苔

薄黄：风温，口渴、汗出、咳嗽，宜辛凉清解法；湿温，苔黄，有湿化热之象，宜温化辛泻法，口苦加黄芩，口甜加芳香化浊之品。

鲜黄：舌中鲜黄而边红，为湿温病，湿热并重，宜苦寒燥湿清热、淡渗治之，芳香化浊为佐。边红绛甚，而口渴欲冷饮者，重用芦根、滑石。苔边红绛而口渴冷饮者，宜以银翘合四苓（猪苓、茯苓、泽泻、白术）加减治之。

糙黄：舌老黄而黑，为阳明腑病，必腹痛拒按，宜以承气汤下之。

红苔（属热）

红绛：边尖红绛而中红，为气血并热，宜清营透气法。

纯绛：苔全红绛，宜用犀角、生地大清血热。若苔红绛、起刺如杨梅者，宜加雪水以解毒。若苔上有黏腻，按之润黏，口涩甚者，为血热有湿浊，宜加石菖蒲、至宝丹芳香化浊以开之。干绛，苔光干而绛不甚，为阴伤有血热，宜养阴清血热法。苔紫色，为血液不足，宜大养阴液法，用三甲复脉汤；纯青紫色，为血瘀有热。凡伤寒、温病有瘀血，均见苔光红而紫，少腹痛拒按，宜凉血祛瘀法。若腹不痛，后必见血症，宜用紫草、赤芍、水牛角等凉血解毒，此症斑出时亦见。

灰黑苔

此苔与黄黑苔不同，黄黑苔为边红绛、中黄而有黑点，此苔边薄白而中灰黑润滑有津者，为阳虚之象。若下利清谷，四肢厥冷，见少阴病者，宜以四逆汤、理中汤之类随证投之。若中灰黑而边见淡红，不见寒象，热不甚，人疲乏，宜以复脉汤（炙甘草、西洋参、火麻仁、生地、麦冬）益气养阴生脉。若温病用寒冷过度，服理中汤、四逆汤而稍愈，此时须顾其阴液，养阴。

其他

舌尖破痛而起泡，在杂病本为心火旺，若初起温病见之，亦宜生地、通草加于治温病法内。若热重于气分，壮热口渴，舌尖破痛起泡，而见此症宜加石膏、知母以清温。若血分有热加重犀角、羚羊角之类，不必治心火。若舌胖不能出口，此为瘀热熏蒸，宜加大黄。若舌根有白圈，中有红点，为有虫。若杨梅刺者，宜解毒。

苔中白边红，壮热口渴，脉洪数，宜用白虎汤。若病久热不甚，为气阴两虚，而湿不化，宜用六一散（重用甘草）、芦根等养气阴而利湿。

舌短为肾阴不足，宜以五汁饮、生脉散、参麦地黄汤（太子参、麦冬、生地、五味子、瘦猪肉、陈皮、生姜、大枣）之类随证投之。

苔紫如猪肝无津者难治。

口糜，苔光而有一块白物粘于舌上，由阴虚湿热蒸动而成，难治，可以野蔷薇花露漱口。

苔黏腻，谵语，宜芳香开窍法。

苔光红绛，宜凉血法。

苔老黄厚、糙黄似沉香色，宜攻下法。

杂辨

斑疹

斑为血热，亦为胃热。若四肢不甚热，斑出不见红紫而见淡红且暗，人疲乏，为虚证。若斑隐隐不出而咽痛或下利黄臭，宜以犀角清血热而透之。若斑不出，热不甚，宜以葛根透之。若下利不黄臭，斑不出，热不甚，宜加升麻以透之。疹有红、白二种，红疹不宜用犀角，只宜用丹皮、赤芍、桑叶之类以清之；白疹色如枯骨、无光者，难治。若鼻出白痦，而余处无者，为肺绝之症。白痦出自胸中，上至头部，为佳象也；若出腰间他处者，难治。

龂齿

普通由于胃热，宜以竹叶石膏汤（竹叶、石膏、人参、麦冬、半夏、甘草、粳米）随证投之，是方以竹叶、石膏清透气分余热，除烦止呕；人参配麦冬，补气养阴生津；半夏和胃降逆止呕；甘草、粳米和脾养胃。若久病或病后胃虚，虚热走络，宜用竹叶黄芪汤（人参、黄芪、煅石膏、半夏、麦冬、白芍、川芎、当归、黄芩、生地、甘草、竹叶、生姜、灯心草），益气滋阴、清热生津。若温病动风，牙齿龂紧不能开，宜清肝平风法。

牙齿

初病无关，若阳明腑病，牙齿有垢，宜用大黄、芒硝攻下。若牙缝和牙龈间有血，色紫而鲜明者，属血热，宜用犀角、生地凉血；若色紫而不鲜明者，宜养阴。若牙齿光如石而无津者，宜以大剂养阴。普通牙龈痛为胃液不足者，宜养胃液。牙痛属肾虚，宜养肾阴。

唇焦

唇焦者，口唇泛现焦黑色之症也。唇焦需夹他症而论之。若苔薄白而热不甚者，为有宿食，宜用陈皮、麦芽、神曲、槟榔、青皮，重则宜用枳实、厚朴。若苔红绛，壮热而唇焦、牙垢，为热重，宜泻热生津法。瘀血者，治宜活血化瘀法，以鳖甲煎丸随证投之。

湿温病后之调养法

湿温病后，余邪未清，胸微痞闷，知饥不能食，宜用鲜藿佩、竹茹、鸡苏散、杏仁、川贝等。若流于经络，口渴汗出，骨痛，宜以糯米汤泡於术，隔一宿去术煎服。

医方心悟

临证备要

头痛

概要

头为诸阳之会，手足三阳经皆循头面，厥阴经上会于巅顶，故头痛可根据发病部位之不同而分类。头痛之病因不外乎外感和内伤两类。外感头痛分风寒头痛、风热头痛、风湿头痛等，内伤头痛分肝阳头痛、血瘀头痛、痰浊头痛、肾虚头痛、阴虚头痛、血虚头痛等，治疗当根据病因之不同而辨证施治。

头痛临证经效方（浙江医圣堂中医药研究所验方选）

基础方：当归、川芎、白芷、羌活、防风、蔓荆子、麦冬、独活、夏枯草、炒黄芩、北细辛、甘草。

功效：祛风散寒止痛，滋阴养血通窍。

主治：各类头痛。

辨证加减：左边痛者加红花、柴胡、龙胆草、生地；右边痛者加黄芪、葛根；正额上眉棱骨痛者加枳实、姜半夏、天麻；头顶痛者加藁本、酒大黄；脑髓痛者加苍耳子、木瓜、牛膝、荆芥穗；气血两虚者加黄芪、熟地、党参；阴虚者加芍药、生地；血瘀者加桃仁、红花、赤芍；肾虚者加山茱萸、菟丝子；肝阳上亢者重用龙胆草、菊花、石膏、石决明、生地、牛膝；风寒者重用川芎、白芷、北细辛、羌活、防风；风热者加菊花、石膏、连翘、薄荷；风湿者重用北细辛、川芎、白芷、羌活、苍术、藁本。

临证经典医案

患者信息：陈某，女，39岁

一诊日期：2017-9-12

患者自述头痛已有十余年，或前额痛，或两侧痛，或后脑痛，遇风或劳累则加重，常伴头顶胀痛、感乏力，夜寐欠安，头晕，脉细弦，舌淡红苔白腻，其本为血虚，当标本兼治。

拟方：

当归10克，川芎10克，熟地15克，炒白术15克，香附9克，丹参12克，白芷10克，羌活9克，藁本9克，防风10克，黄芪15克，阿胶10克，元胡15克，炒蔓荆子9克。

十剂，水煎服，一日一剂，日服两次。

杨育林

二诊日期：2017-9-22

患者自述精神较上周明显好转，已能安稳入睡，受风头痛亦较前减轻，偶有头晕症状，舌红苔白，脉弦。

拟方：

黄芪15克，炒白术15克，防风9克，当归10克，川芎9克，香附9克，郁金10克，柴胡9克，芍药9克，钩藤10克，丹参9克，炒蔓荆子9克，熟地20克，天麻15克。

十四剂，水煎服，一日一剂，日服两次。

杨育林

三诊日期：2017-10-5

患者头痛、头晕症状已无，但近来经行量少，伴胁肋胀痛，舌红苔薄白，脉细弦。此乃气血亏虚，不能荣养之故也，当继予以疏肝理气、养血柔肝，缓缓图之。

拟方：

柴胡10克，丹参10克，益母草15克，郁金12克，香橼12克，炒白术15克，月季花6克，当归12克，川芎10克，芍药9克，熟地30克，黄精20克。

十四剂，水煎服，一日一剂，日服两次。

杨育林

患者有头痛已有十余年，痛无定处，遇

风或劳累则加重，感受方，头晕，脉沉弦，

舌淡红苔薄腻，真本属气虚挟瘀。

当归 10克　川芎 10克　熟地 15克　川栗 10克

香附 10克　丹参 10克　白芷 10克　羌活 10克

藁本 10克　防风 10克　黄芪 10克　细辛 10克

元胡 10克　蔓荆子 10克

拾剂

杨育林

　　案例分析：头痛之病因不外乎外感和内伤两类。头为诸阳之会，手足三阳经络皆循头面，厥阴经上会于巅顶，故头痛当标本兼顾，循经而治。本案头痛乃气血亏虚，不能荣养，遇风或劳累则加重，其本为气血亏虚，当标本兼治。本案以四物汤补气养血，玉屏风散扶正固表。柴胡、川芎、藁本、羌活、白芷、炒蔓荆子擅治六经之头痛，天麻、钩藤擅治头晕。

临证备要

(1) 历代名家代表性医论

　　①《冷庐医话》：头痛属太阳者，自脑后上至巅顶，其痛连项；属阳明者，上连目珠，痛在额前；属少阳者，上至两角，痛在头角。以太阳经行身之后，阳明经行身之前，少阳经行身之侧。厥阴之脉会于巅顶，故头痛在巅顶。太阴、少阴二经虽不上头，然痰与气逆壅于膈，头上气不得畅而亦痛。

　　②《临证指南医案》：如阳虚浊邪阻塞，气血瘀痹而为头痛者，用虫蚁搜逐血络，宣通阳气为主。如火风变动，与暑风邪气上郁而为头痛者，用鲜荷叶、苦丁茶、蔓荆、山栀等辛散轻清为主；如阴虚阳越而为头痛者，用仲景复脉汤、甘麦大枣法，加胶芍牡蛎镇摄益虚，和阴熄风为主。

　　③《丹溪心法》：头痛多主于痰，痛甚者火多，有可吐者，可下者……头痛须用川芎，如不愈，各加引经药。太阳川芎，阳明白芷，少阳柴胡，太阴苍术，少阴细辛，厥阴吴茱萸。如肥人头痛，是湿痰，宜半夏、苍术。如瘦人，是热，宜酒制黄芩、防风。

　　④《景岳全书》：凡诊头痛者，当先审久暂，次辨表里。盖暂痛者，必因邪气，久病者，必兼元气。以暂病言之，则有表邪者，此风寒外袭于经也，治宜疏散，最忌清降；有里邪者，此三阳之火炽于内也，治宜清降，最忌升散，此治邪之法也。其有久病者，则或发或愈，或以表虚者，微感则发……所以暂病者，当重邪气，久病者，当重元气，此固其大纲也。然亦有暂病而虚者，久病而实者，又当因脉因证而详辨之，不可执也。

(2) 历代名家代表方

①川芎茶调散（《世医得效方》）。

功效：疏风止痛。

主治：风邪头痛，或有恶寒，发热，鼻塞。

组成：薄荷叶、川芎、荆芥、炒香附、防风、白芷、羌活、甘草。

②通气防风汤（《医学发明》）。

功效：祛风，胜湿，止痛。

主治：风湿在表之痹证。肩背痛不可回顾，头痛身重，或腰脊疼痛，难以转侧，苔白，脉浮。

组成：羌活、独活、藁本、防风、甘草、蔓荆子、川芎。

③天麻钩藤饮（《中医内科杂病证治新义》）。

功效：平肝熄风，清热活血，补益肝肾。

主治：肝阳偏亢，肝风上扰证。头痛，眩晕，失眠多梦，或口苦面红，舌红苔黄，脉弦或数。

组成：天麻、钩藤、石决明、山栀、黄芩、川牛膝、杜仲、益母草、桑寄生、夜交藤、朱茯神。

④龙胆泻肝汤（《医方集解》）。

功效：清脏腑热，清泻肝胆实火，清利肝经湿热。

主治：肝胆实火上炎证。头痛目赤，胁痛，口苦，耳聋，耳肿，舌红苔黄，脉弦细有力。肝经湿热下注证。

组成：龙胆草、栀子、黄芩、木通、泽泻、车前子、柴胡、甘草、当归、生地。

⑤黄连上清丸。

功效：清热通便，散风止痛。

主治：上焦内热，症见头晕脑涨，牙龈肿痛，口舌生疮，咽喉红肿，耳痛耳鸣，暴发火眼，大便干燥，小便黄赤。

组成：黄连、栀子（姜制）、连翘、炒蔓荆子、防风、荆芥穗、白芷、黄芩、菊花、薄荷、酒大黄、黄柏（酒炒）、桔梗、川芎、石膏、旋覆花、甘草。

⑥杞菊地黄丸。

功效：滋肾养肝。

主治：肝肾阴亏，眩晕耳鸣，羞明畏光，迎风流泪，视物昏花。

组成：枸杞子、菊花、熟地、酒萸肉、牡丹皮、山药、茯苓、泽泻。

⑦右归丸（《景岳全书》）。

功效：温补肾阳，填精止遗。

主治：肾阳不足，命门火衰，腰膝酸冷，精神不振，怯寒畏冷，阳痿遗精，大便溏薄，尿频而清。

组成：熟地、制附子、肉桂、山药、山茱萸（酒炙）、菟丝子、鹿角胶、枸杞子、当归、杜仲（盐炒）。

⑧顺气和中汤（《卫生宝鉴》）。

功效：益气和中，疏肝止痛。

主治：气虚头痛，痛不可忍，昼夜不得眠，恶风怕冷，不喜饮食，气短懒言，六脉弦细而微。

组成：黄芪、人参、炙甘草、白术、陈皮、当归、白芍、升麻、柴胡、细辛、蔓荆子、川芎。

⑨桑菊饮（《温病条辨》）。

功效：辛凉解表，疏风清热，宣肺止咳。

主治：风温初起，咳嗽，身热不甚，口微渴，苔薄白，脉浮数者。

组成：桑叶、菊花、桔梗、连翘、杏仁、甘草、薄荷、芦根。

⑩通窍活血汤（《医林改错》）。

功效：活血化瘀，通窍活络。

主治：偏头痛，日久不愈，头面瘀血，头发脱落，眼疼白珠红，酒渣鼻，久聋，紫白癜风，牙疳，妇女干血劳，小儿疳证等。

组成：赤芍、川芎、桃仁、红枣、红花、老葱、鲜姜、麝香。

高血压

概要

高血压属"眩晕"范畴，本病辨证当从肝、肾两脏入手，多由阴虚或阳亢开始，渐而发展成阴虚阳亢或阴阳两虚。临床多以肝肾阴虚、肝阳上亢为常见。临床辨证须分虚实，治则当以平肝潜阳、养阴柔肝为主。

高血压临证经效方（浙江医圣堂中医药研究所验方选）

基础方： 地龙、钩藤、夏枯草、黄芩、杜仲、桑寄生、当归、枳实、川牛膝、车前草、葛根、益母草。

功效： 养阴柔肝，平肝活血。

主治： 各类高血压。

辨证加减： 心中热甚者加石膏，痰多者加制南星、竹茹、茯苓，尺脉重按虚者加熟地、山茱萸，肝火重者加菊花、栀子、龙胆、黄连，阴虚甚者加芍药、玄参、龟板、天冬、知母，眩晕者加天麻、石菖蒲、川芎、制半夏，肝郁气滞者加香附、甘松、郁金，失眠多梦者加酸枣仁、夜交藤、远志，心悸者加柏子仁、莲子心、五味子、苦参，肝阳上亢者加龙骨、牡蛎、代赭石、珍珠母、龟板、鳖甲。

临证经典医案

患者信息： 王某，男，46岁

一诊日期： 2018-3-2

患者平素有高血压病史，眩晕已有七年之久，两耳蒙蔽，左甚于右，时有耳鸣，如溪水之声，脉弦而有力，舌干有刺，此乃肝血虚不能荣养，肝热上攻之故也。治当以清降为主，补肝肾为辅。

拟方：

杜仲20克，熟地20克，丹皮15克，栀子9克，山萸肉20克，黄芩9克，钩藤10克，炒枳实9克，川牛膝10克，车前子10克，天麻15克，珍珠母30克，石决明30克。

十四剂，水煎服，一日一剂，日服两次。

杨育林

二诊日期： 2018-3-16

患者自述眩晕较前好转明显，血压略有下降，两耳仍蒙蔽不适，耳鸣较前明显减轻，耳鸣劳累时仍有发作，近来外感风邪郁久化热，咽部疼痛不适，此乃火未大降，正气亏虚之故也。治仍当以清降肝火为主，祛风为辅。

拟方：

荆芥10克，防风9克，栀子10克，龙胆草7克，丹皮12克，牛蒡子15克，玄参20克，桔梗15克，甘草7克，珍珠母30克，石决明30克，石菖蒲15克，益智仁15克，川牛膝12克，炒白术15克，北沙参15克。

七剂，水煎服，一日一剂，日服两次。

杨育林

三诊日期： 2018-3-23

患者咽痛症状已除，眩晕、耳鸣、耳闭近一周未复发，舌红苔薄，脉弦。治当疏肝清火与柔肝补肾并举。

拟方：

熟地30克，山萸肉25克，丹皮12克，泽泻9克，炒白术15克，地龙9克，钩藤9克，天麻10克，柴胡9克，栀子10克，炒枳实9克，当归10克，桑寄生12克，黄芩7克，菟丝子15克。

十四剂，水煎服，一日一剂，日服两次。

杨育林

思心有素有高而压底疾失，脉弦拿足
有力者之久，而耳蒙薮，脉弦而有力，
舌干有刺，此乃肝阳上虚不能荣养，脑髓
上攻之故也，治以清潜之法，辅以补肾
肾之法。栀仲观、熟地把砚、月夏砚、
栀子砚、山英肉砚、菖蒲砚、钩藤砚、
㭬实砚、川芎砚、墨旱莲子砚、天麻砚、
珍珠菖砚、石决明砚、桂螺弭、枙肾森

—092—

案例分析：高血压属"眩晕"范畴，辨证当从肝、肾两脏入手。本案由正气亏损，肝血虚不能荣养，肝热上攻所致，以眩晕、耳鸣两症为主，治当标本兼顾，以清降为主。本案以石决明、珍珠母、天麻、钩藤重镇潜阳，平肝熄风；熟地、山萸肉、杜仲、桑寄生、菟丝子补肝肾；栀子、龙胆草、丹皮清肝胆之火；柴胡疏肝养血柔肝；石菖蒲、益智仁豁痰开窍，宁心安神；炒枳实、川牛膝、泽泻有引药下行之功。中医从肝、肾两脏入手辨治高血压，临床屡获佳效。

临证备要

（1）历代名家代表性医论

①《素问玄机原病式》：风气甚，而头目眩运者，由风木旺，必是金衰不能制木，而木复生火，风火皆属阳，多为兼化，阳主乎动，两动相搏，则为之旋转。

②《证治汇补》：以肝上连目系而应于风，故眩为肝风，然亦有因火，因痰，因虚，因暑，因湿者。

③《临证指南医案》：经云，诸风掉眩，皆属于肝，头为六阳之首，耳目口鼻皆系清空之窍，所患眩晕者，非外来之邪，乃肝胆之风阳上冒耳，甚则有昏厥跌仆之虞。其症有夹痰，夹火，中虚，下虚，治胆、治胃、治肝之分。

④《医学集成》：眼花为眩，头旋为晕。或火，或痰，或血虚、气虚，或阴虚、阳虚，或脾肾虚，或肝肾虚，务须分辨明白，治乃无误。

火盛，丹栀逍遥散或芩连二陈汤，俱加枳壳、菊花、天麻。

痰盛，苍白二陈汤加南星、天麻；或二陈加芎、星、旋覆、天麻、竹沥。

血虚，四物加橘、半、天麻；或四物加人参、天麻。

气虚，六君加枳实、天麻；或补中加川芎、天麻。

阴虚火盛，一阴煎或加减一阴煎，俱加川芎、天麻。

阳虚寒盛，参附汤加炮姜、天麻；或附子理中汤加天麻。

脾肾两虚，朝补中汤，夕六味丸，俱加天麻。

肝肾两虚，理阴煎加橘、半、枣皮、枸杞、天麻；或大补元煎加天麻。

通用防眩汤：熟地、当归、白芍、焦术各一两，川芎、枣皮、半夏各五钱，人参三钱，天麻一钱，陈皮五分。或清晕化痰汤，陈皮、半夏、茯苓、川芎、白芷、羌活、防风、枳实、南星、黄芩、天麻二味酒炒，细辛、生姜。火盛加黄连、炒栀；痰盛加姜汁、竹沥；血虚去羌、防、星、芷，加归、地；气虚去羌、防、白芷，加参、术。

（2）历代名家代表方

①天麻钩藤饮（《中医内科杂病证治新义》）。

功效：平肝熄风，清热活血，补益肝肾。

主治：肝阳偏亢，肝风上扰证。头痛，眩晕，失眠多梦，或口苦面红，舌红苔黄，脉弦或数。

组成：天麻、钩藤、石决明、山栀、黄芩、川牛膝、杜仲、益母草、桑寄生、夜交藤、朱茯神。

②大定风珠（《温病条辨》）。

功效：滋阴养液、柔肝熄风。

主治：阴虚动风证。温病后期，神倦瘈疭，脉气虚弱，舌绛苔少，有时时欲脱之势者。

组成：白芍、地黄、麦冬、龟板、牡蛎、鳖甲、阿胶、甘草、五味子、麻仁、鸡子黄。

③半夏白术天麻汤（《医学心悟》）。

功效：化痰熄风，健脾祛湿。

主治：风痰上扰证。眩晕，头痛，胸膈痞闷，恶心呕吐，舌苔白腻，脉弦滑。

组成：半夏、天麻、茯苓、陈皮、白术、甘草、生姜、大枣。

④杞菊地黄丸。

功效：滋肾养肝。

主治：肝肾阴亏，眩晕耳鸣，羞明畏光，迎风流泪，视物昏花。

组成：枸杞子、菊花、熟地、酒萸肉、牡丹皮、山药、茯苓、泽泻。

⑤归脾汤（《正体类要》）。

功效：益气养血，健脾养心。

主治：心脾气血两虚证。心悸怔忡，健忘失眠，盗汗，体倦食少，面色萎黄，舌淡，苔薄白，脉细弱。脾不统血证。

组成：白术、人参、黄芪、当归、甘草、茯苓、远志、酸枣仁、木香、龙眼肉。

⑥左归丸（《景岳全书》）。

功效：滋补肾阴。

主治：真阴不足，腰酸膝软，盗汗，神疲口燥。

组成：熟地、菟丝子、牛膝、龟板胶、鹿角胶、山药、山茱萸、枸杞子。

⑦温胆汤（《三因极一病证方论》）。

功效：理气化痰，和胃利胆。

主治：胆郁痰扰证。胆怯易惊，头眩心悸，心烦不眠，夜多异梦；或呕恶呃逆，眩晕，癫痫。苔白腻，脉弦滑。

组成：半夏、竹茹、枳实、陈皮、甘草、茯苓。

＊ 附方

低血压临证经效方（浙江医圣堂中医药研究所验方选）。

基础方：黄芪、高丽参、麦冬、五味子、熟地、山药、丹皮、茯苓、泽泻、桂枝、甘草、升麻。

功效：益气滋阴，温阳生脉。

主治：低血压所致眩晕。

辨证加减：气虚甚者加大黄芪用量，气阴两虚者加太子参、芍药、北沙参、党参、仙鹤草，血虚者加阿胶、当归、大枣、黄精，阴虚火旺者加知母、黄柏、生地，脾虚湿甚者加茯苓、豆蔻、砂仁、苍术，阳虚者加肉桂、附子、干姜、桂枝，气短乏力者加仙鹤草、柴胡、白术、降香、薤白。

中风

概要

中风多由平素气血亏虚，加之忧思恼怒，或饮酒饱食，或房事劳累所致。临床以卒然昏仆，不省人事，或口眼㖞斜，言语不利，半身不遂为主证。其发病之本为阴阳偏胜，气血逆乱；其标为风火交煽，痰气壅塞，形成本虚标实，上实下虚之症候。其有中经络和中脏腑之别。中经络治当以祛风通络、养血和营、平肝潜阳、化痰通络为主。中脏腑宜先开窍，再平肝潜阳，豁痰息风。脱证当益气回阳、壮水制火。

中风临证经效方（浙江医圣堂中医药研究所验方选）

基础方：黄芪、赤芍、淫羊藿、红花、桃仁、秦艽、炒僵蚕、地龙、当归尾、川芎、川续断、橘络、川牛膝、木耳。

功效：补气温阳通络。

主治：中风引起的半身不遂。

辨证加减：便秘者加苁蓉、火麻仁、郁李仁、瓜蒌仁、大黄，实热者加栀子、石膏、连翘、黄连，高血压、头晕者加钩藤、葛根、夏枯草、石决明、黄芩、杜仲，阴虚者加龟板、鳖甲、石斛，素痰饮肥胖者加胆南星、姜半夏、茯苓、竹沥、化橘红，下肢活动不利者加木瓜、防己、独活，偏上肢者加桂枝、桑枝，口角㖞斜、颜面抽动者加白附子、钩藤、全蝎、蜈蚣、木瓜、天麻，言语不清者重用地鳖虫、僵蚕、石菖蒲，气虚甚者加人参，阳虚甚者加附子、干姜、肉桂、巴戟天、锁阳，气滞者加香附、枳壳，血瘀甚者加穿山甲、乳香、没药，外风甚者加羌活、防风、荆芥；内风甚者加羚羊角、天麻、石决明、钩藤。

临证经典医案

患者信息： 张某，女，65岁

就诊日期： 2017-11-12

患者痰中经络，日久风邪未除，口眼㖞斜，言语不利，右半身不遂，活动不利，大便秘结，舌红赤，脉弦滑而数。治宜平肝熄风，豁痰开窍，祛瘀通络。

拟方：

石菖蒲15克，天麻10克，黄芪40克，赤芍12克，淫羊藿15克，红花7克，桃仁7克，秦艽10克，地龙15克，炒僵蚕9克，当归尾10克，石决明30克，火麻仁15克，鳖甲20克，川芎12克，木瓜15克，防风10克，钩藤10克，羚羊角7克。

七剂，水煎服，一日一剂，日服两次。

杨育林

案例分析： 中风多由平素气血亏虚，加之忧思恼怒，或饮酒饱食，或房事劳累所致。症见口眼㖞斜、言语不利、半身不遂、活动不利。其发病之本为阴阳偏胜，气血逆乱；其标为风火交煽，痰气壅塞，形成本虚标实之候。治宜平肝熄风，豁痰开窍，祛瘀通络。是方以黄芪、当归尾、赤芍、桃仁、红花、地龙、川芎取补阳还五汤之意，补气活血通络；石决明、鳖甲、羚羊角、天麻、钩藤、炒僵蚕、防风重镇潜阳，平肝熄风；木瓜、淫羊藿补肝肾、强筋骨；火麻仁润肠通便；秦艽祛风湿，舒经络；石菖蒲化湿开胃，开窍豁痰，醒神益智；诸药合用，共奏平肝熄风、豁痰开窍、祛瘀通络之功。由上方辨证加减连续治疗半年，患者诸症恢复良好。

临证备要

(1) 历代名家代表性医论

①《寿世保元》：风者百病之长也，即《内经》所谓偏枯、风痱、风懿、风痹是也，而有中腑、中脏、中血脉、中经络之分焉。夫中腑者，为在表；中脏者，为在里；中血脉、中经络，俱为在中。在表者宜微汗，在里者宜微下，在中者宜

患者瘀阻经络，日久风邪未除，言语
不利，右半身不遂，大便秘结，舌红苔
脉弦滑而数。治以祛风豁痰、活血
瘀通络。石菖蒲　天麻
黄芪　紫　红花
桃仁　炒蒌
当归尾　火麻仁　
川芎　防风　

水煎剂

杨育林

调荣。

中腑者多着四肢，如手足拘急不仁，恶风寒，为在表也，其治多易，用疏风汤之类。

中脏者多滞九窍，唇缓失音，耳聋目瞀，二便闭涩，为在里也，其治多难，用滋润汤之类。

中血脉者，外无六经之形证，内无便溺之阻隔，肢不能举，口不能言，为在中也。用养荣汤之类。

中经络者，则口眼㖞斜，亦在中也，用复正汤之类。

②《景岳全书》：凡治风之法，宜察浅深、虚实及中经、中脏之辨。盖中经者，邪在三阳，其病犹浅；中脏者，邪入三阴，其病则甚。若在浅不治，则渐入于深；在经不治，则渐入于脏，此浅深之谓也。又若正胜邪者，乃可直攻其邪；正不胜邪者，则必先顾其本，此虚实之谓也。倘不知此，则未有不致败者。

一，大风、大寒直中三阴致危者，必用《金匮》续命汤去石膏治之。若风寒在经，而头疼恶寒、拘急身痛者，宜麻黄汤、麻桂饮随证加减主之，甚者亦宜续命汤。若头疼有汗恶风者，宜桂枝汤，或五积散。若风邪在经，热多寒少，而为偏枯疼痛发热者，宜大秦艽汤主之，甚者愈风汤亦可。

一，风寒诸病，无非外感证也。如轻浅在肺者，则为伤风。稍深在表里之间者，则为疟疾。留连经络者，则为寒热往来。遍传六经，彻内彻外者，则为伤寒、瘟疫。久留筋骨者，则为风痹、痛风，或为偏风。风热上壅者，则为大头时毒。风湿相搏者，则为大风、疠风。浮在肌肤者，则为斑疹、疮毒。感在岭南者，则为瘴气。凡此者皆外感风寒之病，俱有门类，方论具载各条。舍此之外，但无表证者，均不得指为风也。

③《古今医鉴》：治风之法，全在活变，若重于外感者，先驱外邪，而后补中气，重于内伤者，先补中气，而后驱外邪。

(2) 历代名家代表方

①补阳还五汤（《医林改错》）。

功效：补气活血通络。

主治：中风之气虚血瘀证。半身不遂，口眼㖞斜，语言謇涩，口角流涎，小便频数或遗尿失禁，舌暗淡，苔白，脉缓无力。

组成：黄芪、当归尾、赤芍、地龙（去土）、川芎、红花、桃仁。

②牵正散（《杨氏家藏方》）。

功效：祛风化痰，通络止痉。

主治：风中头面经络。口眼㖞斜，或面肌抽动，舌淡红，苔白。

组成：白附子、白僵蚕、全蝎（去毒）。

③神仙解语丹（《医学心悟》）。

功效：祛风化痰。

主治：中风，痰阻廉泉，舌强不语。

组成：炮白附子、石菖蒲、远志（去心，甘草水炮制）、天麻、全蝎（去尾，甘草水洗）、羌活、南星（牛胆制）、木香。

④天麻钩藤饮（《中医内科杂病证治新义》）。

功效：平肝熄风，清热活血，补益肝肾。

主治：肝阳偏亢，肝风上扰证。头痛，眩晕，失眠多梦，或口苦面红，舌红苔黄，脉弦或数。

组成：天麻、钩藤、石决明、山栀、黄芩、川牛膝、杜仲、益母草、桑寄生、夜交藤、朱茯神。

心律失常

概要

本病属中医"惊悸""怔忡"范畴，多由情志内伤致心神不安，或由心血不足、心阳虚衰、瘀血、痰浊、水饮内停等所致。治当分虚实，以益气滋阴养血为主，须根据情况辅以甘温补阳、辛温通阳、重镇降逆、活血化瘀、清热化痰之法。

心律失常临证经效方（浙江医圣堂中医药研究所验方选）

基础方：黄芪、苦参、麦冬、五味子、炙甘草、丹参、当归、熟地、三七粉、太子参、桂枝。

功效：益气养血，宁神。

主治：各类心律失常。

辨证加减：气虚甚者加生晒参、党参，阴虚甚、口干者加生地、阿胶、芍药、芦根，舌尖红、心中热者加黄连、淡竹叶、知母，泛恶或咯吐痰黏、舌苔黄腻者加陈皮、石菖蒲、竹茹、枳壳、竹沥半夏、黄芩，失眠者加淮小麦、枣仁、夜交藤、远志、琥珀、茯神，胸闷心绞痛、血瘀者加檀香、郁金、瓜蒌、薤白、红花、鸡血藤、降香、桃仁、失效散、益母草、赤芍，心动过速者加生磁石、生龙骨、生牡蛎、莲肉、生大黄、芍药（心率较快者禁用麻黄根），心动过缓者加附子、干姜、鹿角胶、麻黄，血压过高者加地龙、珍珠母、苦丁茶、葛根、钩藤、杜仲，高脂血症者加生山楂、泽泻、桑葚、决明子。

临证经典医案

患者信息：陈某，男，49岁

就诊日期：2017-9-12

患者平素体虚畏寒，夜尿频数，心烦，易惊，多梦，动则心慌气短，剧则伴胸闷气促，过劳或紧张则手易掣动，舌尖红苔白腻，脉细涩无力。此乃心虚血少，不能荣养经络，水火不济致成此候，治当以补气养心通络、交通心肾为主。

拟方：

黄芪15克，苦参9克，麦冬15克，五味子15克，炙甘草12克，丹参20克，三七粉3克，熟地20克，桂枝9克，生龙牡各30克，黄连5克，肉桂9克，降香10克，薤白15克。

十剂，水煎服，一日一剂，日服两次。

杨育林

患者倦怠畏寒，夜尿频数，心烦，易惊，多梦，动则心慌气短，间则伴胸闷，舌尖红苔白腻，脉细沉迟无力。治以补气养心，通络，交通心肾。

黄芪30克　苦参30克　麦冬15克

泉前草30克　丹参30克　三七粉30克　熟地30克

桂枝30克　桔花牡蛎　黄连30克　肉桂30克

降香晚　艾叶晚　枯矾

杨首林

　　案例分析：本案属中医"怔忡"范畴，由情志内伤、心血不足、气血不畅致心神不安，治当分虚实，标本兼顾，以益气滋阴、养血通络、交通心肾为主。是方以黄芪、麦冬、五味子、熟地补气养阴收敛心气；桂枝、炙甘草、龙骨、牡蛎温补心阳、重镇安神、收敛心气；降香、薤白宽胸散结；丹参、三七粉祛瘀通络；黄连、肉桂交通心肾；苦参苦寒燥湿，使补而不腻，亦为心律失常之要药；诸药合用，共奏补气养心、祛瘀通络、交通心肾、收敛心气之功。患者服此方十剂后夜尿频数、心烦、易惊、多梦、心慌气短、胸闷气促等症状皆有所缓解；于此方基础上加檀香9克、沉香6克继服十五剂后，诸症缓解明显，平素已无大碍，随将上方倍量，研粉炼蜜为丸，连服半年后，病情稳定，心慌气短、胸闷气促发作甚少。

临证备要

（1）历代名家代表性医论

　　①《伤寒六书》：心悸者，筑筑然动，怔怔忡忡，不能自安是也。有气虚，有停饮。其气虚者，阳气内弱，心中空虚而为悸。又有汗下后正气虚而亦悸，与气虚而悸又甚，皆须定治其气也。其停饮者，由饮水过多，水停心下，心火恶水，不能自安，虽有余邪，必先治悸与水也。如小便利而悸者，茯苓桂枝白术汤。小便少者，必里急，猪苓汤为要也。

　　②《丹溪心法》：惊悸者血虚，惊悸有时，以朱砂安神丸。痰迷心膈者，痰药皆可，定志丸加琥、郁金。怔忡者血虚，怔忡无时，血少者多，有思虑便动，属虚。时作时止者，痰因火动。瘦人多因是血少，肥人属痰，寻常者多是痰。真觉心跳者是血少，四物、朱砂安神之类。假如病因惊而得，惊则神出其舍，舍空则痰生也。

　　③《医学入门》：思虑过度及因大惊、大恐，以致心虚停痰，或耳闻大声，目见异物，临危触事，便觉惊悸，甚则心跳欲厥，脉弦濡者，虚也。血虚，四物汤、茯神汤、妙香散、朱砂安神丸；气血俱虚，人参养荣汤、养心汤。时作时止者，痰也，二陈汤加白术、黄连、远志、竹沥、姜汁。怔忡因惊悸久而成，痰在下，火在上故也，温胆汤加黄连、山栀、当归、贝母；气郁者，四七汤加茯神、

远志、竹沥、姜汁，或十味温胆汤、金箔镇心丸；停饮胸中漉漉有声，怏怏不安者，二陈汤加茯神、槟榔、麦门冬、沉香，或朱雀丸。

（2）历代名家代表方

①桂枝加龙骨牡蛎汤（《金匮要略》）。

功效：平补阴阳，潜镇固摄。

主治：治虚劳阴阳两虚，夜梦遗精，少腹弦急，阴头寒，目眩发落，脉象极虚芤迟，或芤动微紧。亦治下焦虚寒，少腹拘急，脐下动悸之遗尿证。

组成：桂枝、芍药、生姜、甘草、大枣、龙骨、牡蛎。

②归脾汤（《正体类要》）。

功效：益气补血，健脾养心。

主治：心脾气血两虚证。心悸怔忡，健忘失眠，盗汗，体倦食少，面色萎黄，舌淡，苔薄白，脉细弱。脾不统血证。

组成：白术、人参、黄芪、当归、甘草、茯苓、远志、酸枣仁、木香、龙眼肉。

③炙甘草汤。

功效：益气滋阴，通阳复脉。

主治：阴血阳气虚弱，心脉失养证。脉结代，心动悸，虚羸少气，舌光少苔，或质干而瘦小者。虚劳肺痿。干咳无痰，或咳吐涎沫，量少，形瘦短气，虚烦不眠，自汗盗汗，咽干舌燥，大便干结，脉虚数。

组成：甘草、生姜、桂枝、人参、生地、阿胶、麦冬、麻仁、大枣。

冠心病

概要

本病属中医"胸痹""真心痛"范畴，多由外感六淫之邪、饮食膏粱厚味、七情内伤等致气机不畅、气滞血瘀、血脉瘀阻而致不通则痛。症见胸部隐痛，而至胸痛彻背、喘息、不得卧等。治当以益气活血、通阳泄浊为主。

冠心病临证经效方（浙江医圣堂中医药研究所验方选）

基础方：黄芪、丹参、全当归、全瓜蒌、薤白、桂枝、五味子、檀香、三七粉、麦冬、降香、地龙。

功效：益气活血，理气通脉。

主治：冠心病。

辨证加减：气虚者加红参、党参，阳虚者加附子、干姜、淫羊藿，阴虚者加玉竹、百合、生地、白芍、黄精、石斛，气滞者加柴胡、香附、郁金、枳壳、沉香，血瘀、心绞痛者加穿山甲、益母草、赤芍、川芎、红花、桃仁、三棱、莪术、丹皮、苏木、元胡、细辛、乳香、没药，痰浊者加藿香、佩兰、苍术、制半夏、胆星。

临证经典医案

患者信息：刘某，男，59岁

就诊日期：2016-7-12

患者胸闷心悸已五年余，平素服用丹参滴丸，近来劳累后感头晕目眩，心悸气短加重，胸闷而痛，舌红少苔，脉弦涩。此为气阴两虚夹瘀之证，治当益气养阴、理气通络。

拟方：

黄芪30克，丹参20克，当归15克，瓜蒌15克，薤白15克，桂枝9克，五味子7克，檀香6克，三七粉3克，麦冬15克，红花7克，地龙9克，熟地20克，天麻12克，郁金9克。

十四剂，水煎服，一日一剂，日服两次。

杨育林

案例分析：本案属中医"胸痹"范畴，其由饮食、情志而致气机不畅、气滞血瘀、血脉瘀阻，治当以益气养阴、宽胸散结、通络止痛为主。是方以黄芪、麦患者胸闷心悸已五年余，近来尤甚，遇劳累即感心悸气短，胸闷而痛，肢倦乏力，苔薄，脉弦细，治以益气养阴，理气活络。

苦参碗　当归晚　瓜蒌晚

黄芪晚　桔梗院　玉竹晚　檀香院　北沙参晚

三棱晚　麦冬晚　红花院

熟地碗　天麻晚　郁金院

拾肆剂

杨育林

冬、五味子补气养阴，收敛心气；瓜蒌、薤白、桂枝、檀香宽胸散结；丹参、当归、三七粉、地龙、红花、郁金理气活血止痛；熟地、天麻补虚定眩。患者服此方十四剂后头晕、胸闷、胸痛、心悸等症状皆有所缓解，但仍感气短；于此方基础上加降香10克继服十四剂后，诸症基本消除，随将此方倍量，研粉炼蜜为丸，连服半年后效果甚佳。

临证备要

(1) 历代名家代表性医论

①《医学心悟》：气痛者，气壅攻刺而痛，游走不定也，沉香降气散主之。血痛者，痛有定处而不移，转侧若刀锥之刺，手拈散主之。热痛者，舌燥唇焦，溺赤便闭，喜冷畏热，其痛或作或止，脉洪大有力，清中汤主之。寒痛者，其痛暴发，手足厥冷，口鼻喜冷，喜热畏寒，其痛绵绵不休，脉沉细无力，姜附汤加肉桂主之。饮痛者，水饮停积也，干呕吐涎，或咳，或噎，甚则摇之作水声，脉弦滑，小半夏加茯苓汤主之。食痛者，伤于饮食，心胸胀闷，手不可按，或吞酸嗳腐，脉紧滑，保和汤主之。虚痛者，心悸怔忡，以手按之则痛止，归脾汤主之。

②《成方切用》：喻嘉言曰，胸中阳气，如离照当空，旷然无外。设地气一上，则窒塞有加。故知胸痹者，阴气上逆之候也。仲景微则用薤白、白酒以益其阳；甚则用附子、干姜以消其阴。世医不知胸痹为何病，习用豆蔻、木香、诃子、三棱、神曲、麦芽等药，坐耗其胸中之阳，亦相悬矣。

③《金匮要略》：胸痹之病，喘息咳唾，胸背痛，短气，寸口脉沉而迟，关上小紧数，用后方（瓜蒌薤白白酒汤）主之。

胸痹不得卧，心痛彻背者，瓜蒌薤白半夏汤主之。

胸痹，心中痞留，气结在胸，胸满，胁下逆抢心，枳实薤白桂枝汤主之，人参汤亦主之。

胸痹，胸中气塞，短气，茯苓杏仁甘草汤主之，橘枳姜汤亦主之。

胸痹缓急者，用后方（薏苡仁附子散）主之。

(2) 历代名家代表方

①瓜蒌薤白半夏汤（《金匮要略》）。

功效：通阳散结、祛痰宽胸。

主治：胸痹、痰浊较甚、心痛彻背、不能安卧等症。

组成：瓜蒌、薤白、半夏、白酒。

②枳实薤白桂枝汤（《金匮要略》）。

功效：通阳散结，祛痰下气。

主治：胸阳不振、痰气互结之胸痹。胸满而痛，甚或胸痛彻背，喘息咳唾，短气，气从胁下冲逆，上攻心胸，或者阳明、太阴伤寒证，舌苔白腻，脉沉弦或紧。

组成：枳实、薤白、桂枝、厚朴、瓜蒌。

③血府逐瘀汤（《医林改错》）。

功效：活血化瘀，行气止痛。

主治：胸中血瘀证。胸痛，头痛，日久不愈，痛如针刺而有定处，或呃逆日久不止，或饮水即呛，干呕，或内热瞀闷，或心悸怔忡，失眠多梦，急躁易怒，入暮潮热，唇暗或两目暗黑，舌质暗红，或舌有瘀斑、瘀点，脉涩或弦紧。

组成：桃仁、红花、当归、生地、牛膝、川芎、桔梗、赤芍、枳壳、甘草、柴胡。

失眠

概要

本病属中医"不寐"范畴，其病变脏腑多以心、脾、肝、肾为主。不寐原因很多，如思虑劳倦，内伤心脾；阳不入阴，心肾不交；阴虚火旺，肝阳扰动；心胆气虚；脾胃不和等。其病理变化，总属阳盛阴衰，阴阳失调。不寐治疗原则着重内脏调治，如调补心脾、和胃化痰、疏肝理气、滋补肾阴、宁心安神等。

失眠临证经效方（浙江医圣堂中医药研究所验方选）

基础方：酸枣仁、黄芪、丹参、麦冬、五味子、合欢皮、百合、煅龙牡、夜交藤、益智仁。

功效：补血养心，镇心安神。

主治：顽固性失眠。

辨证加减：气机不畅者加郁金、香附、木香、檀香、四逆散，血瘀者加三棱、莪术、鸡血藤、红花，阴血虚者加当归、龙眼肉、阿胶，气阴两虚者加太子参、党参、西洋参，阴虚火旺者加黄连、淡竹叶、莲子心、玄参，心肾不交者加黄连、肉桂，心神不宁者加淮小麦、甘草、大枣、煅龙齿、磁石、琥珀，焦虑烦躁者加栀子、丹皮、黄连、知母、淡竹叶，多梦者加远志、石菖蒲、茯神，胃不和者加白术、佛手、香橼、苏叶、白豆蔻，肾阴虚者加女贞子、山茱萸、生地，肾阳虚者加淫羊藿、仙茅、制附子，痰湿甚者加胆星、半夏、苍术。

临证经典医案

患者信息：陈某，女，58岁

就诊日期：2017-9-12

患者头晕失眠已久，心烦多梦，精神亦不佳，入夜则口渴引饮，素体阴虚，偶有盗汗，舌红少苔，脉细弦。治当调和阴阳，益气养阴，镇心安神，清心除烦。

拟方：

酸枣仁30克，黄芪30克，丹参20克，麦冬15克，五味子15克，白豆蔻6克，百合20克，黄连5克，珍珠母40克，夜交藤20克，益智仁15克，栀子7克，生地20克，肉桂7克，郁金10克，当归15克。

十四剂，水煎服，一日一剂，日服两次。

杨育林

案例分析：本案属中医"不寐"范畴，其由思虑劳倦，内伤心脾；心肾不交，水火不济影响心神所致。是方以黄芪、麦冬、五味子、生地、珍珠母、益智仁补气养阴、宁心安神，栀子、丹参清心除烦，郁金、百合、夜交藤解郁除烦，黄连、肉桂交通心肾，白豆蔻健脾化湿以复升降之机，酸枣仁、当归养血柔肝安神。患者服此方十四剂后心烦、多梦、盗汗、口干等诸症皆有所改善，于此方基

患者有头晕失眠巳久、心烦多梦，

入夜则口渴引饮、渴喜凉饮、舌红少苔，

脉细弦。治以滋阴、益气养阴、镇心安神。

酸枣仁30克　甘菊花30克　丹参30克　葛蒲10克

玉竹10克　昆布莪术30克　石菖蒲10克　莲子心10克

珍珠母30克　夜交藤30克　益智仁10克　桃子10克

生地20克　肉桂3克　鳖甲10克　当归10克

　　　　　拾肆剂　杨育林

础上加普通灵芝孢子粉3克继服十四剂后，效果甚佳。

临证备要

(1) 历代名家代表性医论

①《景岳全书》：徐东皋曰，痰火扰乱，心神不宁，思虑过伤，火炽痰郁，而致不眠者多矣。有因肾水不足，真阴不升，而心阳独亢者，亦不得眠。有脾倦火郁，不得疏散，每至五更，随气上升而发躁，便不成寐，此宜用快脾解郁、清痰降火之法也。有体气素盛，偶为痰火所致不得眠者，宜先用滚痰丸，次用安神丸、清心凉膈之类。有体素弱，或因过劳，或因病后，此为不足，宜用养血安神之类。凡病后及妇人产后不得眠者，此皆血气虚而心脾二脏不足，虽有痰火，亦不宜过于攻治，仍当以补养为君，或佐以清痰降火之药，其不因病后而不寐者，虽以痰火处治，亦必佐以养血补虚之药，方为当也。

②《景岳全书》：不寐证虽病有不一，然惟知邪正二字，则尽之矣。盖寐本乎阴，神其主也，神安则寐，神不安则不寐，其所以不安者，一由邪气之扰，一由营气之不足耳。有邪者多实证，无邪者皆虚证。凡如伤寒、伤风、疟疾之不寐者，此皆外邪深入之扰也；如痰，如火，如寒气、水气，如饮食忿怒之不寐者，此皆内邪滞逆之扰也。舍此之外，则凡思虑劳倦，惊恐忧疑，及别无所累而常多不寐者，总属真阴精血之不足，阴阳不交，而神有不安其室耳。知此二者，则知所以治此矣。

③《寿世保元》：不寐有二种。有疾后虚弱及年高人阳衰不寐者；有痰在胆经，神不守舍，亦令不寐。虚者用六君子汤，加炒酸枣仁、黄芪；痰者用温胆汤，减竹茹一半，加南星、炒酸枣仁；伤寒不寐者，当求之本门。

(2) 历代名家代表方

①养心汤（《证治准绳·类方》）。

功效：补益气血、养心安神。

主治：气血不足，心神不宁证。症见神思恍惚，心悸易惊，失眠健忘，舌淡脉细。

组成：炙黄芪、白茯苓、茯神、半夏、当归、川芎、远志、肉桂、柏子仁、酸枣仁、五味子、人参、炙甘草。

②天王补心丹（《校注妇人良方》）。

功效：滋阴清热，养血安神。

主治：阴虚血少，神志不安证。心悸怔忡，虚烦失眠，神疲健忘，或梦遗，手足心热，口舌生疮，大便干结，舌红少苔，脉细数。

组成：人参、茯苓、玄参、丹参、桔梗、远志、当归、五味子、麦冬、天冬、柏子仁、酸枣仁、生地。

③归脾汤（《正体类要》）。

功效：益气补血，健脾养心。

主治：心脾气血两虚证。心悸怔忡，健忘失眠，盗汗，体倦食少，面色萎黄，舌淡，苔薄白，脉细弱。脾不统血证。

组成：白术、人参、黄芪、当归、甘草、茯苓、远志、酸枣仁、木香、龙眼肉。

④安神定志丸（《医学心悟》）。

功效：补气养心，安神定志。

主治：精神烦扰、惊悸失眠、癫痫。

组成：远志、石菖蒲、茯神、茯苓、朱砂、龙齿、党参。

胃痛

概要

胃痛多由忧思恼怒，肝气失调，横逆犯胃所致，治法宜以疏肝理气和胃为主；若由脾不健运、胃失和降所致，宜用温中、补中、健脾化湿等法，以恢复脾胃之功能。

胃痛临证经效方 （浙江医圣堂中医药研究所验方选）

基础方：炒木香、砂仁、炒海螵蛸、元胡、炒鸡内金、沉香、薄荷、炒白术、佛手、香附、郁金、苏叶。

功效：理气和胃止痛。

主治：气滞胃痛。

辨证加减：胃酸过多者加茯苓、浙贝、煅瓦楞子、左金丸，胃寒者加炮姜、高良姜、官桂，腹胀甚者加枳实、厚朴、苏梗，消化不良者加炒麦芽、炒山楂、槟榔、神曲，夹阴虚者加南北沙参、玉竹、芍药，胃热者加石膏、蒲公英、知母。

临证经典医案

患者信息：李某，男，42岁

一诊日期：2017-8-19

患者自述已有胃病五六年，近来肝郁气闷，胸中痞塞，泛酸频繁，饮食无味，亦有胃脘胀痛不适，不消化，食入不消化之物即有泛酸。平素体虚乏力，若受风寒，则脐周疼痛，大便稀溏，舌苔白腻、边有齿印，脉弦而无力，此乃虚实夹杂之证。当调肝理脾，标本兼治。

拟方：

柴胡9克，丹参10克，降香10克，浙贝10克，黄芪20克，元胡12克，炒白术15克，炒防风9克，炒陈皮9克，炒白芍12克，炒木香6克，炒鸡内金20克，炒海螵蛸15克，沉香曲9克。

七剂，水煎服，一日一剂，日服两次。

杨育林

二诊日期：2017-8-26

患者述服药后尚安，近一周来未出现脐周疼痛、大便稀溏之症，胃纳已开，泛酸、胸闷、胃脘胀痛之症有所缓解，舌红苔白腻，脉弦。

患者近来胸闷痞塞，注液颈繁，自觉
脘腹痛不适，饮食无味，遇寒则脘腹隐
痛，大便稀溏，苔白腻，力迟有差印，脉弦
无力，此乃虚寒瘀阻之征，当温阳理脾。

柴胡兜　丹参晚　降香10晚　浙贝晚

黄芪晚　元胡晚　苏米15晚　以吴萸风晚

以陈皮晚　以枳实晚　柴香晚　以鸡内金晚

以海螺蛸15晚　沉香曲晚　　柒剂　杨育林

拟方：

柴胡9克，降香10克，丹参12克，元胡15克，浙贝9克，炒海螵蛸15克，豆蔻6克，砂仁6克，紫苏叶12克，炒白术15克，苍术10克，炒白芍9克，黄芪20克，炒防风9克，佛手15克。

七剂，水煎服，一日一剂，日服两次。

杨育林

三诊日期：2017-9-3

患者述精神较前明显好转，大便已成形，近一周未见腹痛、腹胀、泛酸之症，胃纳可，舌红苔薄白，脉略弦。治当以调理脾胃为主，以中药磨粉泡茶代饮，缓缓图之。

拟方：

佛手花20克，黄芪30克，党参30克，茯苓25克，豆蔻20克，砂仁20克，炒白术30克，炙甘草12克，炒鸡内金20克，煅牡蛎30克，沉香曲20克。

上药全部打粗粉，混匀，每日取适量，泡茶频频代饮。

杨育林

案例分析：本案由其平素体虚加之忧思恼怒，以致肝气失调，横逆犯胃，中焦升清降浊功能失调，症见胁肋胀闷不适、胸中痞塞、泛酸频繁、饮食无味、胃脘胀痛不适、大便稀溏，治当疏肝和胃，补气健脾。本案以柴胡、丹参、元胡疏肝理气，活血止痛；炒白术、炒白芍、炒防风、炒陈皮、炒木香调和肝脾，补脾柔肝，祛湿止泻；浙贝、炒海螵蛸、降香、煅牡蛎抑制胃酸；黄芪、党参补气健脾；佛手、紫苏叶、沉香曲、豆蔻、砂仁、炒鸡内金健脾理气助消化；苍术、茯苓健脾化湿。

临证备要

(1) 历代名家代表性医论

① 《素问玄机原病式》：酸者，肝木之味也。由火盛制金，不能平木，则肝木

自甚，故为酸也。

②《临证备要》：胃中泛酸，嘈杂有烧灼感，多因于肝气犯胃。

③《医学真传》：所痛之部，有气血、阴阳之不同，若概以行气消导为治，漫云通则不痛。夫通则不痛，理也，但通之之法，各有不同，调气以和血，调血以和气，通也；下逆者使之上行，中结者使之旁达，亦通也；虚者助之使通，寒者温之使通，无非通之之法也。若必以下泄为通，则妄矣。

(2) 历代名家代表方

①柴胡疏肝散（《医学统旨》）。

功效：疏肝理气，活血止痛。

主治：肝气郁滞证。胁肋疼痛，胸闷善太息，情志抑郁易怒，或嗳气，脘腹胀满，脉弦。

组成：陈皮、柴胡、川芎、香附、枳壳、芍药、甘草。

②左金丸（《丹溪心法》）。

功效：泻火疏肝，和胃止痛。

主治：肝火犯胃，脘胁疼痛，口苦嘈杂，呕吐酸水，不喜热饮。

组成：黄连、吴茱萸。

③化肝煎（《景岳全书》）。

功效：疏肝理气，解郁散火止痛。

主治：怒气伤肝，气逆动火，胁痛胀满，烦热动血。

组成：青皮、陈皮、栀子、丹皮、泽泻、芍药、土贝母。

④失笑散（《太平惠民和剂局方》）。

功效：活血祛瘀，散结止痛。

主治：瘀血停滞证。心腹刺痛，或产后恶露不行，或月经不调，少腹急痛等。

组成：五灵脂、蒲黄。

⑤良附丸（《良方集腋》）。

功效：温胃理气。

主治：寒凝气滞，脘痛吐酸，胸腹胀满。

组成：高良姜、香附。

⑥黄芪建中汤（《金匮要略》）。

功效：温中健脾，和胃止痛。

主治：气虚里寒，腹中拘急疼痛，喜温慰，自汗，脉虚。

组成：黄芪、桂枝、白芍、生姜、甘草、大枣、饴糖。

⑦大建中汤（《金匮要略》）。

功效：温中补虚，降逆止痛。

主治：中阳衰弱，阴寒内盛之脘腹剧痛证。心胸中大寒痛，呕不能食，腹中寒，上冲皮起，出见有头足，上下痛而不可触近，手足厥冷，舌质淡，苔白滑，脉沉伏而迟。

组成：蜀椒、干姜、人参。

⑧香砂六君子汤《（古今名医方论》）。

功效：益气健脾，行气化痰。

主治：脾胃气虚，湿阻痰聚所致病证。用于头晕，肢体乏力，面色萎黄，食纳不振，口淡多痰，胃脘或胀或痛，嗳气频作或时吐清水，大便溏软或稀泻，舌淡苔白腻，脉细无力等症。

组成：人参、白术、茯苓、甘草、陈皮、半夏、砂仁、木香、生姜。

⑨乌梅丸（《伤寒论》）。

功效：缓肝调中，清上温下。

主治：蛔厥，久痢，厥阴头痛，症见腹痛下利、巅顶头痛、时发时止、躁烦呕吐、手足厥冷。

组成：乌梅肉、黄连、黄柏、制附子、干姜、桂枝、细辛、蜀椒、人参、当归。

＊ 附方

小儿脾积临证经效方（浙江医圣堂中医药研究所验方选）。

基础方：莱菔子、鸡内金、炒麦芽、神曲、炒山楂、白术、炒枳实、槟榔、姜半夏、制大黄、莪术、沉香曲。

功效：健脾消食化积。

主治：小儿脾积，腹痛。

辨证加减：阴虚者加太子参，郁久化热者加连翘，恶心者加陈皮、竹茹、苏梗，胃寒者加高良姜、干姜，腹胀者加佛手、大腹皮、厚朴。

噎膈、反胃

概要

反胃者，食入良久，停留胃中，终至完谷尽吐而出，多以属脾胃虚寒为主，治则以温中健脾、降气和胃为主；噎膈者，吞咽困难，食入即吐，多以津枯热结为主，治则以开郁润燥、滋阴养血、破结行瘀、补气健脾等为主。

噎膈、反胃临证经效方（浙江医圣堂中医药研究所验方选）

基础方： 沉香、檀香、青皮、陈皮、甘草、香附、郁金、白豆蔻、威灵仙、炒木香、苏梗、神曲、枳实。

功效： 疏肝理气，健脾化湿。

主治： 噎膈、反胃。

辨证加减： 血瘀者加三棱、莪术、丹参、三七，胃寒者加良姜、藿香、干姜、吴茱萸，郁热者加金银花、制大黄、连翘、蒲公英，气逆者加苏子、莱菔子、葶苈子、旋覆花、代赭石，痰多者加制半夏、茯苓、瓜蒌仁、竹茹、前胡、苍术、桔梗、浙贝，阴虚者加北沙参、南沙参、芍药、当归、玉竹、芦根。

临证经典医案

患者信息： 刘某，男，58岁

就诊日期： 2018-10-15

患者平素嗜酒，津液亏少，咽干不适，两胁胀痛。患者初为噎，一年后转为反食，其脉弦滑而数。此乃酒家伤液，炼津为痰，兼夹肝气不畅所致也，治宜滋阴清热与降逆和胃并举。

拟方：

沉香10克，青皮5克，苏梗12克，厚朴9克，连翘12克，枳实9克，玉竹20克，石斛15克，芦根30克，竹茹10克，代赭石20克，制大黄7克，旋覆花10克，川牛膝12克，姜半夏7克，炒白术15克。

七剂，水煎服，一日一剂，日服两次。

杨育林

案例分析： 本案由其平素嗜酒以致津液亏损、炼津为痰，日久则咽干不适，吞咽困难，食入即吐，治宜滋阴清热、降逆和胃。是方以玉竹、石斛、芦根、连翘、竹茹滋阴清热止呕，沉香、枳实、川牛膝、旋覆花、代赭石、制大黄降逆和胃，青皮、厚朴、苏梗、炒白术健脾理气和胃，姜半夏和胃止呕。

临证备要

(1) 历代名家代表性医论

①《长沙药解》：人之中气，左右回旋，脾主升清，胃主降浊。在下之气，不可一刻而不升；在上之气，不可一刻而不降。一刻不升，则清气下陷；一刻不降，则浊气上逆。浊气上逆，则呕哕痰饮皆作，一切惊悸、眩晕……膈噎、反胃，种种诸病，于是出焉。

②《景岳全书》：噎膈一证，必以忧愁思虑，积劳积郁，或酒色过度，损伤而成。盖忧思过度则气结，气结则施化不行，酒色过度则伤阴，阴伤则精血枯涸，气不行则噎膈病于上，精血枯涸则燥结病于下。且凡人之脏气，胃司受纳，脾主运化，而肾为水火之宅，化生之本，今既食饮停膈不行，或大便燥结不通，岂非运化失职，血脉不通之为病乎？而运行血脉之权，其在上者，非脾而何？其在下者，非肾而何？矧少年少见此证，而惟中衰耗伤者多有之，此其为虚为实，概可知矣。

③《景岳全书》：陈无择三因方曰，五膈者，思忧喜怒悲也。五噎者，忧思气劳食也。思膈则中脘多满，噎则醋心，饮食不消，大便不利。忧膈则胸中气结，

患者为年素咯酒，喉渡有少咽干，咽肿喉痛，初为咳嗽，二年后经治不见减，喉脉弦滑有数，治宜清热滋阴，清肺润喉。

沉香10克　香仁及　苏梗10克
连翘10克　枳实10克　玉竹　石斛10克
芦根10克　竹茹10克　沈稿　知母
旋覆花10克　藤　姜半夏10克　柴胡

柴胡　杨育林

津液不通，饮食不下，羸瘦短气。

（2）历代名家代表方

①启膈散（《医学心悟》）。

功效：润燥解郁，化痰降逆。

主治：噎膈。咽下梗塞，食入即吐，或朝食暮吐，胃脘胀痛，舌绛少津，大便干结。

组成：沙参、丹参、茯苓、川贝母、郁金、砂仁壳、荷叶蒂、杵头糠。

②通幽汤（《脾胃论》）。

功效：养血活血，润燥通幽。

主治：噎膈。幽门不通，逆气上冲，吸门不开，饮食不下，或食入反出，大便燥结。

组成：炙甘草、红花、生地、熟地、升麻、桃仁泥、当归身。

③附子理中汤（《奇效良方》）。

功效：补虚回阳，温中散寒。

主治：五脏中寒，口噤，四肢强直，失音不语；下焦虚寒，火不生土，脘腹冷痛，呕逆泄泻。

组成：人参、白术、干姜、炙甘草、制附子。

④补气运脾汤（《证治准绳·类方》）。

功效：益气和中。

主治：脾虚不运之噎膈。症见水饮不下，泛吐多量黏液白沫，或面浮足肿，面色苍白，形寒气短，精神疲惫，腹胀，舌质淡，苔白，脉细弱。

组成：人参、白术、橘红、茯苓、黄芪（蜜炙）、砂仁、炙甘草。

肠胃炎

概要

本病属中医"泄泻"范畴，病变脏腑多以脾、胃、肾、大肠、小肠为主，多由感受外邪、饮食所伤、情志不调、脏腑虚弱等因素所致。治当以健脾化湿、调理脾胃为主，须根据病因之不同辅以清热燥湿、温补脾肾、疏肝理气、涩肠止泻之法。

肠胃炎临证经效方（浙江医圣堂中医药研究所验方选）

基础方： 白头翁、补骨脂、肉豆蔻、党参、炒白术、茯苓、苍术、炒葛根、炒木香、砂仁、秦艽。

功效： 益气健脾，温肾燥脾。

主治： 急、慢性肠胃炎。

辨证加减： 气虚者加黄芪、升麻、柴胡、仙鹤草，手足不温者加高良姜、炮姜、附子、肉桂、吴茱萸，泄泻不止者加乌梅、赤石脂、五味子、诃子肉，兼湿热者加炒黄芩、炒黄连、败酱草、苦参、车前子，腹痛者加炒白芍、炒防风、厚朴、元胡，消化不良者加炒扁豆、山楂炭、神曲、沉香曲、炒麦芽、炒鸡内金，气滞者加青皮、陈皮、佛手、香橼、枳实、枳壳。

临证经典医案

患者信息： 罗某，男，65岁

就诊日期： 2017-1-12

患者大便溏泄已有三年余，每受风寒、精神刺激或饮食生冷之物，则泄泻加重，里急后重，如厕频频，精神倦怠，食欲不振，身体消瘦，舌苔白腻，尺脉沉而无力。治当标本兼治，顾护脾肾为要。

拟方：

炒黄连5克，肉豆蔻9克，党参15克，炒白术15克，炒黄芩5克，苍术15克，炒葛根30克，炒木香9克，炒防风9克，炒陈皮9克，炒白芍10克，肉桂9克，干姜7克，炒秦皮10克，五味子6克，当归10克。

十四剂，水煎服，一日一剂，日服两次。

杨育林

案例分析：本案属中医"泄泻"范畴，由感受风寒、饮食所伤、情志不调等因素所致，治当以清热燥湿、调理脾胃、温补脾肾为主。是方以炒葛根、炒黄连、炒黄芩、炒秦皮清热燥湿止泻；当归、炒白芍、炒白术、炒陈皮、炒防风补脾柔肝，祛湿止泻；党参补气健脾；五味子、肉豆蔻、苍术、炒木香补肾健脾，理气化湿，固肠止泻；干姜、肉桂温补脾肾。患者服此方十四剂后诸症悉除，随将此方倍量，研粉炼蜜为丸，连服三月后已无他恙。

临证备要

(1) 历代名家代表性医论

① 《医学正传》：丹溪曰，泄属湿，属气虚，有火，有痰，有食积者。戴氏曰，凡泻水，腹不痛者，湿也。饮食入胃不住，完谷不化者，气虚也。腹痛泻水肠鸣，痛一阵泻一阵者，火也。或泻或不泻，或多或少者，痰也。腹痛甚而泻，泻后痛减者，食积也。燥湿，四苓散加苍术，倍白术。甚者，二术炒为末，米饮调服。气虚，用人参、白术、芍药。火宜伐火利小水，四苓散加滑石、黄芩、栀子、木通。痰宜伐痰，海石、青黛、黄芩、神曲为丸服，或用吐以提其清气。食积，宜消导疏涤之，神曲、大黄、枳实之类。水泻，用苍术、浓朴、陈皮、炒曲、茯苓、猪苓、泽泻、地榆、甘草，冬加干姜，等分煎服。泄泻水多者，必用五苓散。夏月水泻，桂苓甘露饮（二方并见暑门）。治泄泻诸药，多作丸子效。脾胃不和泄泻者，胃苓汤（五苓合平胃散是也）。世俗例用涩药治泻，若病久而虚者或可。若初得者，必变他证，为祸不小。殊不知泻多因于湿，分利小水，为上策也。

寒、精神刺激或饮食生冷之物则加重，

精神倦怠、食欲不振、舌苔白腻、反脉沉

而无力。治当补本兼治，顾护脾胃为要。

炒苍术　肉豆蔻（后）　炒柴胡（后）

炒黄连（后）　炒砂仁（后）　炒木香（后）

炒黄芩（后）　桑叶（后）　炒葛根（后）　肉桂（后）

炒薄荷（后）　炒白芍（后）　肉桂（后）

干姜（后）　炒桑皮（后）玉蝉（后）　当归（后）

杨宜林　指鲜刺

②《医学从众录》：泄泻之症有五，而总不离于湿。初起只以平胃散加猪苓、泽泻治之，他方皆不逮也。又有五更天将明时，必洞泻一二次，名曰脾肾泄，难治。盖以肾旺于亥子，今肾大虚，闭藏失职，故五更之时而特甚也。亦谓之脾者，以泄泻之时，一定不移，五行之土，犹五常之信也，四神丸加味主之。大抵初泻与泻之未甚，宜利水，次补脾；久泻大泻，宜补肾，以胃关煎、八味丸之类为主，兼服补中益气汤，以升其下陷之气。盖以肾为胃关，二便开合，皆肾所主也。

③《景岳全书》：薛立斋曰，凡伤食泻黄，若饮食已消，而泄泻未止，此脾胃之气伤也，宜用五味异功散。若泄泻而腹中重坠，此脾气下陷也，宜补中益气汤。若服克伐之剂，而腹中窄狭，此脾气虚痞也，宜六君子汤。若胁胀、善怒、泻青，此肝乘脾虚也，宜六君加柴胡、升麻、木香。若少食体倦、善噫泻黄，此脾虚色陷也，宜六君加升麻、柴胡。

(2) 历代名家代表方

①四神丸（《证治准绳》）。

功效：温肾散寒，涩肠止泻。

主治：肾阳不足所致的泄泻，症见肠鸣腹胀、五更溏泄、食少不化、久泻不止、面黄肢冷。

组成：肉豆蔻、补骨脂、五味子、吴茱萸、生姜、大枣。

②参苓白术散。

功效：补脾胃，益肺气。

主治：脾胃虚弱，食少便溏，气短咳嗽，肢倦乏力。

组成：白扁豆、白术、茯苓、甘草、桔梗、莲子肉、人参、缩砂仁、山药、薏苡仁。

③五苓散（《伤寒论》）。

功效：利水渗湿，温阳化气。

主治：膀胱气化不利之蓄水证。小便不利，头痛微热，烦渴欲饮，甚则水入即吐；或脐下动悸，吐涎沫而头晕目眩；或短气而咳；或水肿、泄泻。舌苔白，脉浮或浮数。

组成：猪苓、茯苓、泽泻、白术、桂枝。

④藿香正气散（《医宗金鉴》）。

功效：解表化湿，理气和中。

主治：外感风寒，内伤湿滞证。恶寒发热，头痛，胸膈满闷，脘腹疼痛，恶心呕吐，肠鸣泄泻，舌苔白腻，以及山岚瘴疟等。

组成：大腹皮、藿香、紫苏、甘草、桔梗、茯苓、陈皮、厚朴、半夏、白芷、生姜、红枣。

霍乱

概要

本病多发生于夏秋季，多由感受暑湿、寒湿等秽浊之气或饮食不洁所致。症见起病急骤，卒然发作，腹痛，上吐下泻。以寒霍乱、湿霍乱、干霍乱为常见，治法分别以散寒燥湿、芳香化浊，清热化湿，辟浊解秽为主。

霍乱临证经效方（浙江医圣堂中医药研究所验方选）

基础方：藿梗、苏梗、佩兰、陈皮、厚朴、炒栀子、青木香、青蒿、淡豆豉、白芍、赤茯苓、姜半夏、泽泻、猪苓、甘草。

功效：芳香化湿，理气除烦。

主治：阳霍乱，湿热吐泻，闷乱不安，腹中绞痛。

辨证加减：热甚者加石膏、黄连、淡竹叶，口渴者加天花粉、生地、芦根，血瘀者加当归、赤芍、桃仁、红花，胃不和者加炒麦芽、神曲、竹茹、白术、佛手、豆蔻、砂仁，寒甚者加高良姜、干姜、吴茱萸、附子、桂枝。

临证经典医案

患者信息：赵某，女，30岁，已婚

就诊日期：2015-7-12

患者昨夜起大吐大泻，烦渴，头晕，四肢厥冷，脉闭不出，形容憔悴，言语无声，此为霍乱急症，宜以藿香正气散合四逆汤加减，散寒除湿，和中解毒，回阳救逆。

拟方：

藿香15克，苏梗15克，佩兰12克，陈皮9克，厚朴10克，炒栀子9克，青木香3克，干姜9克，白芍12克，赤茯苓15克，姜半夏7克，桂枝9克，太子参15克，炙甘草7克，制附子9克。

七剂，水煎服，一日一剂，每日分多次频服。

杨育林

案例分析：本病多发生于夏秋之季，由感受风寒秽浊之气或饮食不洁所致。症见大吐大泻，烦渴，头晕，四肢厥冷，脉闭不出，形容憔悴，此为霍乱急症。宜以藿香正气散合四逆汤辨证加减，散寒除湿，芳香化浊，和中解毒，回阳救逆。患者服此方七剂后诸症消除大半。藿香正气散乃治此病之良方，若能辨证加减灵活运用，必获佳效。

临证备要

（1）历代名家代表性医论

①《黄帝内经·灵枢》：清气在阴，浊气在阳，营气顺脉，卫气逆行，清浊相干……乱于肠胃，则为霍乱。

②《黄帝内经·灵枢》：足太阴……厥气上逆则霍乱。

③《万病回春》：夫霍乱者，有湿霍乱，有干霍乱，皆是内伤饮食生冷、外感风寒暑湿而成。湿霍乱，忽时心腹疼痛，或上吐，或下泻，或吐泻齐作，搅乱不安，四肢厥冷，六脉沉欲绝，此名湿霍乱，俗云虎野狼病。因风则伯风有汗，因寒则怕寒无汗，因暑则热烦躁闷，因湿则身体重着，因食则胸腹饱闷。治用正气散加减。若吐泻烦渴躁不止、厥冷痛甚、转筋入腹者死。夏月因伏暑热，伏暑霍乱吐泻者甚多，手足虽厥冷，脉虽虚小，切不可用姜附热药治，在暑症香薷饮内

霍乱吐泻，大吐大泻，烦渴、头痛、汗出、脉脱不出，此为霍乱急症。治以散寒除湿、和中解暑为主。

阳极逆口，藿香晓，苏梗晓，佩兰晓

紫厚苑，厚朴晓，姜苏叶钱，青木香号

干姜钱，菖晓，麦冬顺，姜夏钱

桂枝钱，参冬顺，前胡草钱，苏附子钱

染剂　　杨甫林

治之。有干霍乱者，最难治，死在须臾，俗云搅肠痧。忽然心腹绞痛、手足厥冷、脉沉细或沉伏、欲吐不得吐、欲泻不得泻，阴阳乖隔，升降不通，急用盐汤探吐及刺委中穴出血，治用理中汤加减。慎勿用米汤补住邪气难治。直待吐泻后，方可用清米汤补接元气。

（2）历代名家代表方

①藿香正气散（《医宗金鉴》）。

功效：解表化湿，理气和中。

主治：外感风寒，内伤湿滞证。恶寒发热，头痛，胸膈满闷，脘腹疼痛，恶心呕吐，肠鸣泄泻，舌苔白腻，以及山岚瘴疟等。

组成：大腹皮、藿香、紫苏、甘草、桔梗、茯苓、陈皮、厚朴、半夏、白芷、生姜、红枣。

②胃苓汤（《丹溪心法》）。

功效：安胃利水止泻，祛湿和胃。

主治：脾虚湿胜，致成黄疸，或大便泄泻，小便清涩，不烦不渴。

组成：苍术、陈皮、厚朴、甘草（蜜炙）、泽泻、猪苓、赤茯苓、白术、肉桂。

③燃照汤。

功效：健脾化湿，清热除烦。

主治：暑秽夹湿，霍乱吐下，脘痞烦渴，外显恶寒肢冷。

组成：草果仁、淡豆豉、炒山栀、省头草、制厚朴、醋炒半夏、酒黄芩、滑石。

痢疾

概要

本病属中医"肠辟""下利"范畴，本病病位在肠，多由饮食不洁，过食生冷肥甘，脾胃受损，湿热疫毒乘虚袭入肠胃，腑气壅堵，传导失司，气滞血瘀，化为脓血，症见腹痛、腹泻、里急后重、脓血便。临床一般可分为湿热痢、疫毒痢、虚寒痢、休息痢、噤口痢等。治疗大法，湿热偏重者当以清热化湿为主，疫毒甚者当以凉血解毒为主，虚寒内盛者当以温下固脱为主，休息痢者当以补气温中为主。

痢疾临证经效方（浙江医圣堂中医药研究所验方选）

基础方：云木香、秦皮、白头翁、红藤、败酱草、赤芍、槟榔、黄连、黄芩、马齿苋、炒葛根。

功效：清热解毒，凉血止痢。

主治：细菌性痢疾。

辨证加减：夏季患者加藿香、佩兰、苏梗、厚朴，热毒甚者加冬青叶、凤尾草、金银花、苦参、穿心莲，血热甚者加地榆、仙鹤草、丹皮、水牛角，腹胀里急后重、大便不畅者加大黄、陈皮，下焦湿热甚者加车前草、黄柏，腹痛者加芍药、甘草，便血者加大蓟、地锦草、白茅根，血瘀者加桃仁、红花、当归，阴虚者加生地、麦冬、太子参，气虚者加党参、黄芪，寒甚者加赤石脂、肉桂、附子。

临证经典医案

患者信息：叶某，男，26岁

就诊日期：2015-5-2

患者近三日来感腹痛、腹胀，里急后重，脓血便，低热，精神萎靡，胃纳欠佳，舌红苔黄，脉弦。治当清热化湿，调气和血。

拟方：

炒木香9克，炒秦皮9克，白头翁30克，赤芍10克，败酱草15克，炒黄连5克，炒黄芩7克，藿香12克，马齿苋30克，煨葛根30克，白芍10克，当归10克，厚朴9克，制大黄5克，仙鹤草15克。

七剂，水煎服，一日一剂，日服两次。

杨育林

某者，近三日来感腹痛腹胀腹鸣，里急后
重，腹自坠，沉按，精神萎靡，胃纳欠佳，
舌红苔黄，脉弦，治以清热调气和营。

川香附三钱

川黄连三钱　白头翁三钱　赤芍三钱

败酱草一两　败酱连三钱　黄芩三钱　藿香三钱

马齿苋三钱　煨葛根三钱　白芍三钱　当归三钱

厚朴一钱　刘寄奴三钱　仙鹤草三钱

二剂　杨育林

案例分析：本病病位在肠，多由饮食不洁，过食生冷肥甘，脾胃受损，湿热疫毒乘虚袭入肠胃，腑气壅堵，传导失司，气滞血瘀，化为脓血，症见低热、腹痛、腹泻、里急后重、脓血便、乏力。治当以清热化湿、调气和血为主。是方以煨葛根、炒黄连、炒黄芩、白头翁、败酱草、马齿苋、炒秦皮清热化湿解毒，藿香、炒木香、厚朴、当归、白芍、赤芍调气和血，制大黄通腑泄浊，仙鹤草补虚止痢。患者服此方七剂后低热、腹痛、腹泻、里急后重、脓血便等症皆除，但仍感乏力、纳差，后治当以补气养阴、理气和胃化湿为主，拟方：黄芪15克，党参15克，北沙参9克，五味子6克，豆蔻6克，炒白术15克，炒防风9克，炒陈皮9克，广藿香9克，苏叶10克，炒麦芽15克，仙鹤草15克，炒白芍10克，七剂。患者服药七日后，诸症皆除。

临证备要

（1）历代名家代表性医论

①《万病回春》：痢疾不分赤白，俱作湿热治之明矣。赤属血，白属气，赤白相兼，脓血杂痢，皆因脾胃失调，饮食停滞，积于肠胃之间多。其暑湿伤脾，故作痢疾，起于肚腹疼痛，大便里急后重，小水短赤不长，身凉脉缓者易治，身热脉弦急者难治。痢疾初起一二日，元气壮实者，先用玄白散，虚弱者，用芍药汤疏通积滞。三四日以后，元气渐弱，调和饮食加减治之。如不止，服参归芍药汤调理脾胃、补益元气。久不愈，方可服人参养脏汤加减治之。

②《石室秘录》：雷公真君曰，凡人夏秋感热之气，患痢便血，一日间至百十次不止者，至危急也。苟用凉药以止血，利药以攻邪，俱非善法。我有神方，可以救急援危，又不损伤气血，痢止身亦健也。方用援绝神丹：白芍二两，当归二两，枳壳二钱，槟榔二钱，甘草二钱，滑石末三钱，广木香一钱，萝卜子一钱，水煎服。一剂轻，二剂止，三剂全愈。此方妙在用白芍、当归至二两之多，则肝血有余，不去制克脾土，则脾气有生发之机，自然大肠有传导之化；加之枳壳、槟榔、萝卜子，俱逐秽祛积之神药，尤能于补中用攻；而滑石、甘草、木香，调和于迟速之间，更能不疾不徐，使瘀滞之尽下，而无内留之患也。其余些小痢疾，不必用如此之多，减半治之，亦无不奏功。不必分红白、痛与不痛，皆神效。

(2) 历代名家代表方

①白头翁汤（《伤寒论》）。

功效：清热解毒，凉血止痢。

主治：热毒痢疾。腹痛，里急后重，肛门灼热，下利脓血，赤多白少，渴欲饮水，舌红苔黄，脉弦数。

组成：白头翁、黄连、黄柏、秦皮。

②芍药汤（《素问病机气宜保命集》）。

功效：清脏腑热，清热燥湿，调气和血。

主治：湿热痢疾。症见腹痛，便脓血，赤白相兼，里急后重，肛门灼热，小便短赤，舌苔黄腻，脉弦数。

组成：芍药、槟榔、大黄、黄芩、黄连、当归、官桂、甘草、木香。

③不换金正气散（《太平惠民和剂局方》）。

功效：燥湿化痰，理气和中。

主治：脾胃不和，痰湿中阻，胸膈痞闷，寒热往来。

组成：厚朴、藿香、甘草、半夏、苍术、陈皮。

胁痛

概要

胁痛之病位在肝胆，其辨证当从气血入手。其因有肝郁气滞、气滞血瘀、肝阴不足。大抵胀痛多属气郁，刺痛多属血瘀，隐痛多属血虚。治法当以疏肝理气、化瘀通络、调养气血、养阴柔肝为主。

胁痛临证经效方（浙江医圣堂中医药研究所验方选）

基础方：柴胡、郁金、香附、元胡、川芎、枳壳、瓜蒌、赤芍、红花、甘草、生姜。

功效：疏肝理气，活血止痛。

主治：肝气不疏，两胁疼痛。

辨证加减：气滞甚者加青皮、陈皮、炒枳实、檀香，血瘀甚者加莪术、丹参、乳香、没药，阴虚者加芍药、生地、当归，肝火甚者加栀子、龙胆、丹皮，肝胃不和者加香橼、佛手、炒白术、茯苓、砂仁。

临证经典医案

患者信息：王某，男，45岁

就诊日期：2018-7-11

患者述近半月来，两胁作痛，胸膈、胃脘胀满不适，多食则感胃脘饱胀不适甚，时有嗳气，大便干结，舌红苔黄厚，脉弦而有力。此为肝气不疏、食滞中焦、郁久化热之证，治当疏肝清热，健脾消食。

拟方：

柴胡9克，郁金10克，瓜蒌仁10克，元胡15克，白术15克，砂仁6克，连翘12克，丹参12克，白芍9克，炒麦芽15克，厚朴10克，丹皮9克，沉香曲9克，栀子7克，炒鸡内金20克，北沙参15克。

七剂，水煎服，一日一剂，日服两次。

杨育林

案例分析：胁痛之病位在肝胆，其辨证当以气血为主。此乃肝气不疏、食滞中焦、郁久化热之证，症见两胁作痛、胃脘胀满不适、舌红苔黄厚、脉弦而有力，其治疗大法为疏肝理气、健脾化湿、清热除烦、化瘀止痛。是方以柴胡、郁金、瓜蒌仁疏肝理气、润肠通便，以复肝肺升降之气机；丹参、元胡化瘀止痛；白芍、北沙参养阴柔肝；丹皮、栀子清肝火；白术、砂仁、厚朴、沉香曲、炒鸡内金、炒麦芽理气健脾消食，以复脾胃升清降浊之功；连翘除食积之热；诸药合用，共奏疏肝清热、健脾消食、化瘀止痛之功。患者服此方七剂后两胁作痛、胃脘胀满不适之症缓解大半，大便略有不畅；于此方基础上去砂仁加火麻仁15克、制大黄6克继服二十剂后，诸症消除，已无他恙。

患者近数月来，两胁作痛，脘腹胃

脘腹痛不适，时有嗳气，大便干结，舌

红苔黄厚，脉弦而有力，此肝气犯胃不疏食

满中焦，郁久化热之证，治以疏肝健脾。

柴胡（　）郁金（　）瓜蒌仁（　）元明粉（　）

枳壳（　）砂仁（　）连翘（　）苦参（　）

白芍（　）以姜黄厚朴（　）月皮（　）

藿香（　）枳术（　）以鸡内金　碗　北沙参（　）

水剂　杨育林

临证备要

（1）历代名家代表性医论

①《金匮翼》：经云，左右者，阴阳之道路也。又云，肝生于左，肺藏于右，所以左属肝，肝藏血，肝也，血，阴也，乃外阳而内阴也。右属肺，肺主气，气，阳也，肺，阴也，乃外阴而内阳也。由阴阳五脏气血分属，是以左胁之痛，多因留血，右胁之痛，悉是痰积，岂可一概而言乎。虽痰气固亦有流注于左者，然必与血相搏而痛，不似右胁之痛，无关于血也。

②《医学入门》：左右者，阴阳之道路也，左肝阳血阴，右肺阴气阳。实者，肝气实也，痛则手足烦躁不安卧，小柴胡汤加芎、归、白芍、苍术、青皮、龙胆草，或单黄连丸；虚者，肝血虚也，痛则悠悠不止，耳目聩，善恐，如人将捕，四物汤加柴胡梢，或五积散去麻黄，加青木香、青皮。虚甚成损，胁下常一点痛不止者，名干胁痛，甚危，八物汤加木香、青皮、桂心。有火，去桂加山栀，或吴萸水炒黄连。

③《医学正传》：丹溪曰，胁痛属肝，木气实（因怒气大逆，肝气郁甚，谋虑不决，风中于肝，皆使木气大实，故火盛肝气急也），有死血（因恶血停留于肝，搏于胁下而作痛，病则咳嗽气急引胁痛），痰流注（因痰积流，注于厥阴之经，亦能使胁下痛，病则咳嗽气急引胁痛）。当归龙荟丸，泻肝火大盛之要药，因内有湿热，两胁痛甚，伐肝木之气，肝实宜之。

（2）历代名家代表方

①逍遥散（《太平惠民和剂局方》）。

功效：调和肝脾，疏肝解郁，养血健脾。

主治：肝郁血虚脾弱证。两胁作痛，头痛目眩，口燥咽干，神疲食少，或月经不调，乳房胀痛，脉弦而虚者。

组成：柴胡、当归、白芍、白术、茯苓、炙甘草、薄荷、生姜。

②一贯煎（《续名医类案》）。

功效：滋阴疏肝。

主治：肝肾阴虚，肝气郁滞证。胸脘胁痛，吞酸吐苦，咽干口燥，舌红少津，脉细弱或虚弦。亦治疝气瘕聚。

组成：北沙参、麦冬、当归、生地、枸杞子、川楝子。

③复元活血汤（《医学发明》）。

功效：活血祛瘀，疏肝通络。

主治：跌打损伤，瘀血阻滞证。胁肋瘀肿，痛不可忍。

组成：柴胡、瓜蒌根、当归、红花、甘草、穿山甲、大黄、桃仁。

＊ 附方

慢性病毒性肝炎临证经效方（浙江医圣堂中医药研究所验方选）。

基础方：柴胡、丹参、郁金、三七花、五味子、当归、黄芪、淫羊藿、茵陈蒿、蛇舌草、灵芝、叶下珠。

功效：益气补中，疏肝化瘀，清热除湿。

主治：各类慢性病毒性肝炎。

辨证加减：脾虚者加太子参、茯苓、白术、陈皮、制半夏，气虚甚者加党参、太子参，腹胀纳呆者加砂仁、莱菔子、怀山药、炒枳实、炒麦芽、焦六曲、炒白术、佛手、沉香曲，恶心呕吐者加佩兰、藿香、竹茹、砂仁、焦三仙，便溏者加苍术、米仁、肉豆蔻、炒扁豆，阴虚者加石斛、沙参、麦冬、龟板、鳖甲、芍药、黄精，肝肾不足者加菟丝子、山茱萸、枸杞子、熟地、淫羊藿、巴戟天，胁痛者加元胡、青皮，出血者加仙鹤草、三七、旱莲草、生地、小蓟、白茅根，血瘀者加穿山甲、泽兰、赤芍、莪术、桃仁、红花，心气不足者加远志、酸枣仁、柏子仁、牡蛎，便秘者加大黄、火麻仁、炒枳实，湿热偏重者加败酱草、蒲公英、炒黄柏，脾肿大者加鳖甲、三棱、莪术、鸡血藤、浙贝、玄参、牡蛎，病毒载量高者加板蓝根、苦参、半边莲、半枝莲、贯众，肝功能异常者加垂盆草、地耳草、虎杖、凤尾草、败酱草、金钱草，低蛋白血症者加紫河车、蝼蛄，浮肿者加猪苓、车前子、冬瓜皮。

肝硬化

概要

本病属中医"积聚"范畴。积为有形，固定不移，痛有定处，病属血分，乃为脏病；聚为无形，聚散无常，病属气分，乃为腑病。本病多因情志郁结、饮食内伤等致肝脾受损，脏腑失和，气机阻滞，瘀血内停，日久渐积而成。初起治宜以疏肝理气和血为主，继则攻补兼施，进而理气健脾、扶正化瘀。

肝硬化临证经效方（浙江医圣堂中医药研究所验方选）

基础方：浙贝、玄参、牡蛎、丹参、炒莪术、炒鸡内金、制鳖甲、柴胡、赤芍、青皮、三七、五味子。

功效：理气活血，化瘀散结。

主治：两肋下痞块坚硬，腹部膨大，青筋暴露，身体消瘦，四肢无力。

辨证加减：肝胃不和者加枳壳、佛手、香橼、木香，便秘者加大黄、苁蓉、瓜蒌仁、火麻仁，阳虚者加肉桂、乌药，脾虚者加山药、茯苓、白术、豆蔻、砂仁，气血两虚者加党参、黄芪、当归，阴虚者加生地、麦冬、北沙参、南沙参，血瘀甚者加三棱、红花、鸡血藤、桃仁。

临证经典医案

患者信息：张某，男，58岁

就诊日期：2018-5-12

患者有乙肝家族史，有饮酒嗜好，平素无任何不适，故未重视，一年前因目黄、尿黄去某三甲医院检查，被诊断为乙肝肝硬化代偿期，已口服恩替卡韦片抗病毒治疗一年余。近来感乏力、纳差、腹胀，肝区胀痛不适，尿黄，大便溏，舌红苔黄腻，脉弦滑无力。此为本虚表实之证，予疏肝活血，软坚散结，健脾化湿。

拟方：

浙贝10克，玄参15克，牡蛎30克，丹参20克，炒黄芩9克，炒鸡内金30克，柴胡9克，茵陈15克，制鳖甲20克，金钱草20克，元胡15克，当归10克，党参15克，炒白术15克，郁金9克，莪术9克，青皮6克，五味子7克。

七剂，水煎服，一日一剂，日服两次。

杨育林

案例分析：本病属中医"积聚"范畴。本案乃积证，积为有形，固定不移，痛有定处，病属血分，是为脏病。本病多因先天禀赋不足、后天情志郁结、饮食内伤等致肝脾受损，脏腑失和，气机阻滞，瘀血内停，日久渐积而成。此为本虚标实之证，治当予疏肝活血，软坚散结，健脾化湿。是方以柴胡、郁金、青皮、当归、五味子疏肝柔肝、收敛肝气；浙贝、玄参、牡蛎、制鳖甲、炒鸡内金软坚散结；炒白术、党参补气健脾，以防肝木乘脾；茵陈、炒黄芩、金钱草疏肝清热利湿；丹参、莪术、元胡化瘀止痛。患者服此方七剂后乏力、纳差、肝区胀痛等症有所缓解，于此方基础上辨证加减连服半年后，效果甚佳。

临证备要

(1) 历代名家代表性医论

①《景岳全书》：积聚之病，凡饮食、血气、风寒之属，皆能致之，但曰积曰聚，当详辨也。盖积者，积累之谓，由渐而成者也；聚者，聚散之谓，作止不常者也。由此言之，是坚鞭不移者，本有形也，故有形者曰积；或聚或散者，本无形也，故无形者曰聚。诸有形者，或以饮食之滞，或以脓血之留，凡汁沫凝聚，旋成块者，皆积之类，其病多在血分，血有形而静也。

②《景岳全书》：洁古云，壮人无积，虚人则有之。脾胃怯弱，气血两衰，四时有感，皆能成积。若据以磨坚破结之药治之，疾虽去而人已衰矣……气愈消，疾愈大，竟何益哉！故治积者，当先养正，则积自除，譬如满座皆君子，纵有一小人自无容地而去。

③《医宗金鉴》：五积六聚，乃痰饮食积，气血抟结而成，通用开郁正元散。

患者已附脐硬化，近来感觉乏力，纳

差，腹胀，肝区胀痛不适，尿黄赤，便溏

舌红苔黄腻，脉弦滑无力，治以疏肝活血

软坚散结，健脾化湿。浙贝10克　党参15克

牡蛎30克　丹参30克　薏苡仁30克

柴胡15克　茵陈15克　鳖甲15克　金钱草30克

元胡15克　当归10克　党参15克　炒白术15克

郁金15克　莪术15克　青皮15克　五味子10克

柒剂　杨育林

其方即茯苓、白术、青皮、陈皮、神曲、麦芽、延胡索、香附、砂仁、海粉、山查、甘草、桔梗也。用以健脾消食，化痰渗饮，理气和血，则积聚未有不愈者矣。

(2) 历代名家代表方

①大七气汤（《医碥》）。

功效：疏肝理气，活血化瘀。

主治：积聚。

组成：京三棱、蓬莪术、青皮、陈皮、藿香叶、香附。

②膈下逐瘀汤（《医林改错》）。

功效：活血祛瘀，行气止痛。

主治：膈下瘀阻气滞，形成痞块，痛处不移，卧则腹坠；肾泻久泻。

组成：五灵脂、当归、川芎、桃仁、丹皮、赤芍、乌药、元胡、甘草、香附、红花、枳壳。

③鳖甲煎丸（《金匮要略》）。

功效：活血化瘀，软坚散结。

主治：胁下症块。

组成：鳖甲、阿胶、炒蜂房、鼠妇、炒土鳖虫、蜣螂、硝石（精制）、柴胡、黄芩、半夏、人参、干姜、厚朴、桂枝、芍药、射干、桃仁、牡丹、大黄、凌霄花、葶苈子、石韦、瞿麦。

* 附方

①肝硬化腹水临证经效方（浙江医圣堂中医药研究所验方选）。

基础方：蝼蛄、炒莪术、青皮、沉香、地骨皮、茯苓皮、生姜皮、五加皮、大腹皮、葶苈子、川牛膝。

功效：理气化瘀，利水消肿。

主治：肝硬化腹水。

辨证加减：肾阴虚者加熟地、山药、山萸肉、丹皮、茯苓、泽泻，肾阳虚者加附子、肉桂，气虚者加人参、升麻，脾虚者加砂仁、米仁、鸡内金、陈皮、苍术，兼有黄疸者加茵陈蒿、栀子、黄芩、黄柏，气喘者加款冬花、白前、桑白皮、百部，食积者加神曲、槟榔、炒麦芽、山楂、沉香曲、大黄，气郁者加莱菔子、枳壳、香附，血郁者加当归、赤芍、红花、桃仁、丹皮，阴水者加豆蔻、木香、肉桂、附子，阳水者加槟榔、泽泻、车前子。

②**黄疸临证经效方**（浙江医圣堂中医药研究所验方选）。

基础方：龙胆草、生黄芪、茵陈蒿、栀子、败酱草、茯苓、生麦芽、当归、五味子、蒲公英、柴胡、木瓜、金钱草。

功效：清热利湿，护肝退黄。

主治：各类急、慢性黄疸型肝炎。

辨证加减：胁胀者加青皮、佛手、香附，肝区痛者加郁金、芍药、金铃子散，呕吐者加竹茹、代赭石、佩兰、藿香，纳差者加炒鸡内金、山楂、神曲，热甚者加黄芩、板蓝根，湿甚者加苍术、藿香、佩兰、米仁，湿热并重者加金钱草、鸭跖草、金银花、连翘，便秘者加大黄、枳实、厚朴，腹泻者加炒葛根、车前子、炒米仁、炒黄芩、炒黄连、苍术，血瘀者加三七、丹参、赤芍、三棱、莪术、红花、丹皮。

慢性支气管炎

概要

本病辨证当从肺、脾、肾三脏入手，脾虚则健运无权，不化精微，反化为痰浊；肾为气之根，肾虚则吸入之气不能纳于肾；肾阳虚衰则卫阳不固；邪气壅肺则宣降失常。辨证当分虚实与寒热。虚者治当以补肾纳气为主，实者治当以降气化痰、宣肺平喘为主。

慢性支气管炎临证经效方（浙江医圣堂中医药研究所验方选）

基础方：炙麻黄、化橘红、桔梗、炙僵蚕、炙甘草、北五味、麦冬、川贝、炙紫菀、前胡、桑白皮。

功效： 宣肺化痰，止咳平喘。

主治： 急、慢性支气管炎。

辨证加减： 风寒者加桂枝、细辛、干姜，风热者加金荞麦、鱼腥草、黄芩、石膏，风痰者加制南星、天竺黄，咽干口渴者加生地、北沙参、百合、芦根、天花粉，气喘者加紫河车、紫石英、杏仁、紫苏子、款冬花、地龙、肉桂、青陈皮、沉香，痰多者加竹沥半夏、茯苓、炙葶苈，气虚者加党参、肉桂、仙鹤草、黄芪，血虚者加阿胶、当归，肾虚者加熟地、山茱萸、菟丝子，肺虚者加太子参、百合、黄芪、白术、防风，便秘者加瓜蒌仁、杏仁、柏子仁，鼻塞者加苍耳子、白芷、辛夷、桂枝、荆芥，过敏者加蝉蜕、乌梅、地龙。

临证经典医案

患者信息： 王某，男，53岁

一诊日期： 2017-11-12

患者自述咳嗽兼气喘已有十余年，咳喘多发于秋冬之季，痰阻于气管之中不易咳出，痰白黏，动则胸闷气喘加重。平素感乏力，腹胀、胃纳不佳，畏寒怕冷，小溲短少，舌苔白厚腻，脉沉细无力。此肺、脾、肾三脏俱虚之故也，病已多年，既久且深，不易收速效，当标本兼治，缓缓图之。

拟方：

黄芪30克，炒白术15克，防风9克，炙麻黄9克，化橘红15克，浙贝12克，菟丝子15克，炙百部15克，炙款冬花15克，五味子9克，麦冬9克，桔梗15克，炙葶苈子9克，薤白15克，肉桂9克，降香12克。

七剂，水煎服，一日一剂，日服两次。

杨育林

二诊日期： 2017-11-19

患者自述动时胸闷气促症状明显好转，痰易咳出，仍有畏寒之症，咳喘遇风寒则加重，胃纳尚可，脉沉细。治当以温补脾肾，温肺止咳平喘。

患心肾虚喘喉，气喘已有十余年，平素

感受之内，腹胀，纳差，畏寒，动则胸闷

气喘加重，舌苔白厚腻，脉沉细无力，此

脾肾之脏俱虚也，当标本兼顾。

黄芪30　炒米咳　防风咳　麸炙蜂房咳

化橘红咳　浙贝咳　黄芪咳　君石部咳

南沙参苍咳　玉蝶子咳　麦冬咳　粗桔梗咳

生甘草咳　蕤石咳　内桂咳　降杏咳

沉木刻　杨青林

拟方：

肉桂10克，干姜9克，炙麻黄9克，化橘红15克，姜半夏7克，炒白术15克，黄芪40克，降香10克，山茱萸15克，麦冬15克，桔梗15克，浙贝10克，炙款冬花15克，炙百部15克，细辛3克。

七剂，水煎服，一日一剂，日服两次。

杨育林

三诊日期： 2017-11-26

患者自述服药后甚安，精神较前好转明显，已能外出自由活动，咳嗽气喘症状近一周未曾复发，舌红苔白，脉沉而有力，拟予膏方常服调理。

拟方：

黄芪300克，当归150克，炒白术200克，麦冬150克，百合120克，降香100克，炙麻黄90克，化橘红120克，桔梗120克，浙贝90克，豆蔻90克，砂仁90克，菟丝子150克，淫羊藿120克，肉桂50克，沉香30克，炙紫菀150克，炙款冬花150克，党参200克，牛膝90克，干姜60克，熟地150克，冰糖150克，阿胶250克，鳖甲胶200克，鹿角胶200克，胡桃肉150克。

浓煎取汁去渣，加入黄酒150克，徐徐收膏，瓷罐装储，早晚各取一勺，温开水冲服，如遇风寒感冒暂停。

杨育林

案例分析： 本病辨治当从肺、脾、肾三脏入手，脾为生痰之源，肺为储痰之器，肾为气之根，治当标本兼顾。本案取菟丝子、山茱萸、肉桂、淫羊藿补肾纳气，黄芪、炒白术、防风补肺固表，干姜、姜半夏、化橘红、豆蔻、砂仁温中健脾化湿，浙贝、炙款冬花、炙百部止咳化痰，炙麻黄、桔梗开宣肺气，百合、麦冬滋阴润肺，炙葶苈子、降香、薤白宽胸散结，降气化痰，以复其升降之机。

临证备要

(1) 历代名家代表性医论

①《活法机要》：咳，谓无痰而有声，肺气伤而不清也。嗽，谓无声而有痰，脾湿动而为痰也。咳嗽是有痰而有声，盖因伤于肺气而咳，动于脾湿，因咳而为嗽也。

②《医学入门》：新咳，有痰者，外感随时解散；无痰者，便是火热，只宜清之。久咳，有痰者，燥脾化痰；无痰者，清金降火。盖外感久则郁热，内伤久则火炎，俱宜开郁润燥……苟不治本，而浪用兜铃、粟壳涩剂，反致缠绵。

③《明医杂著》：治法须分新久虚实。新病风寒则散之，火热则清之，湿热则泻之；久病便属虚、属郁，气虚则补气，血虚则补血，兼郁则开郁，滋之、润之、敛之，则治虚之法也。

④《诸病源候论》：肺主于气，邪乘于肺则肺胀，胀则肺管不利，不利则气道涩，故气上喘逆，鸣息不通。

⑤《仁斋直指方论》：肺主气也，一呼一吸，上升下降，荣卫息数，往来流通，安有所谓喘？惟夫邪气伏藏，痰涎浮涌，呼不得呼，吸不得吸，于是上气促急，填塞肺脘，激乱争鸣，如鼎之沸，而喘之形状具矣。

(2) 历代名家代表方

①麻黄汤（《伤寒论》）。

功效：发汗解表，宣肺平喘。

主治：外感风寒表实证。恶寒发热，头身疼痛，无汗而喘，舌苔薄白，脉浮紧。

组成：麻黄、桂枝、杏仁、甘草。

②麻杏石甘汤（《伤寒论》）。

功效：辛凉宣泄，清肺平喘。

主治：外感风邪，身热不解，咳嗽喘逆，气急鼻扇，口渴，有汗或无汗，舌苔薄白或黄，脉浮而数者。

组成：麻黄、杏仁、炙甘草、石膏。

③杏苏散（《温病条辨》）。

功效：轻宣凉燥，理肺化痰。

主治：外感凉燥证。恶寒无汗，头微痛，咳嗽痰稀，鼻塞咽干，苔白脉弦。

组成：苏叶、半夏、茯苓、前胡、杏仁、苦桔梗、枳壳、橘皮、甘草、大枣、生姜。

④桑菊饮（《温病条辨》）。

功效：辛凉解表，疏风清热，宣肺止咳。

主治：风温初起，咳嗽，身热不甚，口微渴，苔薄白，脉浮数者。

组成：桑叶、菊花、桔梗、连翘、杏仁、甘草、薄荷、芦根。

⑤清燥救肺汤（《医门法律》）。

功效：清燥润肺，养阴益气。

主治：温燥伤肺，气阴两伤证。身热头痛，干咳无痰，气逆而喘，咽喉干燥，鼻燥，心烦口渴，胸满胁痛，舌干少苔，脉虚大而数。

组成：桑叶、石膏、甘草、胡麻仁、真阿胶、枇杷叶、人参、麦冬、杏仁。

⑥止嗽散（《医学心悟》）。

功效：辛温解表，宣肺疏风，止咳化痰。

主治：外感咳嗽，症见咳而咽痒，咯痰不爽，或微有恶风发热，舌苔薄白，脉浮缓。

组成：桔梗、紫菀、百部、白前、炙甘草、橘红。

⑦三子养亲汤（《皆效方》）。

功效：温肺化痰，降气消食。

主治：痰壅气逆食滞证。咳嗽喘逆，痰多胸痞，食少难消，舌苔白腻，脉滑。

组成：紫苏子、白芥子、莱菔子。

⑧七味都气丸。

功效：补肾纳气，涩精止遗。

主治：虚不能纳气之喘促，或久咳而咽干气短，遗精盗汗，小便频数。

组成：醋五味子、山茱萸、茯苓、牡丹皮、熟地、山药、泽泻。

⑨桑白皮汤（《景岳全书》）。

功效：清肺降气，化痰止嗽。

主治：肺经热甚，喘嗽痰多。

组成：桑白皮、半夏、苏子、杏仁、贝母、山栀、黄芩、黄连。

⑩黛蛤散。

功效：清肝利肺，降逆除烦。

主治：肝肺实热证。头晕耳鸣，咳嗽吐衄；肺痿肺痈，咽膈不利，口渴心烦。

组成：青黛、蛤壳。

流感高热

概要

高热属中医"发热"范畴，外感发热多由外感六淫之邪，侵袭卫分，初起恶寒发热，邪在表，继则邪毒入里，或热伤津液，或热结便秘，甚则由气传营，邪入心包，神昏谵语。不同情况当随症治之，治法如解表、清热解毒、清热化痰、清热生津、泻热通便、清热凉血、清热开窍、清营透热、清暑退热、和解少阳、清阳明里热等。

高热临证经效方（浙江医圣堂中医药研究所验方选）

基础方：三叶青、小春花、柴胡、葛根、黄芩、羌活、防风、金银花、连翘、知母、青蒿、石膏、白芍。

功效：解肌退热，清阳明之里热。

主治：外感发热。

辨证加减：烦躁者加淡豆豉、钩藤、僵蚕，大便秘结者加大黄、瓜蒌仁，小便短赤者加金钱草、滑石、六一散，咽喉肿痛者加板蓝根、玄参、桔梗、甘草梢、牛蒡子，汗出口渴者加芦根、太子参、生地、天花粉，咳嗽者加制半夏、前胡、款冬花、百部、鱼腥草，夏季患者加香薷、桑叶、菊花、藿香、豆卷、苏梗、佩兰，风邪甚者加荆芥、薄荷、桑叶。

临证经典医案

患者信息：陈某，男，21岁

就诊日期：2015-5-2

患者述流感高热已两天，体温最高40℃，自服泰诺效不佳，今晨测体温仍有39.7℃，咽痛咳嗽，痰黄不易咳出，身痛不适，舌红苔黄腻，脉浮数，治当疏风清热，化痰止咳。

拟方：

三叶青7克，金银花10克，连翘15克，牛蒡子12克，桔梗12克，甘草7克，小春花10克，荆芥9克，防风9克，炙前胡12克，炙白前10克，薄荷9克，浙贝9克，葛根30克，芦根30克，炙百部15克。

三剂，水煎服，一日一剂，日服两次。

杨育林

案例分析：高热属中医"发热"范畴，本案由外感风热之邪，侵袭卫分，初起恶寒发热，邪在表，继则邪毒入里，热伤津液所致，症见发热、咽痛、咳嗽、身痛，治当疏风清热，利咽止咳化痰。是方以金银花、连翘、薄荷、荆芥、防风、小春花、三叶青疏风解表，清热解毒；炙白前、炙前胡、浙贝、炙百部宣肺降气，化痰止咳；牛蒡子、桔梗、甘草利咽止痛；芦根、葛根生津止渴，顾护津液。患者服此方三剂后热退、咳止，其余诸症亦有所缓解。

临证备要

（1）历代名家代表性医论

①《温病条辨》：风温者，初春阳气始开，厥阴行令，风夹温也。温热者，春末夏初，阳气弛张，温盛为热也。温疫者，疠气流行，多兼秽浊，家家如是，若役使然也。温毒者，诸温夹毒，秽浊太甚也。暑温者，正夏之时，暑病之偏于热

恩儿者流感高热已四天，咽痛咳嗽，

痰黄而不易咳出，身痛不适，苔红黄，苔黄腻

脉浮数，治以疏风清热，化痰止咳。

三叶青　金银花　克　连翘　克　牛蒡子　克

粘硬　克　甘草　克　菊花　克　荆芥　克

防风　克　前胡　克　薄荷　克　蔗部　克

浙贝　克　葛根　克　鱼腥草　克　鲁郡　克

参剂

杨首林

者也。湿温者，长夏初秋，湿中生热，即暑病之偏于湿者也。秋燥者，秋金燥烈之气也。冬温者，冬应寒而反温，阳不潜藏，民病温也。温疟者，阴气先伤，又因于暑，阳气独发也。

②《医学纲目》：春日温病，未满三日，先用惺惺散二服。后四五日不解，烦渴呕，用白术散。如自汗口燥，用制白虎汤。至六七日，大便燥结，用四顺饮子下，心腹大实大满，牛黄通膈丸下。初觉之时，疑是疮疹，只用葛根升麻汤解肌。

③《推求师意》：方中有治法者三，以人中黄疗时行热毒为主；苍术、香附散结郁为臣，芩、连降火，人参补虚，桔梗、防风利气行经为佐；热毒郁结则内外气液不通成燥，大黄苦寒而能荡涤燥热，滑石性滑味淡，将以利窍解结通气液以润燥，二者一阴一阳，故用之为使。此三治法，非特通治诸温也。《内经》冬伤于寒，春必病温，与冬不藏精病温者，有虚实之异，有四时不正胜气郁之者，有君相二火加临者，即分君客之殊，有五运六气当迁，正值所胜抑之，不得升降，又当辨其所发之气以治，岂守三法俱用以治温乎？先生曰，凡亢阳霖淫，暴风冰雹非常之变，必记以验发于何时以为治源也。

(2) 历代名家代表方

①银翘散（《温病条辨》）。

功效：辛凉透表，清热解毒。

主治：风热感冒，发热头痛，口干咳嗽，咽喉疼痛，小便短赤。

组成：连翘、金银花、苦桔梗、薄荷、竹叶、生甘草、荆芥穗、淡豆豉、牛蒡子、鲜芦根。

②白虎汤（《伤寒论》）。

功效：清气分热，清热生津。

主治：气分热盛证，壮热面赤，烦渴引饮，汗出恶热，脉洪大有力。

组成：石膏、知母、粳米、甘草。

③柴葛解肌汤（《伤寒六书》）。

功效：辛凉解表，解肌清热。

主治：外感风寒，郁而化热证。恶寒渐轻，身热增盛，无汗头痛，目疼鼻干，心烦不眠，咽干耳聋，眼眶痛，舌苔薄黄，脉浮微洪。

　　组成：柴胡、干葛、白芷、桔梗、羌活、石膏、黄芩、芍药、甘草、大枣、生姜。

④荆防败毒散（《摄生众妙方》）。

功效：发散风寒，解表祛湿。

主治：感冒等病证初起，出现恶寒、发热、无汗、剧烈头痛、肌肉关节酸痛，舌苔白腻，脉浮或浮数者。

　　组成：荆芥、防风、枳壳、茯苓、川芎、独活、羌活、前胡、柴胡、甘草、桔梗、薄荷。

颈部淋巴结结核

概要

　　本病发于颈部，因其结核累累如串珠之状，故名瘰疬。瘰疬之名首见于《黄帝内经·灵枢》，本病多由情志不畅，肝气郁结，久而化火内燔，以致炼液成痰，痰火上升，结于颈项。肝火愈旺日久则下灼肾阴，耗伤气血。治法以疏肝理气、健脾化湿、软坚散结为主。

颈部淋巴结结核临证经效方（浙江医圣堂中医药研究所验方选）

基础方：浙贝、玄参、牡蛎、天葵子、香附、郁金、海藻、昆布、橘核、猫爪草、青皮、夏枯草。

功效：理气解郁，软坚散结。

主治：淋巴结结核。

辨证加减：气虚者加黄芪、白术、防风、党参，阴虚者加天花粉、太子参、北沙参、生地、麦冬，热毒盛者加金银花、连翘、紫花地丁、蒲公英，血瘀者加穿山甲、丹参、丹皮、赤芍、鸡血藤、三棱、莪术、桃仁、红花，痛甚者加猫人参、元胡、乳香、没药，痰湿者加僵蚕、制半夏、制南星、白芷、米仁、茯苓。

临证经典医案

患者信息： 吴某，女，39岁

就诊日期： 2017-8-9

患者平素焦虑烦躁，失眠多梦，精神倦怠。其颈部淋巴结结核肿大已有七年余，多方医治，未曾见效。其舌苔白腻，脉弦滑而数，此乃肝家气郁，脾虚湿阻，郁久化热，炼液成痰，痰火上升，结于颈项所致也。治当疏肝健脾，软坚散结，清热除烦。

拟方：

浙贝15克，玄参15克，牡蛎30克，天葵子10克，丹参12克，郁金9克，海藻10克，柴胡10克，橘核12克，黄芪20克，连翘10克，夏枯草9克，茯苓15克，党参12克，栀子7克，炒白术15克。

七剂，水煎服，一日一剂，日服两次。

杨育林

案例分析： 本案由情志不畅，肝气郁结，郁久化热，炼液成痰，痰火上升，结于颈项所致也，故以柴胡、郁金疏肝理气；以黄芪、党参、炒白术、茯苓健脾化湿；肝郁气滞，郁久化热则生痰，故以浙贝、玄参、牡蛎、橘核、天葵子、海藻软坚散结、化痰；同时辅以连翘、夏枯草、栀子、丹参清心除烦。患者服此方至第五日时颈部淋巴结结核明显缩小；于此方基础上加炙鳖甲15克继服十四剂后淋巴结结核基本消除，随将此方七剂混匀磨粗粉，分两月泡茶代饮，以图后效。

临证备要

（1）历代名家代表性医论

①《薛氏医案》：候多生于耳前后项腋间，结聚成核，初觉憎寒恶热，咽项强痛。

②《河间六书》：夫瘰疬者，经所谓结核是也？或在耳前后，连及颈颔，下连缺盆，皆为瘰疬。

患者年素清，虚烦躁，失眠多梦。

其颈部淋巴结结核肿大已有七年余，

舌苔白腻，脉弦滑而数，治以疏肝

健脾，软坚散结，清热，除烦，滋阴

玄参吸 牡蛎吸 天麦冬吸 丹参吸

郁金吸 海藻吸 柴胡吸 橘核吸

黄芪吸 连翘吸 夏枯草吸 苦参吸

党参吸 栀子吸 白芥子吸

柴剂 杨育林

③《医宗金鉴》：此证小者为瘰，大者为疬。当分经络：如生于项前，属阳明经，名为痰瘰；项后，属太阳经，名为湿瘰；项之左右两侧，属少阳经，形软，遇怒即肿，名为气疬；坚硬筋硬者，名为筋疬；若连绵如贯珠者，即为瘰疬；或形长如蛤蜊，色赤而坚，痛如火烙，肿势甚猛，名为马刀……

(2) 历代名家代表方

①香贝养荣汤（《医宗金鉴》）。

功效：益气养血，理气散结。

主治：上石疽属气血两虚者。

组成：炒白术、人参、茯苓、陈皮、熟地、川芎、当归、贝母、制香附、炒白芍、桔梗、甘草、生姜、大枣。

②逍遥散（《太平惠民和剂局方》）。

功效：疏肝健脾，养血调经。

主治：肝郁血虚，而致两胁作痛，寒热往来，头痛目眩，口燥咽干，神疲食少，月经不调，乳房作胀，脉弦而虚者。

组成：柴胡、当归、白芍、白术、茯苓、炙甘草、薄荷、生姜。

③二陈汤（《太平惠民和剂局方》）。

功效：燥湿化痰，理气和中。

主治：湿痰证，咳嗽痰多，色白易咯，恶心呕吐，胸膈痞闷，肢体困重，或头眩心悸，舌苔白滑或腻，脉滑。

组成：半夏、橘红、白茯苓、炙甘草、生姜、乌梅。

④芋艿丸（《中国药典》）。

功效：消痰软坚。

主治：痰核瘰疬。

组成：鲜芋艿、鲜姜黄。

⑤小金丹（《外科全生集》）。

功效：辛温通络，散结活血。

主治：瘰疬、阴疽、鼠疮等病。

组成：白胶香、草乌、五灵脂、地龙、木鳖、没药、当归身、乳香、麝香、墨炭。

⑥消瘰丸（《医学心悟》）。

功效：清润化痰，软坚散结。

主治：痰火凝结之瘰疬痰核。

组成：贝母、玄参、牡蛎。

⑦六味地黄丸（钱乙）。

功效：滋阴补肾。

主治：肾阴亏损，头晕耳鸣，腰膝酸软，骨蒸潮热，盗汗遗精，消渴。

组成：熟地、酒萸肉、牡丹皮、山药、茯苓、泽泻。

⑧八珍汤。

功效：益气补血。

主治：气血两虚证。面色苍白或萎黄，头晕目眩，四肢倦怠，气短懒言，心悸怔忡，饮食减少，舌淡苔薄白，脉细弱或虚大无力。

组成：人参、白术、茯苓、当归、川芎、白芍、熟地、甘草。

⑨托里消毒散。

功效：消肿，溃脓，生肌。

主治：痘疹、痈疽、疮疡、时毒、大头瘟之气血虚弱者。

组成：人参、炒黄芪、当归、川芎、炒芍药、炒白术、陈皮、茯苓、金银花、连翘、白芷、甘草。

过敏性鼻炎

概要

本病属中医"鼻鼽"范畴，其本为肾，标为肺、脾。先天不足，肾气亏虚者，治当以温补肾气为主；后天肺脾两虚，卫阳不固，腠理疏松，感邪而发者，治当以益气固表、敛肺止嚏为主，佐以祛风散寒、辛温通窍或疏风清热、消肿排脓之品。

过敏性鼻炎临证经效方（浙江医圣堂中医药研究所验方选）

基础方：黄芪、白术、防风、辛夷、蝉蜕、乌梅、炙麻黄、石菖蒲、苍耳子、地龙、细辛。

功效：益气固表，开窍通络。

主治：过敏性鼻炎。

辨证加减：恶风怕冷者加桂枝、荆芥，头痛者加藁本、羌活、白芷，黄脓涕者加黄芩、桑白皮、败酱草、鹅不食草、鱼腥草、浮萍，清涕者加五味子、泽泻、诃子，鼻塞重者加细辛、桂枝，喷嚏多者加白蒺藜、蛇蜕，鼻息肉者加浙贝、玄参、牡蛎、莪术、海藻，阴虚者加麦冬、天花粉、北沙参、生地，阳虚者加附子、肉桂、干姜，血虚者加芍药、黄精、当归，湿浊重者加藿香、佩兰、苍术、米仁，鼻出血者加白茅根、小蓟炭、旱莲草、侧柏叶炭、荆芥炭，鼻干者加天冬、石斛。

临证经典医案

患者信息：金某，女，34岁

就诊日期：2018-3-2

患者平素体虚，近十余年来，每遇花粉、粉尘等过敏原或感受风寒，即感鼻塞而痒，时流清涕，伴头部胀闷不适。其平素畏寒，昨受寒，今见鼻塞、流清涕、头部胀闷之症，舌苔薄白，脉浮而无力。

拟方：

黄芪15克，白术15克，防风9克，辛夷10克，蝉蜕10克，乌梅9克，炙麻黄7克，白芷10克，地龙9克，淫羊藿10克，桂枝9克，细辛3克，五味子6克，桔梗12克。

十剂，水煎服，一日一剂，日服两次。

杨育林

吾心者平素体虚，自退花粉，稻空

或感受风寒即感冒寒而痹，时流

清涕，伴头胀闷不适，舌苔白薄白脉

浮而无力。治以补肾益气御寒，敛师之喷嚏

治以祛风散寒通窍之法，口苦不恶风

桑叶、防风、辛甘、麦冬、蝉蜕、桔梗

麻黄、白芷晚 地龙、泽兰、霍晚

桂枝晚 细辛、五味晚 桔梗晚

荆芥

杨贤林

案例分析：本案属中医"鼻鼽"范畴，先天不足，肾气亏虚，后天肺脾两虚，卫阳不固，腠理疏松，感邪而发，治当补肾益气固表、敛肺止嚏为主，复佐以祛风散寒、辛温通窍之品。是方以玉屏风散（黄芪、白术、防风）、淫羊藿补肾益气固表，乌梅、五味子敛肺止嚏，桂枝、细辛、白芷、炙麻黄、辛夷、蝉蜕祛风散寒通窍，桔梗载药上行，地龙抗过敏。患者服此方十剂后鼻塞、流清涕、头部胀闷等诸症皆有所缓解，于此方基础上加荆芥10克、石菖蒲12克、菟丝子15克继服二十一剂后，诸症悉除。

临证备要

（1）历代名家代表性医论

①《辨证录》：《内经》曰，诸气膹郁，皆属于肺。肺气郁则气不通，而鼻乃肺经之门户，故肺气不通，而鼻之气亦不通也。《难经》曰，肺热甚则出涕。肺本清虚之府，最恶者热也，肺热则肺气必粗，而肺中之液，必上沸而结为涕，热甚则涕黄，热极则涕浊，败浊之物，岂容于清虚之腑，自必从鼻之门户而出矣。

②《疡科心得集》：鼻渊者，鼻流浊涕不止，或黄或白，或带血如脓状，久而不愈，即名脑漏。乃风热烁脑而液下渗，此肾虚之证也。经曰，脑渗为涕。又曰，胆移热于脑。《原病式》曰，如以火烁金，热极则化为水。然究其原，必肾阴虚而不能纳气归元，故火无所畏，上迫肺金，由是津液之气不得降下，并于空窍，转为浊涕，津液为之逆流矣。于是肾肝愈虚，有升无降，有阳无阴，阴虚则病，阴绝则死。此宜戒怒以养阳，绝欲以养阴，断炙，远酒面，以防作热。然后假之良医，滋肾清肺为君，开郁顺气为臣，补阴养血为佐，俾火息金清，降令胥行，气畅郁舒，清窍无壅，阳开阴阖，相根据相附，脏腑各司乃职，自慎以培其根，药饵以治其病，间有可愈者。苟或骄恣不慎，或误投凉药，虽仓扁不能使之长生矣。主治之方，如初起用苍耳散，久则六味地黄汤、补中益气汤、麦味地黄汤、加味逍遥散，酌而用之可也。

③《医学心悟》：《素问》曰，西方白色，入通于肺，开窍于鼻。鼻塞者，肺寒也；鼻流清涕者，肺风也香苏散散之。若鼻中常出浊涕，源源不断者，名曰鼻渊，此脑中受寒，久而不散，以致浊涕常流，如泉水之涓涓耳。然鼻渊初起，多

由于寒，日久则寒化为热矣。治宜通窍清热，川芎茶调散主之。更有鼻生瘜肉，名曰鼻痔，臭不可近，痛不可摇，宜用白矾散少许，点之，顷刻化水而消。又鼻中流血不止，名曰鼻衄，四生丸，生地六味汤主之。如不止，加犀角。

（2）历代名家代表方

①温肺止流丹（《辨证录》）。

功效：温补肺脏，散寒通窍。

主治：鼻渊属肺气虚者。

组成：诃子、甘草、桔梗、石首鱼脑骨、荆芥、细辛、人参。

②甘露消毒丹（《医效秘传》）。

功效：清热利湿，化浊通窍。

主治：鼻塞重而持续，鼻涕黄浊而量多，嗅觉减退，头昏闷，或头重胀，倦怠乏力，胸脘痞闷，纳呆食少，小便黄赤，舌质红，苔黄腻，脉滑数。

组成：飞滑石、淡黄芩、茵陈、石菖蒲、川贝母、木通、藿香、连翘、白蔻仁、薄荷、射干。

③苍耳散（《严氏济生方》）。

功效：疏风止痛、通利鼻窍。

主治：鼻渊，鼻流浊涕不止。

组成：苍耳子、辛夷、白芷、薄荷。

慢性咽炎

概要

本病属中医"喉痹"范畴，多由平素体亏，嗜食辛辣香燥之品，或多语伤气，耗损津液所致；或平素体亏，反复外感，迁延不愈，日久阴液暗耗，虚火上炎而成喉痹之症。治当以滋阴清热、疏风清热、化痰利咽、消肿止痛为主。

慢性咽炎临证经效方（浙江医圣堂中医药研究所验方选）

基础方： 生地、玄参、麦冬、桔梗、甘草、木蝴蝶、薄荷、桑叶、芦根、苏梗。

功效： 养阴清热，化痰利咽。

主治： 慢性咽喉炎。

辨证加减： 阴虚火旺者加知母、黄柏；咽部紧迫感者加马勃、山豆根；咽部异物感者加射干、山慈姑、木蝴蝶、梅花；咽干甚者加天花粉、石斛、北沙参、玉竹；有痰不易咳出者加海浮石、瓜蒌皮，或以半夏厚朴汤加减治之；咽喉肿痛者加牛蒡子、金银花、连翘、板蓝根、野菊花、紫花地丁、小春花；胃不和者加二陈汤；肝气不疏者加柴胡、香附、郁金、青皮、瓜蒌皮。

临证经典医案

患者信息： 朱某，女，34岁

就诊日期： 2018-3-2

患者平素嗜食辛辣香燥之品，咽部干痒不适，痰粘咽喉，不易咳出，偶感咽部疼痛，夜寐欠佳，舌红苔白腻，脉弦滑。治当养阴清热，化痰利咽。

拟方：

生地20克，玄参20克，麦冬15克，桔梗15克，甘草7克，木蝴蝶3克，薄荷6克，小春花9克，芦根30克，苏梗10克，浙贝10克，射干6克，蝉蜕6克，砂仁6克，牛蒡子12克，郁金9克。

七剂，水煎服，一日一剂，日服两次。

杨育林

案例分析： 本案属中医"喉痹"范畴，由其平素嗜食辛辣香燥之品，日久阴液暗耗，虚火上炎而成，治当以滋阴清热、化痰利咽为主。是方以生地、玄参、麦冬、芦根、小春花滋阴清热，牛蒡子、浙贝、射干利咽化痰、消肿止痛，郁金疏肝解郁化痰，砂仁健脾化湿，桔梗、甘草、薄荷、苏梗、蝉蜕、木蝴蝶利咽疏风，载药上行，诸药合用，共奏养阴清热、化痰利咽、消肿止痛之功。患者服此方患者平素嗜食辛辣香燥之品，咽部干痒不适，痰粘咽喉有痰不易咳出，倍感咽部疼痛，治以养阴清热，化痰利咽。生地黄　玄参　麦冬　桔梗　黄芩　木蝴蝶　薄荷　山豆根　芦根　苏梗　浙贝　射干　蝉蜕　砂仁　牛蒡子　郁金　柴胡

杨育林

七剂后咽部干痒不适、痰粘咽喉、不易咳出、咽部疼痛等诸症皆有所缓解，于此方基础上加罗汉果3克、梅花5克继服十四剂后诸症悉除。

临证备要

（1）历代名家代表性医论

①《圣济总录》：论曰，喉痹谓喉里肿塞痹痛，水浆不得入也，治稍缓杀人，盖由脾肺不利，蕴积热毒，外犯寒邪，二经壅热，结于喉间，痹而不通，其状身热恶寒，治法有先针而后药者，可谓知急先务矣。治喉痹肿塞，射干丸方。

②《扁鹊心书》：此病由肺肾气虚，风寒客之，令人颐颔粗肿，咽喉闭塞，汤药不下，死在须臾者，急灌黄药子散，吐出恶涎而愈。此病轻者治肺，服姜附汤，灸天突穴五十壮亦好；重者服钟乳粉，灸关元穴，亦服姜附汤。

③《外科十法》：喉间肿痛，名曰喉痹。古人通用甘桔汤主之。然有虚火实火之分，紧喉慢喉之别，不可不审。虚火者，色淡微肿，溺清便利，脉虚细，饮食减少。此因神思过度，脾气不能中护，虚火易至上炎，乃内伤之火，名曰慢喉风，虚证也。午前痛甚者，属阳虚。四君子汤加桔梗、麦冬、五味、当归。午后痛甚者，属阴虚。四物汤加桔梗、元参。如不效，必加桂、附以为引导之用。加减八味汤加牛膝主之。若脉数有热，六味汤主之。更有中寒咽痛，治用半夏桂甘汤，不可误投凉药。实火者，醇酒膏粱，风火积热，火动生痰，肿痛暴发。甚则风痰壅塞，汤水不入，声音不出，此外至之火，名曰紧喉风，实证也。宜用灯窝油和浆水灌之，导去痰涎。或用土牛膝捣烂和醋酸灌之。或针刺红肿之处，发泄毒血。或用金锁匙吹之，俾喉渐松开，饮食可入，声音得出，乃止。宜用加味甘桔汤。热甚者，兼用三黄解毒汤。

（2）历代名家代表方

①六味汤（《喉科秘旨》）。

功效：辛温解表，疏风散寒。

主治：咽部微痛或痒，黏膜淡红不肿，吞咽不顺，伴恶寒微热，无汗，鼻流清涕，咳嗽痰清稀；舌质淡红，苔薄白而润，脉浮紧。

组成：荆芥、防风、桔梗、甘草、薄荷、僵蚕。

②清咽利膈汤（《外科理例》）。

功效：泻热解毒，利咽消肿。

主治：咽部红肿疼痛较剧，软腭及悬雍垂亦红肿，吞咽困难，痰多而黄，不易咯出，颌下有臖核、压痛，发热，口干，头痛，大便干结，小便黄，舌红苔黄腻，脉洪数。

组成：连翘、金银花、大黄、黄芩、山栀、薄荷、牛蒡子、荆芥、防风、朴硝、玄参、桔梗、甘草、黄连。

③加味射干汤（《重订囊秘喉书》）。

功效：清热化痰，消肿止痛。

主治：喉痹肿痛。

组成：射干、生地、桔梗、连翘、黄芩、贝母、元参、甘草、荆芥、牛蒡子。

扁桃体炎

概要

本病属中医"乳蛾"范畴，多由内有积热，复感风热，袭于肺，上逆搏结于咽旁；或平素过食辛辣炙煿之品，脾胃蕴热，热毒上攻；或温热病后余邪未清，脏腑虚损，虚火上炎等所致，辨证当分虚实，治法应以疏风清热、泻火解毒、消肿止痛、活血化瘀、祛痰利咽、健脾化湿、滋养肺肾、清咽利喉等为主。

扁桃体炎临证经效方（浙江医圣堂中医药研究所验方选）

基础方：灯笼草、浙贝、牡蛎、玄参、板蓝根、金银花、连翘、牛蒡子、僵蚕、皂角刺、穿山甲、桔梗、甘草、薄荷。

功效：滋阴清热，消肿散结。

主治：扁桃体炎、扁桃体肿大。

辨证加减：热毒甚者加黄连、黄芩、大黄、黄柏、小春花、三叶青，口渴者加生地、芦根、天花粉、麦冬，大便干燥者加瓜蒌仁、火麻仁、柏子仁、当归，神昏者加石菖蒲、竹叶、远志、琥珀，咽喉肿痛者加马勃、射干、石膏、天葵子，伴咽痒者加梅花、木蝴蝶。

临证经典医案

患者信息： 张某，男，36岁

一诊日期： 2017-7-16

患者高热已有三日，今晨测体温达38.9℃，咽部肿痛明显，扁桃体2度肿大，精神萎靡，口渴纳差。头部胀痛，以前额、两侧痛为甚，四肢酸痛无力，舌红苔黄厚，脉浮数。此为外感风热表实证，治当顾护津液，疏风清热，泻火解毒，消肿止痛。

拟方：

浙贝10克，牡蛎30克，玄参20克，天葵子12克，三叶青7克，连翘12克，牛蒡子12克，灯笼草9克，桔梗15克，甘草7克，薄荷7克，白芷10克，桑叶10克，芦根30克，小春花10克。

七剂，水煎服，一日一剂，日服两次。

杨育林

二诊日期： 2017-7-23

患者自述服药第二天热已全退，大便未下，扁桃体1度肿大，咽部肿痛减轻，仍感口渴纳差，头已不痛，舌红少苔，脉细，治当泻火存阴，疏风清热，和胃健脾。

拟方：

生大黄6克，浙贝9克，玄参20克，牛蒡子15克，天葵子12克，牡蛎30克，桑叶9克，黄芩9克，板蓝根12克，生地20克，桔梗12克，甘草7克，佛手15克，麦芽15克，炒鸡内金20克。

七剂，水煎服，一日一剂，日服两次。

杨育林

患人高热已有三日，精神萎靡，咽部
肿痛，口渴，舌红苔黄厚，脉浮数，
治以疏风清热，泻火解毒，消肿止痛。

浙贝10克　　北豆根10克　玄参30克

天葵10克　　三叶青10克　射干10克

牛蒡子10克　射干10克　　桔梗10克

甘草10克　　薄荷10克　　白芷10克

桑叶10克　　芦根30克　　蚤休10克

采剑

杨育林

案例分析：本案属中医"乳蛾"范畴，由外感风热，袭于肺，上逆搏结于咽旁所致，症见咽部肿痛，治法应以疏风清热、泻火解毒、消肿止痛、顾护脾胃为主。此案以桑叶、小春花、薄荷等清轻之品疏风清透表热；浙贝、玄参、牡蛎、天葵子、牛蒡子等消肿散结止痛；桔梗、甘草利咽化痰；麦芽、佛手、炒鸡内金等健脾开胃，顾护胃气。

临证备要

(1) 历代名家代表性医论

①《医宗金鉴》：此证由肺经积热，受风凝结而成。生咽喉之旁，状如蚕蛾，亦有形若枣栗者，红肿疼痛，有单有双，双者轻，单者重。生于关前者，形色易见，吹药易到，手法易施，故易治；生于关后者，难见形色，吹药不到，手法难施，故难治。俱宜服清咽利膈汤，吹冰硼散。易见者脓熟针之，难见者用鸡翎探吐脓血。若兼痰壅气急声小，探吐不出者险。急用三棱针刺少商穴，出紫黑血，仍吹、服前药，缓缓取效。

②《医学心悟》：乳蛾生喉间，状如乳头，一边生者，名单乳蛾。两边生者，名双乳蛾。以小刀点乳头出血，立瘥。吹以柳花散，再服甘桔汤。凡针乳蛾，宜针头尾，不可针中间，鲜血者易治，血黑而少者难治。凡用刀针，血不止者，用广三七为细末，吹刀口上即止。

③《奇方类编》：赤玉散，治咽喉肿痛，单双乳蛾。冰片二分，硼砂五分，朱砂三分，儿茶一钱，赤石脂七分，寒水石二钱，珍珠三分，龙骨一钱，枯矾三分，共为末。入瓷器收贮，将竹管吹少许于痛处，一日二次即愈。咽喉作痛，用吴茱萸为末，醋调涂足心即愈。急救乳蛾，男左女右，大指甲缝中用针刺，血出以解乳蛾之毒。以两手从臂上紧抹至大拇指间，四五十下，以绳扎住，刺破出恶血即愈……立救单蛾乳蛾方，冰片二分，生石膏二分，青黛一分，为末吹之。

(2) 历代名家代表方

①清咽利膈汤（《外科理例》）。

功效：疏风清热，消肿止痛。

主治：乳蛾。

组成：连翘、金银花、大黄、黄芩、山栀、薄荷、牛蒡子、荆芥、防风、朴硝、玄参、桔梗、甘草、黄连。

②冰硼散。

功效：清热解毒，消肿止痛。

主治：热毒蕴结所致的咽喉疼痛、牙龈肿痛、口舌生疮。

组成：冰片、硼砂（煅）、朱砂、玄明粉。

③银翘散（《温病条辨》）。

功效：辛凉透表，清热解毒。

主治：风热感冒，发热头痛，口干咳嗽，咽喉疼痛，小便短赤。

组成：连翘、金银花、苦桔梗、薄荷、竹叶、生甘草、荆芥穗、淡豆豉、牛蒡子、鲜芦根。

牙痛

概要

牙痛以牙齿及牙龈红肿疼痛为主，多由平素口腔不洁或过食膏粱厚味、胃腑积热、胃火上冲；或风火邪毒侵犯，伤及牙齿；或肾阴亏损，虚火上炎，灼烁牙龈等所致。以风火牙痛、虚火牙痛、胃火牙痛为常见，临床辨证须分虚实，治法以疏风清火、清胃泻火、滋阴降火、消肿止痛等为常用。

牙痛临证经效方（浙江医圣堂中医药研究所验方选）

基础方： 生石膏、生大黄、生栀子、黄柏、升麻、荆芥、丹皮、生地、青皮、生甘草、川牛膝、细辛。

功效： 清热泻火，滋阴凉血。

主治： 各类牙痛。

辨证加减： 上门牙痛者加黄连、麦冬，下门牙痛者加知母、食盐，上两边牙痛者加白芷、川芎，下两边牙痛者加白术、芍药，上左边牙痛者加羌活、龙胆，上右边牙痛者加熟地、枳壳，下右边牙痛者加黄芩、桔梗，肾阴虚者加玄参、怀牛膝、六味地黄丸。

临证经典医案

患者信息：李某，女，32岁

就诊日期：2018-9-12

患者述近三日来牙龈肿痛颇剧，以上两边牙痛为主，伴前额痛，大便秘结，舌红苔黄，脉大而数。此乃肝胃实热，蒸腾于上所致也，治当平肝清胃，以泻为主。

拟方：

生石膏20克，生大黄6克，生栀子9克，黄柏10克，川牛膝10克，丹皮10克，升麻10克，白芷10克，知母10克，龙胆草7克，连翘12克，玉竹15克，蒲公英12克，薄荷7克。

七剂，水煎服，一日一剂，日服两次。

杨育林

案例分析：此案由过食膏粱厚味，肝胃实热，蒸腾于上所致，症见牙龈肿痛、大便秘结，治当平肝清胃，通腑泻火存阴。是方以生栀子、丹皮、龙胆草清肝火，生石膏、蒲公英、玉竹、薄荷清胃火，连翘清六经之火，升麻、川牛膝复其升降之机，白芷擅治阳明牙痛，知母、黄柏滋阴降相火，生大黄通腑泻下，泻火存阴。患者服此方七剂后诸症皆除，已无他恙。

临证备要

(1) 历代名家代表性医论

①《景岳全书》：此之为病，必美酒、厚味膏粱甘腻过多，以致湿热蓄于肠胃，而上壅于经，乃有此证。

②《四圣心源》：牙痛者，足阳明之病也。手阳明之经，起于手之次指，上颈

患者近三日来牙痛颇剧，以上两也

牙痛为主，伴前额痛，大便秘结，舌红

苔黄，脉大而数，此乃阳明胃实蓄热

上所致，治以釜底清胃，次以滋养。

生石膏硬　生栀子仿　黄柏仿

川牛膝仿　丹皮仿　升麻仿　甘草仿

知母仿　花粉草仿　连翘仿　玉竹仿

藿香仿　薄荷仿

梁知　杨育林

贯颊而入下齿。足阳明之经，起于鼻之交頞，下循鼻外而入上齿。手之三阳，阳之清者，足之三阳，阳之浊者。浊则下降，清则上升，手阳明升，足阳明降，浊气不至上壅，是以不痛。

手阳明以燥金主令，足阳明以戊土而化气于燥金，戊土之降，以其燥也。太阴盛而阳明虚，则戊土化湿，逆而不降，并阻少阳甲木之经，不得下行。牙床者，胃土所司，胃土不降，浊气壅迫，甲木逆冲，攻突牙床，是以肿痛。甲木化气于相火，相火失根，逆行而上炎，是以热生。虫牙者，木郁而为蠹也。甲木郁于湿土之中，腐败蠹朽，故虫生而齿坏。

牙齿为骨之余气，足少阴肾水之所生也。水盛于下而根于上，牙者，水之方芽于火位而未盛者也。五行之理，水能胜火而火不胜水，水火一病，则水胜而火负，事之常也。而齿牙之位，以癸水之始基，微阴初凝，根荄未壮，一遭相火逆升，熏蒸炎烈，挟焦石流金之力而胜杯水，势自易易。以少水而烁于壮火，未可以胜负寻常之理相提而并论也。

黄芩石膏汤：

黄芩三钱，石膏三钱，甘草二钱，生半夏三钱，升麻二钱，芍药三钱，煎半杯，热服，徐咽。治牙疼龈肿。

柴胡桃仁汤：

柴胡三钱，桃仁三钱，石膏三钱，骨碎补三钱。煎半杯，热服，徐咽。治虫牙。

(2) 历代名家代表方

①玉女煎（《景岳全书》）。

功效：清脏腑热，清胃热，滋肾阴。

主治：胃热阴虚证。头痛，牙痛，齿松牙衄，烦热干渴，舌红苔黄而干。

组成：生石膏、熟地、知母、麦冬、牛膝。

②牙疼饮（《外科证治全书》）。

功效：疏风清热止痛。

主治：风火牙痛。

组成：石膏、升麻、大生地、防风、薄荷叶、荆芥穗、前胡、天麻、甘草。

③清胃散（《脾胃论》）。

功效：清胃凉血止痛。

主治：胃火牙痛。

组成：升麻、黄连、当归身、生地、牡丹皮。

④大补阴丸（《医宗金鉴》）。

功效：滋阴降火。

主治：阴虚火旺，潮热盗汗，咳嗽咯血，耳鸣。

组成：熟地、盐知母、盐黄柏、醋龟甲、猪脊髓。

耳鸣、耳聋

概要

耳鸣、耳聋一般多属慢性疾病，常与眩晕、失眠、健忘等同时并见。其发病与肝、肾两脏关系密切，多由平素体虚，房事纵欲过度，肾精耗伤；或情志不畅，肝失疏泄，郁久化火；或暴怒伤肝，肝火上扰；或素有湿热，过食膏粱厚味，过度饮酒，蕴结为痰，郁久化火，痰火上扰，壅塞清窍所致。其起病有新久，病机有虚实之分。实证治宜清泻肝火，化痰降浊，活血化瘀；虚证治宜补肾益精，滋阴潜阳。

耳鸣、耳聋临证经效方（浙江医圣堂中医药研究所验方选）

基础方： 桃仁、红花、川芎、赤芍、石菖蒲、川牛膝、制香附、煅磁石、五味子、降香、煅龙骨、煅牡蛎、老葱白（切碎）、鲜姜、红枣。

功效： 活血通窍。

主治： 耳鸣、耳聋。

辨证加减： 肾虚者加山茱萸、菟丝子、淫羊藿、熟地，失眠者加酸枣仁、益智仁、远志，气血不足者加当归、熟地、黄精，伴眩晕者加姜半夏、茯苓、天麻、蔓荆子，血瘀甚者加莪术、丹参、三棱。

临证经典医案

患者信息： 王某，男，42岁

一诊日期： 2018-8-2

患者平素体虚，半月前外感热病失治。近来，双耳胀闷，听力减退，时有耳鸣，如钟鼓之声，大便秘结，烦躁头晕，夜不得眠，口渴舌赤，脉大而数，此时邪误治，邪不得解，亦不得泻，热实于中，以致清窍闭阻，清阳不升，浊阴不降。治当以清疏化之，标本兼顾，以复其升清降浊之功。

拟方：

石菖蒲15克，益智仁15克，桑叶10克，菊花10克，大黄6克，川牛膝9克，黄芩9克，丹皮12克，降香10克，生地15克，薄荷7克，知母10克，石膏20克，连翘12克，赤芍9克，菟丝子15克。

七剂，水煎服，一日一剂，日服两次。

杨育林

二诊日期： 2018-8-9

患者服用辛凉解表之品后，温邪外透，精神好转，双耳胀闷已缓解大半，仍有耳鸣之症，其脉尚数，宜清补并施，以复升降之机。

拟方：

石菖蒲15克，益智仁15克，桑叶10克，山茱萸20克，川牛膝9克，石决明30克，黄芩9克，丹皮12克，降香10克，丹参15克，珍珠母30克，升麻10克，熟地15克，磁石30克。

七剂，水煎服，一日一剂，日服两次。

杨育林

案例分析： 此案由正气亏虚，外感时邪误治，邪不得解所致，治当标本兼顾。是方妙在取桑叶、菊花、薄荷等清轻之品以复其升清之功，取石决明、磁某人看来素体虚弱，举阳气虚外感风寒，症见寒热往来，舌间白，咽痛，如火刺灼痛之甚，咳嗽气喘，呼吸困难，口渴喜冷，脉大而数，治当以清热化痰之法。

本草略，以复其升降温之功。

石膏味辛，以荅苦，寒叶味甘，南花略，大青叶，半夏温，黄芩略，月厚略，陈皮略，当归略，前胡略，石膏略，远志略，青皮略。

荷叶略，茯苓略，石膏略，远志略，青皮略。

苍术等略　朱剂　杨有林

石、珍珠母等重镇之品以复其降浊之能，以熟地、山茱萸、菟丝子补肾纳气，大黄泻浊，降香降气辟秽，升麻升举阳气，石菖蒲开窍豁痰。此病亦无固定之疗法，盖其起病有新久之别，病机有虚实之分，故耳鸣、耳聋诊治之法仍需因人而异，辨证施治，如此方能获佳效。

临证备要

(1) 历代名家代表性医论

《医学入门》：新聋多热，少阳、阳明火多故也，宜散风热、开痰郁之剂；旧聋多虚，肾常不足故也，宜滋补兼通窍之剂。脉症以肾为主，迟濡为虚，浮动为火，浮大为风，沉涩为气，数实为热。

痰火，因膏粱胃热上升，两耳蝉鸣。热郁甚，则气闭渐聋，眼中流火，宜二陈汤加黄柏、木通、蓄、瞿麦。因酒者，通圣散加南星、枳壳、大黄，或滚痰丸。风聋，因风邪入耳，必内作痒，或兼头痛。风热或因郁者，防风通圣散，先将大黄酒煨，又酒炒三遍，后人诸药俱用酒炒煎服。风壅连头目不清者，清神散。风虚者，排风汤、桂香饮、芎芷散。湿聋，因雨水浸渍，必内肿痛，凉膈散加羌活、防风，俱用酒炒，或五苓散加陈皮、枳壳、紫苏、生姜。湿痰，神芎丸。湿热挟气，木香槟榔丸。气聋，因脏气厥逆，上壅入耳，痞塞不能，必兼眩晕。实人因怒者，当归龙荟丸；虚人因思者，妙香散。忧滞者，流气饮子加菖蒲；上盛下虚者，秘传降气汤加菖蒲。

虚聋，因久泻，或大病后，风邪乘虚入耳，与气相搏，嘈嘈而鸣，或时眼见黑花。阴虚者，四物汤加知、柏、菖蒲、远志，或肾气丸加磁石、故纸、菟丝子、黄柏。阳虚者，八味丸、益肾散、磁石汤。劳聋，昏昏聩聩，瘦瘁乏力。因劳力脱气者，补中益气汤加菖蒲；有火者，加知、柏、茯苓；因房劳脱精者，人参养荣汤加知、柏，或补骨脂丸。如久聋，肾虚气虚，绝不闻者，难治。

(2) 历代名家代表方

①龙胆泻肝汤（《医方集解》）。

功效：清泻肝胆实火，清利肝经湿热。

主治：肝胆实火上炎证。头痛目赤，胁痛，口苦，耳聋，耳肿，舌红苔黄，脉弦细有力。肝经湿热下注证。

组成：龙胆草、栀子、黄芩、木通、泽泻、车前子、柴胡、甘草、当归、生地。

②耳聋左慈丸（《中国药典》）。

功效：滋肾平肝。

主治：肝肾阴虚，耳鸣耳聋，头晕目眩。

组成：煅磁石、熟地、山药、制山茱萸、茯苓、牡丹皮、竹叶柴胡、泽泻。

③益气聪明汤（《医方集解》）。

功效：补中气、升清阳、散风热。

主治：中气不足、清阳不升而致风热上扰。头痛眩晕、内障初起、视物不清、耳鸣、耳聋或齿痛等症。

组成：黄芪、人参、葛根、蔓荆子、白芍、黄柏、升麻、炙甘草。

荨麻疹

概要

本病属中医"瘾疹"范畴，多由正气亏虚，腠理不密，汗出受风，正邪相搏，郁久化热所致，日久伤及阴液，气血两虚。治当以祛风为主，须辨寒热虚实而治之。夹气虚者辅以益气之法，夹血虚者辅以养血之法，夹阴虚者辅以滋阴凉血之法，夹寒者辅以散寒之法，夹热者辅以清热之法，夹瘀者辅以化瘀之法。

荨麻疹临证经效方（浙江医圣堂中医药研究所验方选）

基础方： 黄芪、白术、防风、蝉蜕、乌梅、白鲜皮、胡麻仁、地肤子、土茯苓、地龙。

功效： 益气固表，疏风清热，除湿止痒。

主治： 荨麻疹。

辨证加减： 遇冷而发者加麻黄、桂枝、附子、细辛、羌活，偏风热者加苦参、白蒺藜、浮萍、牛蒡子、金银花、连翘，反复发作者加僵蚕、全蝎、乌梢蛇，热甚者加黄芩、金银花、连翘、紫花地丁、小春花，水肿者加茯苓皮、猪苓、茯苓，风邪甚者加荆芥、白蒺藜、浮萍，血热者加丹皮、赤芍、水牛角、生地、紫草，气虚甚者加党参、仙鹤草、升麻，阴虚者加生地、麦冬、葛根、芍药、甘草，血虚者加当归、熟地、阿胶，血瘀者加红花、莪术、鸡血藤、丹参。

临证经典医案

患者信息： 刘某，男，13岁

就诊日期： 2017-11-9

患者反复出现红色斑丘疹已有三年余，秋冬季皮肤干燥，每受风寒则加重，瘙痒难耐，曾多处求治效果不佳。其舌质红，苔薄白，脉沉细，证属气血不足，卫表不固。治当益气固表，养血祛风，凉血止痒，标本同治。

拟方：

黄芪20克，白术15克，防风9克，蝉蜕7克，乌梅9克，白鲜皮15克，胡麻仁15克，当归10克，浮萍9克，土茯苓9克，地龙9克，紫草5克，荆芥7克，桂枝5克，生地10克。

七剂，水煎服，一日一剂，日服两次。

杨育林

案例分析： 本案属中医"瘾疹"范畴，由正气亏虚，腠理不密，汗出受风，正邪相搏，郁久则化热，日久伤及阴液，气血两虚，治当标本同治，益气养血滋阴、祛风散寒透疹为其大法。是方以黄芪、白术、防风补气顾护肺卫，当归、胡麻仁、生地、乌梅滋阴养血润肤，蝉蜕、浮萍、荆芥、桂枝祛风散寒透疹，恐其寒邪郁久化热，故以白鲜皮、土茯苓、紫草、地龙凉血祛风止痒。患者服此方七剂后，皮疹较前增多，皮肤瘙痒明显，此乃邪毒外出之兆也；于此方基础上辨证加减服十四剂后，诸症缓解明显；继服十四剂后，诸症悉除，已无他恙。

患者口唇出现红色斑丘疹色

有三五成簇，秋冬季反应干燥角象风

寒刺激重，瘙痒难耐，舌红苔白传

白，脉沉细，治以益气固表养血祛

风凉血止痒，当归花疏来？

防风？蝉蜕？乌梅？白鲜皮？

胡荽？当归？浮萍？生黄芪？

地龙？紫草？荆芥？桂枝？生地？

比木利

杨育林

临证备要

(1) 历代名家代表性医论

①《证治准绳·疡医》：丹溪云，疹属热与痰，在肺清火降痰，或解散出汗，亦有可下者。疹在表者，消毒饮子、防风通圣散。在里者，大柴胡汤、四顺饮子。虚者补中益气汤。皆同伤寒施治也。朱院君三十余，久患瘾疹，身痹而紫色，可与防风通圣散加牛蒡子为极细末。每二钱，水盏半，入姜汁令辣，煎；食前、热饮之。

②《医学传灯》：瘾疹者，遍身小颗，红白不一。有若痱子之状，或如黄豆样者，重者身发寒，脉来洪数，状类伤寒，宜用芩连败毒散，三四日不解，即为夹疹感寒，柴胡化滞汤，实为主剂。不过过用凉药，壅遏其毒。轻者，微寒微热，脉细微数，愈而复发。此因湿中生热，热极生风，宜用疏风养荣汤，常服六味地黄丸，滋肾水以荣肝木，则虚风自息矣。又有身发疙瘩，有如丹毒，痛痒不常，脓水淋沥者，宜用解热柴陈汤。

③《外台秘要》：邪气客于皮肤，复逢风寒相折，则起风搔瘾疹。若赤胗者，由凉湿搏于肌中之热热疹大为气强，风气相搏，即成瘾疹，身体为痒。

④《麻疹阐注》：瘾疹者，乃心火灼于肺金，又兼外受风湿而成也。发必多痒，色则红赤，隐隐于皮肤之中，故名曰瘾疹。先用加味羌活散，疏风散湿，继以加味消毒饮清热解毒，表里清而疹愈矣。

(2) 历代名家代表方

①玉屏风散。

功效：益气固表止汗。

主治：表虚自汗证，汗出恶风，面色㿠白，舌淡苔薄白，脉浮虚。亦治虚人腠理不固，易感风邪。

组成：黄芪、白术、防风。

②防风通圣散（《宣明论方》）。

功效：解表攻里，发汗达表，疏风退热。

主治：表里俱实证。以憎寒壮热无汗，口苦咽干，二便秘涩，舌苔黄腻，脉数。

组成：防风、大黄、芒硝、荆芥、麻黄、栀子、芍药、连翘、甘草、桔梗、川芎、当归、石膏、滑石、薄荷、黄芩、白术。

③疏风养荣汤（《医学传灯》）。

功效：疏风和营。

主治：痘疹轻者，微寒微热，脉细微数，愈而复发，此因湿中生热，热极生风。

组成：白芍、当归、生地、柴胡、防风、薄荷、麦冬、地骨皮、山栀。

过敏性紫癜

概要

本病属中医"斑""疹"范畴，多由感受风热之邪，热毒郁蒸肌肤，与气血相搏，脉络被血热所伤，以致血不循经，血热妄行，积于皮下发为紫癜。本病的表现以阳证、热证、实证为主，若迁延日久，反复发作，脏腑气血受损，瘀阻脉络，也可表现为虚证或虚实夹杂。治法：实证当以凉血解毒、止血消瘀为主，虚证当以补气养血、健脾宁心、滋养肝肾为主，兼有风热、湿热者辅以疏风清热、清热化湿之品。

过敏性紫癜临证经效方（浙江医圣堂中医药研究所验方选）

基础方：紫草、生地、赤芍、丹皮、仙鹤草、水牛角、旱莲草、白茅根、金银花、茜草、蝉蜕。

功效：凉血止血，清热解毒。

主治：过敏性紫癜。

辨证加减：气虚者加黄芪、白术、防风、党参，肾阴虚者加六味地黄汤、菟丝子、枸杞子，肾阳虚者加淫羊藿、鹿角霜、肉桂、附子，血虚者加阿胶、鸡血藤、当归，出血者加三七粉、白茅根，鼻衄者加侧柏叶、小蓟炭、藕节炭，便秘者加大黄、火麻仁、枳实，气机不畅者加香附、郁金、青皮、陈皮、香橼，血瘀者加鸡血藤、桃仁、红花、莪术、丹参，脾肿大者加浙贝、玄参、牡蛎、鳖甲，消化不良者加焦三仙、炒鸡内金、沉香曲、佛手，脾虚湿阻者加茯苓、泽泻、白术、米仁。

临证经典医案

患者信息： 徐某，女，14岁

就诊日期： 2018-5-12

患者五天前感受风热之邪，高热已退，仍感咽痛，精神萎靡，下肢及肘部有大小不等之紫癜，舌红苔黄腻，脉弦而有力。治当标本兼顾，扶正祛邪。

拟方：

紫草10克，生地15克，赤芍10克，丹皮10克，当归12克，水牛角30克，黄芩7克，连翘12克，金银花12克，茜草12克，蝉蜕10克，地龙10克，黄芪20克，白术15克，防风9克。

十四剂，水煎服，一日一剂，日服两次。

杨育林

案例分析： 本案属中医"斑""疹"范畴，由感受风热之邪，热毒郁蒸肌肤，与气血相搏，脉络被血热所伤，致血不循经，血热妄行，积于皮下所致。治实证当以扶正固本、疏风清热、凉血解毒、止血消瘀为主。本方以黄芪、白术、防风补气健脾固本，生地、赤芍、丹皮、紫草、水牛角滋阴凉血，蝉蜕、黄芩、连翘、金银花入肺经疏风、清热解毒，茜草、地龙止血消瘀，当归养血祛风，血行风自灭。患者服此方十四剂后咽痛、精神萎靡等诸症皆有好转，紫癜较前较少；于此方基础上加女贞子12克、旱莲草12克继服十四剂后，诸症悉除，已无他恙。

患儿三天前患感冒风热之邪，高热已退，

但感咽痛，不欲及纳，寐少不宁之紫癜，

舌红苔黄腻，脉弦数，治以疏风清热解

清解毒，药流诸苦其本。此紫草叶咳生地15克

赤芍10克 月夜晚 当归10克 小蓟草30克

黄芩10克 连翘10克 金银花10克 菊草10克

蝉蜕10克 地夜10克 菊花10克 桑皮10克

防风10克 桔梗10克

杨肇林

临证备要

(1) 历代名家代表性医论

①《万病回春》：凡斑既出，须得脉洪数有力，身温足温者易治。若脉沉小，足冷元气虚弱者难治。

发斑红赤为胃热，若紫不赤为热甚，紫黑为胃烂，故赤斑半生半死，黑斑者九死一生。大抵鲜红起发稀朗者吉，紫黑者难治，杂黑斑烂者死也。

凡斑欲出未出之际，且与升麻汤先透其毒。脉虚加人参，食少而大便不实加白术。

斑见已出，不宜再发也。斑不可汗，斑烂不宜下。如脉洪数，热甚烦渴者，人参化斑汤，若消斑毒，犀角玄参汤。

凡发斑疹，先将红纸点灯照看病患面部、胸膛、背上、四肢，有红点起者，乃发斑也。若大红点发于皮肤之上谓之斑；小红靥行于皮肤不出起者谓之疹。盖疹轻而斑重也。先将姜汁喷于斑上，以后照阴阳虚实寒热而用药。

凡丹疹皆是恶毒热血蕴蓄于命门，遇君相二火合起即发也。如遇热时，以防风通圣散辛凉之剂解之；寒月以升麻葛根汤等辛温之剂解。凡丹疹先从四肢起而后入腹者死。

②《丹溪心法》：斑属风热挟痰而作，自里而发于外，通圣散中消息，当以微汗散之，切不可下。内伤斑者，热之病发于外，微汗以散之，若下之非理。疹属热与痰，在肺清肺火降痰，或解散出汗，亦有可下也。发则多痒或不仁者，是兼风兼温之殊，色红者，兼火化也。黄瓜水调伏龙肝去红点斑。

③《石室秘录》：雷公真君曰，人有一附身热，即便身冷，而满体生斑如疹者，乃火从外泄，而不得尽泄于皮肤，故郁而生斑。人尽以为热也，用寒凉泻火之药不效，有斑不得消而死者，亦可伤也。亦用消斑神效汤治之，元参一两，麦冬一两，升麻三钱，白芷一钱，白芥子三钱，沙参三钱，丹皮五钱，水煎服。一剂斑势减，再剂斑纹散，三剂斑影尽消矣。此方妙在用元参、麦冬以消斑，尤妙在升麻多用，引元参、麦冬以入于皮肤，使群药易于奏功。而斑无不消也。

(2) 历代名家代表方

①犀角地黄汤。

功效：清热解毒，凉血散瘀。

主治：热入血分证，热扰心神，身热谵语，舌绛起刺，脉细数；热伤血络，斑色紫黑、吐血、衄血、便血、尿血等，舌绛红，脉数；蓄血瘀热，喜忘如狂，漱水不欲咽，大便色黑易解等。

组成：犀角（可用水牛角代替）、生地、芍药、丹皮。

②茜根散（《医方类聚》）。

功效：滋阴清热，凉血止血。

主治：鼻衄不止，心神烦闷；吐血衄血，错经妄行，并妇人月信不止；阴虚衄血。

组成：茜根、黄芩、阿胶（蛤粉炒）、侧柏叶、生地、炙甘草。

③归脾汤（《正体类要》）。

功效：益气补血，健脾养心。

主治：心脾气血两虚证。心悸怔忡，健忘失眠，盗汗，体倦食少，面色萎黄，舌淡，苔薄白，脉细弱。脾不统血证。

组成：白术、人参、黄芪、当归、甘草、茯苓、远志、酸枣仁、木香、龙眼肉。

脱发

概要

本病病变脏腑以肺、脾、肾三脏为主，多由情志抑郁、急躁易怒、过度焦虑、失眠等因素影响肝之疏泄功能，导致气机失调，气血运行不畅，日久血虚，风邪乘虚袭入，风盛血燥，发失所荣，而引起脱发。治当以滋补肝肾、养血祛风、健脾化湿、疏肝解郁、温补脾肾、益气固表为主。

脱发临证经效方 （浙江医圣堂中医药研究所验方选）

基础方：天冬、天麻、羌活、侧柏叶、人参叶、菟丝子、制首乌、当归、川芎、生地、熟地、木瓜。

功效：补肝肾，祛风养血生发。

主治：各类脱发。

辨证加减：肝郁不舒者加柴胡、丹参、郁金、香附、芍药、月季花，血瘀者加赤芍、桃仁、红花、丹皮、莪术，肝肾阴虚者加桑葚子、墨旱莲、女贞子、枸杞子、龟板、山茱萸，偏阳虚者加淫羊藿、锁阳、仙茅、巴戟天、补骨脂，脾虚者合参苓白术散加减治之，气虚者加黄芪、党参，血虚者加芍药、鸡血藤、黄精、阿胶；失眠者加酸枣仁、柏子仁、郁李仁、远志，湿热内蕴者加金银花、连翘、野菊花、紫花地丁、苦参，痒者加苦参、白鲜皮、地肤子、蝉蜕、白蒺藜、米仁。

临证经典医案

患者信息：陈某，女，39岁

就诊日期：2017-10-2

患者产后脱发已有一年余，初起洗头发落明显，渐至头发稀疏，头皮外露，虽多方医治，未曾见效。其平素体虚，少气懒言，动则气喘、汗出，心情抑郁，焦虑烦躁，夜寐不安，舌红苔白腻，脉细弦。治当标本兼顾，补气固表，疏肝健脾，养血祛风。

拟方：

天麻15克，天冬12克，丹参12克，党参15克，当归15克，熟地15克，白术15克，羌活9克，三七花9克，白蒺藜10克，川芎10克，防风10克，柴胡10克，砂仁6克，黄芪30克。

十剂，水煎服，一日一剂，日服两次。

杨育林

先心肾不足后脘……甚则气懒言，

勤……泽泻……颇……麻

不……言……营卫不足，脉细弱，治以神养

固表、疏……脾、善……祛风。

天麻顷　天冬顷　月参顷　党参顷

当归顷　鱼……顷　茯苓顷　益智顷

三七……　白……顷　川芎顷　防风顷

柴胡顷　砂仁……顷　黄芪30顷

特知　　杨甫林

案例分析：本案由情志不畅、肝血亏虚、失眠等因素影响肝之疏泄功能，导致气机失调，气血亏虚，风邪乘虚袭入，风盛血燥，发失所荣。是方以党参补脾益气，天冬滋阴补肺，砂仁行滞醒脾，熟地滋补肾阴，并以玉屏风散（防风、黄芪、白术）顾护卫气，柴胡、丹参、三七花疏肝理气活血，川芎、羌活、天麻、白蒺藜、当归引经至头，养血祛风除湿，诸药合用，共奏补气固表、疏肝理气、健脾化湿、养血祛风之功。患者服此方十剂后脱发较前有所减少，精神、睡眠较前好转；于此方基础上辨证加减继服三十剂后，头发渐黑且粗壮，随将此方二十剂研粉炼蜜为丸，服半年后诸症悉除。

临证备要

（1）历代名家代表性医论

①《黄帝内经·素问》：女子七岁，肾气盛，齿更发长……五七，阳明脉衰，面始焦，发始堕……（丈夫）五八，肾气衰，发堕齿槁。

②《金匮要略》：失精家，小腹弦急，阴头寒，目眩，发落。

③《诸病源候论》：冲任之脉，为十二经之海，谓之血海……若血气衰弱，经脉虚竭，不能荣润，故须发秃落。

④《儒门事亲》：至如年少，发早白落，或白屑者，此血热而太过也，世俗止知，发者血之余也，血衰故耳！岂知血热而寒，发反不茂？肝者，木也，火多水少，木反不荣，火至于顶，炎上之甚也，大热病汗后，劳病之后，皆发多脱落。

⑤《医林改错》：伤害、瘟病后头发脱落，各医书皆言伤血，不知皮里肉外血瘀，阻塞血路，新血不能养发，故发脱落。

（2）历代名家代表方

①神应养真丹（《三因极一病证方论》）。

功效：滋肝补肾，活血祛风，养血生发。

主治：肝、肾、血虚而有瘀血在内，风邪外袭以致风盛血燥，不能荣养的脱发症。

组成：羌活、天麻、当归、白芍、川芎、熟地、木瓜、菟丝子。

②通窍活血汤（《医林改错》）。

功效：活血化瘀，通窍活络。

主治：血瘀所致的斑秃、酒渣鼻、荨麻疹、白癜风等。

组成：赤芍、川芎、桃仁、红枣、红花、老葱、鲜姜、麝香。

③八珍汤。

功效：益气补血。

主治：气血两虚证。面色苍白或萎黄，头晕目眩，四肢倦怠，气短懒言，心悸怔忡，饮食减少，舌淡苔薄白，脉细弱或虚大无力。

组成：人参、白术、茯苓、当归、川芎、白芍、熟地、甘草。

④桑麻丸。

功效：滋养肝肾，祛风明目。

主治：肝肾不足，头晕眼花，视物不清，迎风流泪。

组成：阿胶、桑叶、红枣、黑芝麻、核桃仁、桂圆、冰糖、黄酒。

⑤七宝美髯丹（《积善堂方》）。

功效：补益肝肾，乌发壮骨。

主治：肝肾不足证。须发早白，脱发，齿牙动摇，腰膝酸软，梦遗滑精，肾虚不育等。

组成：赤何首、白何首、赤茯苓、白茯苓、牛膝、当归、枸杞子、菟丝子、补骨脂。

⑥左归丸（《景岳全书》）。

功效：滋肾补阴。

主治：真阴不足，腰酸膝软，盗汗，神疲口燥。

组成：熟地、菟丝子、牛膝、龟板胶、鹿角胶、山药、山茱萸、枸杞子。

自汗、盗汗

概要

本病多由平素体虚、腠理不固、阴阳失调所致。白昼时时汗出，动则汗出甚者，为自汗病；夜寐汗出，醒则自止者，为盗汗病。自汗多以气虚、阳虚为主，盗汗多以阴虚、阴虚火旺、气阴两虚为主。治当以益气固表、滋阴养血、收敛止汗为主。

自汗、盗汗临证经效方（浙江医圣堂中医药研究所验方选）

基础方： 炙黄芪、炒白术、炒防风、党参、麦冬、五味子、煅龙牡、浮小麦、碧桃干、地骨皮。

功效： 益气养阴，固表止汗。

主治： 盗汗、自汗。

辨证加减： 盗汗甚者加芍药、生地、乌梅，或以当归六黄汤（当归、黄芩、黄连、黄柏、熟地、生地、黄芪）加减治之；肾阴虚者加枸杞子、沙苑子、菟丝子、山茱萸；气虚甚者重用黄芪、党参；阳虚甚者加桂枝、附子、干姜；血瘀者加丹参、莪术、红花、桃仁；血虚者加当归、酸枣仁；痰湿甚者加二陈汤；纳呆者加炒麦芽、炒山楂、焦六曲、炒谷芽、炒鸡内金；汗出甚者加麻黄根、糯稻根，或以五倍子研极细末敷脐。

临证经典医案

患者信息： 吴某，男，43岁

就诊日期： 2018-4-12

患者平素体虚，精神倦怠，过劳则颈额生汗，动甚则有气促之症，舌淡红苔薄白，脉沉而无力。其病在心、脾、肾三脏，属气虚之证，当从本治。

拟方：

黄芪40克，炒白术15克，防风10克，党参20克，麦冬15克，五味子15克，浮小麦30克，炒黄连5克，麻黄根10克，降香10克，肉桂7克，当归12克，山茱萸15克，煅龙牡各30克，豆蔻6克。

十剂，水煎服，一日一剂，日服两次。

杨育林

患者精神倦怠，动则气促则咽颊生津，

动则气促，舌淡红苔薄白，脉沉而无力，

其痛在心、腰、肾三脏，后气虚之故，当

从本治。黄芪党参... 以温未顺，阶风晚

党参晚 麦冬晚 玉竹晚 浮小麦...

以黄芪运晚 麻黄根晚 降香晚 肉桂顶

当归晚 巴戟晚 ... 惯肉苁蓉晚 巴戟晚

拾剂

杨育林

案例分析：本案多由平素体虚、腠理不固、阴阳失调所致，以气虚为主，治当以益气固表、滋阴养血、收敛止汗为主。是方以黄芪、炒白术、防风、党参益气固表；山茱萸、麦冬、五味子、当归补肾纳气、滋阴养血；煅龙骨、煅牡蛎、浮小麦、麻黄根收敛止汗；炒黄连、肉桂交通心肾；降香宽胸降气；豆蔻温通中焦，以复水火升降之机。患者服此方十剂后诸症有所缓解，继服十四剂，同时外用五倍子细粉50克（每日取适量五倍子细粉，用温水调成糊状，敷于脐部，胶布固定），半月后诸症悉除。

临证备要

(1) 历代名家代表性医论

①《医宗金鉴》：表虚濈濈自汗，玉屏风散主之，若恶寒冷，阳气虚也，桂枝汤加附子固之，阳明里实，蒸蒸自汗，用白虎汤清之，便秘者，以调胃承气汤攻之。

②《三因极一病证方论》：夫自汗，多因伤风伤暑，及喜怒惊恐，房室虚劳，皆能致之。无问昏醒，浸浸自出者，名曰自汗；或睡着汗出，即名盗汗，或云浸汗。若其饮食劳役，负重涉远，登高疾走，因动汗出，非自汗也。人之气血，犹阴阳之水火，平则宁，偏则病，阴虚阳必凑，故发热自汗，如水热自涌；阳虚阴必乘，故发厥自汗，如水溢自流。考其所因，风暑涉外，喜怒惊恐涉内，房室虚劳涉不内外，理亦甚明。其间如历节、肠痈、香港脚、产蓐等病，皆有自汗，治之当推其所因为病源，无使混滥。如经脉别论所载，但原其汗所出处，初非自汗证也，不可不知。

③《伤寒六书》：盗汗者，睡着则汗出，觉则便不出矣。杂病责于阳虚，伤寒责在半表半里，故知胆有热也。阳明病，脉浮紧，潮热盗汗，柴胡桂枝汤。脉浮大，欲眠，目合则汗，小柴胡汤，又柴胡桂枝汤。

④《医宗金鉴》：盗汗有二，虚实两分，心虚者阴气不敛也，睡则多惊，以酸枣仁汤主之，心热者，火伤于阴也，身多烦热，以当归六黄汤主之。

⑤《古今医统大全》：丹溪曰，盗汗属血虚阴虚，乃阳蒸阴分而液出者为盗汗，故阴虚阳必凑，发热而盗汗，阴虚火炎者，法当补肾，所谓壮水之主，以制阳光是也。

(2) 历代名家代表方

①玉屏风散。

功效：益气固表止汗。

主治：表虚自汗证，汗出恶风，面色㿠白，舌淡苔薄白，脉浮虚。亦治虚人腠理不固，易感风邪。

组成：黄芪、白术、防风。

②当归六黄汤。

功效：清虚热，滋阴泻火，固表止汗。

主治：阴虚火旺所致的盗汗。发热盗汗，面赤心烦，口干唇燥，大便干结，小便黄赤，舌红苔黄，脉数。

组成：当归、黄芩、黄连、黄柏、熟地、生地、黄芪。

③酸枣汤（《金匮要略》）。

功效：养血安神，清热除烦。

主治：肝血不足，虚热内扰证。虚烦失眠，心悸不安，头晕目眩，咽干口燥，舌红，脉弦细。

组成：酸枣仁、甘草、知母、茯苓、川芎。

④桂枝汤（《伤寒论》）。

功效：辛温解表，解肌发表，调和营卫。

主治：头痛发热，汗出恶风，鼻鸣干呕，苔白不渴，脉浮缓或浮弱者。

组成：桂枝、芍药、甘草、大枣、生姜。

⑤血府逐瘀汤（《医林改错》）。

功效：活血祛瘀、行气止痛。

主治：胸中瘀血，阻碍气机，兼肝郁气滞之瘀血证，症见胸痛、头痛日久不愈，痛如针刺而有定处，舌质黯红，脉涩或弦紧等。

组成：桃仁、红花、当归、生地、牛膝、川芎、桔梗、赤芍、枳壳、甘草、柴胡。

消渴

概要

本病病位以肺、脾、肾为主。临床症状以口渴引饮，多食而消瘦，小便频数量多，或小便混浊，或有甜味为要。多由阳明热盛，蕴结化燥，销炼肺胃之津液，肾燥精虚所致。治法：上消以清热润肺、生津止渴为主，中消以清胃养阴为主，下消以滋阴补肾为主。

消渴临证经效方（浙江医圣堂中医药研究所验方选）

组成： 山药、莲子、天花粉、茯苓、泽泻、猪苓、滑石、阿胶、白术、生地、当归。

功效： 健脾渗湿，滋阴养血润燥。

主治： 消渴症，饮水过多，口干，肚腹胀满。

辨证加减： 气阴两虚者加黄芪、党参、麦冬、五味子，阴虚内热者加银柴胡、地骨皮、黄芩、黄连、黄柏、淮小麦，胃热者加石膏、知母、玉竹、蒲公英，肾虚者加熟地、山萸肉、覆盆子、菟丝子、淫羊藿、仙茅。

临证经典医案

患者信息： 董某，男，48岁

就诊日期： 2017-9-15

患者近三年来多食易饥，小溲频数，口干心烦，多梦，舌红苔薄白，脉细缓。此为阴分不足、胃强脾弱之证，治当滋阴清热，和胃化湿。

拟方：

山药30克，黄连5克，天花粉10克，猪茯苓各15克，炒白术15克，生地20克，知母9克，玄参15克，玉竹15克，芦根30克，山萸肉20克，黄芪30克，麦冬15克，黄柏9克，菟丝子15克。

七剂，水煎服，一日一剂，日服两次。

杨育林

案例分析：本案属中医"消渴"范畴，由阳明热盛，蕴结化燥，销炼肺胃之津液，肾燥精虚所致，症见多食易饥，小溲频数，口干心烦，多梦，其治疗大法为：上消以清热润肺、生津止渴为主，中消以清胃养阴为主，下消以滋阴补肾为主。此案当合而治之。是方取麦冬、天花粉、芦根清热润肺、生津止渴以治上消，知母、玉竹滋阴和胃，黄芪、炒白术、茯苓、猪苓、山药补气健脾化湿，生地、玄参、山萸肉、菟丝子、黄连、黄柏滋阴补肾、清心除烦。患者服此方七剂后口干心烦、多梦之症有所缓解，仍有小溲频数，故予此方基础上加桑螵蛸9克、益智仁15克、石菖蒲12克，继服二十剂，同时外用五倍子细粉50克（每日取适量五倍子细粉，用温水调成糊状，敷于脐部，胶布固定），后小溲频数之症消除。

临证备要

（1）历代名家代表性医论

①《万病回春》：消渴者，口常渴也。小便不利而渴者，知内有湿也（湿宜泻之）。小便自利而渴者，知内有燥也（燥宜润之）。大抵三消者，俱属内虚有热也。

②《寿世保元》：夫消渴者，由壮盛之时，不自保养，任情纵欲，饮酒无度，喜食脍炙，或服丹石，遂使肾水枯竭，心火大燔炽，三焦猛烈，五脏干燥，由是渴利生焉。心烦口渴，燥强中，二症皆消渴也。多渴而利，燥渴者，由热中所作。但饮食皆作小便，自利而渴，令人虚极短气，强中者，阳具不交，而精液自出。凡消渴之人，常防患痈疽。所怕者，一饮酒，二房劳。咸食及面，俱宜忌之。大抵脉大者，易治；细小者，难医也。

③《丹溪心法》：消渴，养肺、降火、生血为主，分上中下治。三消皆禁用半夏；血虚亦忌用；口干咽痛，肠燥大便难者，亦不宜用；汗多者不可用。不已，必用姜监制。消渴，若泄泻，用白术、白芍药炒为末，调服后，却服前药（即诸汁膏）。内伤病退后，燥渴不解，此热在肺经，可用参、苓、甘草少许，生姜汁

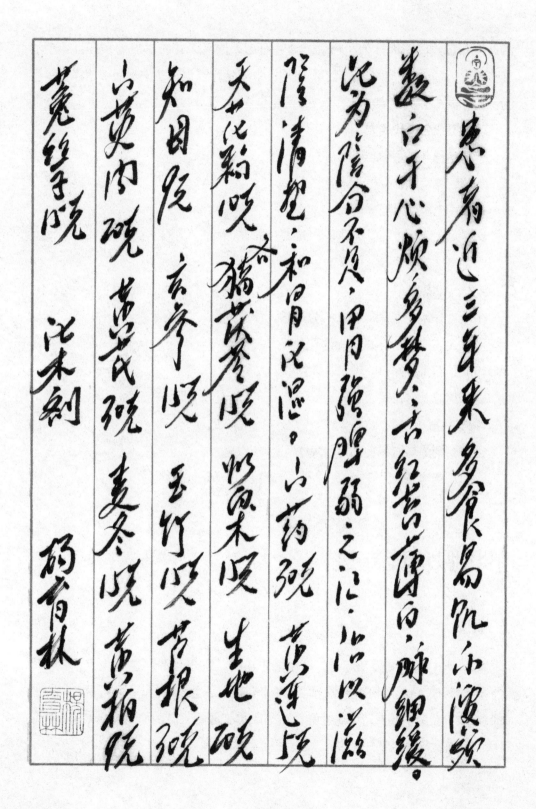

调，冷服。或以茶匙挑姜汁与之。虚者可用人汤。天花粉，消渴神药也。上消者，肺也，多饮水而少食，大小便如常；中消者，胃也，多饮水而小便赤黄；下消者，肾也，小便浊淋如膏之状，面黑而瘦。

(2) 历代名家代表方

①二冬汤（《医学心悟》）。

功用：养阴润肺，生津止渴。

主治：上消，口渴多饮。

组成：天冬、麦冬、天花粉、黄芩、知母、甘草、人参、荷叶。

②白虎加人参汤（《伤寒论》）。

功效：清热益气生津。

主治：伤寒、温病、暑病气分热盛，津气两伤，身热而渴，汗出恶寒，脉虚大无力；火热迫肺，上消，口渴多饮。

组成：石膏、知母、粳米、炙甘草、人参。

③消渴方（《丹溪心法》）。

功效：滋阴生津，清心火。

主治：消渴易饥多食，口渴多饮。

组成：黄连末、天花粉末、人乳（或牛乳）、藕汁、生地汁、姜汁、蜜。

甲状腺功能亢进

概要

本病属中医"气瘿"范畴，多由情志不畅，肝气郁滞，郁久化火，耗伤津液，炼津为痰，结于颈部而成，临床多伴有眼突、急躁易怒、消谷善饥、心悸、失眠等症，后期多兼有肾阴虚之症。治当以疏肝健脾、滋阴清热为主，辅以软坚散结、活血化瘀、滋补肝肾等。

甲状腺功能亢进临证经效方（浙江医圣堂中医药研究所验方选）

基础方：浙贝、玄参、牡蛎、昆布、五味子、天冬、北沙参、砂仁、麦冬、香附、夏枯草。

功效：益气养阴，清热散结。

主治：甲状腺功能亢进。

辨证加减：胃热甚者加蒲公英、黄连、石膏；肝火甚者加栀子、龙胆草、黄芩；口渴心烦者加天花粉、乌梅、石斛、知母、淡竹叶、淡豆豉；肝郁气滞者加柴胡、月季花、郁金、青皮；阴虚甚者加生地、芍药、玉竹、石斛，或以知柏地黄汤加减治之；甲状腺肿硬者加山慈姑、海浮石、丹参、莪术；多汗者加浮小麦、糯稻根；眼突者加菊花、石菖蒲、石决明、白蒺藜；手指震颤者加钩藤、僵蚕、龙齿、珍珠母、羚羊角；脾虚者加炒白术、佛手、山药、扁豆；咽喉阻塞感者加射干、苏梗、梅花；便秘者加大黄、决明子；心悸失眠者加酸枣仁、夜交藤、远志、柏子仁。

临证经典医案

患者信息：陈某，女，36岁

就诊日期：2018-7-12

患者近三年来情志不畅，烦躁易怒，难以入眠，多食易饥，时有泛酸之症，眼突、颈部肿大明显，舌红苔黄腻，脉弦细。

拟方：

浙贝10克，玄参20克，牡蛎30克，昆布7克，五味子9克，柴胡10克，北沙参20克，砂仁6克，煅瓦楞子15克，麦冬9克，郁金10克，夏枯草9克，炒黄芩9克，栀子9克，酸枣仁30克。

十四剂，水煎服，一日一剂，日服两次。

杨育林

案例分析：本案由情志不畅，肝气郁滞，郁久化火，耗伤津液，炼津为痰，

患心者近三年来烦躁易怒，难以入眠，

多食易饥，近改，眼实，颜部肿大明显，

舌红苔黄腻，脉弦细，治以疏肝清热，

生牡蛎，浙贝，玄参，

昆布，五味子，柴胡，

砂仁，香橼，麦冬，郁金，

夏枯草，玄参，栀子，酸枣仁，

括辨剂　杨育林

结于颈部而成，治当以疏肝健脾、滋阴清热、软坚散结为主。是方以柴胡、郁金、砂仁疏肝健脾化湿，玄参、北沙参、麦冬、炒黄芩、栀子滋阴清热除烦，浙贝、牡蛎、昆布、夏枯草、煅瓦楞子软坚散结、抑制胃酸，辅以五味子、酸枣仁敛气安神。患者服此方十四剂后烦躁易怒、失眠、泛酸等症皆有明显好转，继服二十一剂后诸症缓解明显。

临证备要

(1) 历代名家代表性医论

①《圣济总录》：瘿之初结，胸膈满闷，气筑咽喉，噎塞不通，颈项渐粗，囊结不解，若此之类，皆瘿初结之证也。治气瘿初作，白前汤方（白前、昆布、浓朴、陈橘皮、附子）。治气瘿初作，海藻散方 [海藻、龙胆、海蛤、木通、昆布、石（研）松萝、小麦面、半夏]。治气瘿初结，昆布散方（昆布、海藻、松萝、海蛤、木通、白蔹桂）。

②《诸病源候论》：气瘿之状，颈下皮宽，内结突起，胆胆然亦渐长大，气结所成也。

③《寿世保元》：夫瘿瘤者，多因气血所伤，而作斯疾也。大抵人之气血，循环无滞，瘿瘤之患，如调摄失宜，血凝结皮肉之中，忽然肿起，状如梅子，久则滋长。瘿有五种，曰石、肉、筋、血、气是也。

④《证治准绳·疡医》：藻药散，治气瘿。海藻一两，黄药子二两……黄药酒，治忽生瘿疾及一二年者。

(2) 历代名家代表方

①四海舒郁丸（《中医外科学》）。

功效：行气化痰，散结消瘿。

主治：肝脾气郁，致患气瘿，结喉之间，气结如胞，随喜怒消长，甚则妨碍饮食。

组成：青木香、陈皮、海蛤粉、海带、海藻、昆布、海螵蛸。

②海藻玉壶汤（《外科正宗》）。

功效：化痰软坚，理气散结，滋阴泻火。

主治：瘿瘤初起，或肿或硬，或赤或不赤，但未破者，甲状腺功能亢进，脂膜炎，乳腺增生，淋巴结核，结核性腹膜炎，多发性疖病等。

组成：海藻、昆布、贝母、半夏、青皮、陈皮、当归、川芎、连翘、甘草、独活、海带。

鹤膝风

概要

本病大多由历节风发展而来，多发于青少年，因其禀赋不足、三阴亏损、督脉经虚、风寒湿邪结于经络、血脉不通，而致膝大而腿细，如鹤之膝；或因邪蕴化热、湿热流注关节，而致关节红肿热痛、屈伸不利。临床以寒湿凝滞证、湿热壅阻证、肝肾阴虚证为常见。辨证须分虚实，治以清热利湿、祛寒化湿、滋补肝肾、温补肾阳、通经络为主。

鹤膝风临证经效方（浙江医圣堂中医药研究所验方选）

基础方：生黄芪、远志、川牛膝、石斛、地骨皮、金银花、炒米仁、炒黄柏、苍术、桃仁、红花、当归、川芎、地龙。

功效：益气养阴清热，消肿止痛。

主治：鹤膝风，关节肿痛，不能屈伸，上下腿日细，膝盖肿大。

辨证加减：血瘀甚者加三棱、莪术，肿痛甚者加连翘、茯苓、车前草、元胡、秦艽、赤小豆，风湿甚者加麻黄、防风、荆芥、独活等，寒甚者加附子、干姜、肉桂、桂枝，肝肾不足者加木瓜、杜仲、川续断、山茱萸，肾阳虚者加鹿角霜、淫羊藿、巴戟天、仙茅。

临证经典医案

患者信息：李某，男，69岁

就诊日期：2017-8-12

患者两膝关节肿痛，屈伸不利已有三年余，近来自感两膝关节肿胀、疼痛加剧，夜寐不安，渴不思饮，手足心发热，大便不成形，舌红苔黄腻，脉弦滑而有力。此乃湿热流注下焦，经络不通所致，治宜益气养阴，清下焦湿热，消肿止痛。

拟方：

黄芪40克，元胡15克，川牛膝15克，石斛20克，地骨皮15克，金银花15克，炒米仁30克，炒黄柏10克，苍术12克，桃仁7克，红花7克，豨莶草20克，当归9克，川芎15克，地龙15克，赤芍15克。

七剂，水煎服，一日一剂，日服两次。

杨育林

案例分析：本案因其先天禀赋不足、三阴亏损、督脉经虚，感受六淫之邪，郁久化热、湿热流注关节，致关节红肿热痛、屈伸不利。此为湿热流注下焦之证，治当标本兼顾。是方以黄芪、当归、川芎、赤芍、桃仁、红花、地龙（补阳还五汤）补气活血通络；石斛养阴生津；炒米仁、炒黄柏、苍术、川牛膝（四妙散）清下焦湿热；佐以豨莶草祛风湿，通经络，清热解毒；元胡能行血中气滞，气中血滞，有活血、理气、止痛、利小便之功；地骨皮凉血除蒸；金银花有清热解毒、抗炎、补虚疗风之功；诸药合用，共奏益气养阴、清下焦湿热、消肿止痛之效。湿热下注型鹤膝风患者如能在此方基础上辨证加减并长期服用，必有奇效。

临证备要

（1）历代名家代表性医论

①《外科十三方考》：此症生于膝眼上两鬼眼穴内，肿起痛如针刺，其症之起因，大抵由少年时不知保重身体，过于酒色斫丧，兼受风湿所致。治法在初起时，可用八法神针针入鬼眼穴内，补泻运气，起针后，用艾火灸十余壮，痛即可

患者两膝关节肿痛，屈伸不利已有

三年余，近来有所加剧，夜寐久安，遇不

思饮，手足心发热，大便不成形，舌红苔

黄腻，脉弦滑而有力。治以益气养阴清

不佳，温热……消肿之痛，黄芪30克，元明……

川牛膝15克，石斛30克，地骨皮30克，金银花……米仁30克

以薏苡仁30克，苍术30克，桃仁30克，红花30克，鳞……

当归15克，川芎30克，地……夜……15克

梁烈 杨百林

止，内服中九丸兼药酒，酒方如次：当归、赤芍、川芎、白芷、防风、牛膝、木瓜、苡仁、羌活、浓朴、苍术、陈皮、荆芥、土苓、熟地、升麻、甘草、桑寄生、石楠藤、白蒺藜。上共锉成片，布袋盛之，以好酒十斤放罐内，入药其中，罐口用荷叶封住，放在火内烧三炷香久，冷定取起，每日空心饮之，尽量而止。肿处以棉包里，不可受风，以常温暖为佳。

②《张氏医通》：喻嘉言曰，鹤膝风者，即风寒湿之痹于膝者也。如膝骨日大，上下肌肉日枯，且未可治其膝，先养血气使肌肉渐荣，后治其膝可也。此与治偏枯之证，大同小异。急溉其未枯者，使气血流行而复荣。倘不知此，但用麻黄、防风等散风之药。鲜有不全枯者。故治鹤膝风而急攻其痹。必并其足痿而不用矣。古方治小儿鹤膝风，用六味地黄丸加鹿茸、牛膝。不治其风，其义是善。盖小儿非必为风寒湿所痹，多因先天所禀肾气衰薄，阴寒凝聚于腰膝，故以六味丸补肾中之水，以鹿茸补肾中之火，以牛膝引至骨节而壮其裹撷之筋，此治本不治标之良法也。

③《黄帝内经·素问》：膝者筋之府，屈伸不能，行则偻附，筋将惫矣。

④《医学实在易》：薛氏云，多是风邪乘虚入于三阴之经，治法以温补肝肾为主，未效，即须暖脾。又外治二法，不可不知。一用芥菜子敷法，治初起漫肿不红，屈伸不便者，乘未溃时，用陈年芥菜子研细，以姜汁、葱涕调涂，一伏时，患处起泡，泡干脱皮自愈。一用雷火针法，治风、寒、湿留滞筋脉，剧痛不休，用蕲艾五钱，丁香五分，麝香三分，合研匀入纸筒中，痛处衬布四五层，照火淬数十遍，以筋脉活动为度。但此二法，脓成即不可。

(2) 历代名家代表方

①四神煎（《验方新编》）。

功效：扶正养阴祛邪，清热解毒，活血通利关节。

主治：鹤膝风。两膝疼痛，膝肿粗大，大腿细，形似鹤膝，步履维艰，日久则破溃之证。

组成：生黄芪、远志肉、牛膝、石斛、金银花。

②萆薢化毒汤（《疡科心得集》）。

功效：清热化湿，凉血解毒，通络止痛。

主治：下肢丹毒湿热毒气盛者，皮肤红肿灼热明显，及湿热痈疡，气血实者。

组成：萆薢、归尾、丹皮、牛膝、防己、木瓜、苡仁、秦艽。

③大防风汤（《罗氏会约医镜》）。

功效：祛风湿，止痹痛，补肝肾，益气血。

主治：足三阴亏损，风寒湿乘虚浸入，发为痹证。

组成：人参、白术、防风、黄芪（蜜炙）、熟地、杜仲、白芍、牛膝、羌活、附子、肉桂、炙甘草、川芎、当归、生姜。

④五积散（《太平惠民和剂局方》）。

功效：散寒祛湿，理气活血，化痰消积。

主治：外感风寒，内伤生冷证。脾胃宿冷，腹胁胀痛，胸膈停痰，呕逆恶心；或外感风寒，内伤生冷，心腹痞闷，头目昏痛，肩背拘急，肢体怠惰，寒热往来，饮食不进；及妇人血气不调，心腹撮痛，经候不调，或闭不通。

组成：白芷、枳壳、麻黄、苍术、干姜、桔梗、厚朴、甘草、茯苓、当归、肉桂、川芎、白芍、半夏、陈皮。

风湿病

概要

本病属中医"痹症"范畴，多由风、寒、湿外邪侵袭人体肌表，流注经络，致气血不和而成。症见四肢、关节等处疼痛、酸楚、重着、麻木。根据邪气之偏胜，它分为行痹（风胜）、痛痹（寒胜）、著痹（湿胜），风寒湿邪郁久化热则成热痹。本病治当以祛邪通络为主，究其邪气之偏胜辅以祛风、散寒、除湿、清热等法，辨证须分虚实。

风湿病临证经效方（浙江医圣堂中医药研究所验方选）

基础方：羌活、独活、鸡血藤、桂枝、防风、木瓜、黄芪、防己、苍术、当归、丹皮、甘草、米仁。

功效：祛风除湿，消肿止痛。

主治：风湿、类风湿关节炎，手足麻木、腰腿肿痛。

辨证加减：夏季热痹者加金银花、木耳、炒黄柏，冬季寒痹者加制附子、细辛、麻黄，气滞者加陈皮、厚朴、沉香、枳壳、郁金，血瘀甚者加伸筋草、乳香、没药、地龙、桃仁、红花、莪术、穿山甲，风湿甚者加川萆薢、五加皮、青风藤、海风藤、石楠藤、天仙藤、地风、千年健、威灵仙，阴虚者加生地、龟板，腰痛者加杜仲、桑寄生、川续断、狗脊、补骨脂，上肢痛为主者加桑枝，下肢痛为主者加川牛膝，麻者加老鹳草，痛甚者加元胡、芍药，肿甚者加秦艽、白僵蚕、天麻、威灵仙。

临证经典医案

患者信息：刘某，女，35岁

就诊日期：2017-11-12

患者有风湿病史五年余，西医诊治疗效不佳，近来受风寒后腰背、四肢关节酸楚、疼痛症状加剧，其平素体虚畏寒，四肢冰冷，得热则酸楚、疼痛症状缓解，舌淡红苔白腻，脉细弦。治宜补气温阳通络，祛风散寒除湿。

拟方：

羌活10克，独活20克，桂枝12克，豨莶草15克，防风9克，木瓜15克，黄芪30克，干姜9克，川续断15克，炙麻黄7克，炒白术15克，细辛3克，制附子9克，当归15克，威灵仙10克，芍药10克，炙甘草7克，地龙12克。

七剂，水煎服，一日一剂，日服两次。

杨育林

案例分析：本案属中医"痹症"范畴，由风、寒、湿之邪侵袭人体肌表，流注经络，致气血不和而成。症见四肢、关节等处疼痛、酸楚。此乃寒邪偏胜之痛痹也，治当标本兼顾，以补气温阳通络，祛风散寒除湿为其大法。是方羌活性升，独活性降，专用之以散风寒之邪，利周身骨节之痛，除新旧风湿；川续断、

患者有风湿病史五年余，近来

受风寒后周身关节酸楚疼痛，舌淡

红苔白滑腻，脉细弦。治以补气温阳通

络，祛风散寒除湿。药：

桂枝　　　克　　防风　　克

黄芪　　　克　　干姜　　克

鸡血藤　　克　　细辛　　克　当归　　克

威灵仙　　克　　苍术　　克　地龙　　克

柒剂

杨育林

防风、威灵仙、豨莶草、地龙祛风除湿，通络止痛；黄芪、干姜、制附子、桂枝、炙麻黄、细辛补气温阳，通经络；炒白术健脾化湿；木瓜强筋骨；芍药、当归、炙甘草养血祛风，血行风自灭也；诸药合用，共奏补气温阳通络、祛风散寒除湿之功。患者服此方七剂后四肢及关节疼痛、酸楚等症有所缓解，继于此方基础上辨证加减连服半年，同时配合杨氏家传老膏药外贴痛处，已无他恙，收效甚佳。

临证备要

(1) 历代名家代表性医论

①《医经原旨》：风寒湿三气杂至，合而为痹（痹者，闭也，一阴一阳结谓之喉痹，食痹而吐，是皆闭塞之义也。故风寒湿三气杂至，则壅闭经络，血气不行而病为痹，即痛风不仁之属。痹，音秘）。其风气胜者为行痹（风者善行数变，故为行痹。凡走注历节疼痛之类皆是也），寒气胜者为痛痹（阴寒之气客于肌肉筋骨之间，则凝结不散，阳气不行，故痛不可当，即痛风也），湿气胜者为著痹也（著痹者，肢体重着不移，或为疼痛，或为顽木不仁。湿从土化，病多发于肌肉）。

②《黄帝内经·素问》：风寒湿三气杂至，合而为痹也。其风气胜者为行痹，寒气胜者为痛痹，湿气胜者为著痹也。

③《扁鹊心书》：风寒湿三气合而为痹，走注疼痛，或臂腰足膝拘挛，两肘牵急，乃寒邪凑于分肉之间也，方书谓之白虎历节风。治法于痛处灸五十壮，自愈，汤药不效，惟此法最速。若轻者不必灸，用草乌末二两、白面二钱，醋调熬成稀糊，摊白布上，乘热贴患处，一宿而愈（痹者，气血凝闭而不行，留滞于五脏之外，合而为病。又邪入于阴则为痹，故凡治痹，非温不可，方书皆作实治，然属虚者亦颇不少）。

(2) 历代名家代表方

①独活寄生汤（《备急千金要方》）。

功效：祛风湿，止痹痛，益肝肾，补气血。

主治：痹证日久，肝肾两虚，气血不足证。腰膝疼痛、痿软，肢节屈伸不利，或麻木不仁，畏寒喜温，心悸气短，舌淡苔白，脉细弱。

组成：独活、寄生、杜仲、牛膝、细辛、秦艽、茯苓、肉桂心、防风、川芎、人参、甘草、当归、芍药、干地黄。

②身痛逐瘀汤（《医林改错》）。

功效：活血祛瘀，祛风除湿，通痹止痛。

主治：瘀血挟风湿，经络痹阻，肩痛、臂痛、腰腿痛，或周身疼痛，经久不愈者。

组成：秦艽、川芎、桃仁、红花、甘草、羌活、没药、当归、炒五灵脂、香附、牛膝、地龙。

③宣痹汤（《温病条辨》）。

功效：清化湿热，宣痹通络。

主治：湿热痹证，症见寒战发热、骨节烦疼、面色萎黄、小便短赤、舌苔黄腻或灰滞。

组成：防己、杏仁、滑石、连翘、山栀、薏苡仁、半夏、晚蚕沙、赤小豆皮（痛甚者加片姜黄、海桐皮）。

④薏苡仁汤（《类证治裁》）。

功效：祛风除湿，散寒止痛。

主治：寒湿痹痛。

组成：薏苡仁、当归、川芎、生姜、桂枝、羌活、独活、防风、白术、甘草、川乌、麻黄。

＊ 附方

痛风临证经效方（浙江医圣堂中医药研究所验方选）。

基础方：黄芪、当归、川芎、赤芍、桃仁、红花、地龙、豨莶草、防己、秦艽、威灵仙、益母草、防风。

功效：益气活血，祛风除湿。

主治：痛风。

辨证加减：肾阳虚者加淫羊藿、仙茅、锁阳、巴戟天，肾阴虚者加熟地、山药、山茱萸、生地，脾虚湿阻者加炒白术、黄芪、茯苓、苍术、砂仁、豆蔻，下焦湿热者加苍术、黄柏、牛膝、米仁、积雪草、绵萆薢，寒湿甚者加桂枝、羌活、独活，热甚者加金银花、忍冬藤、连翘、栀子、知母，便秘者加大黄、枳实、火麻仁，血瘀甚者加鸡血藤、莪术、三棱、丹参、穿山甲、丹皮，痛甚者加元胡、芍药、甘草，肝阳上亢者加钩藤、决明子、菊花、龙骨、牡蛎。

脱肛

概要

本病多因平素体亏，久泻久痢、长期咳嗽等，以致中气不足，气虚下陷，不能摄纳升提所致。其基本病机为气虚下陷，临床上脱肛以虚证多见。治疗多以补中益气、补肾固摄为主，下焦湿热者辅以清热化湿，气血不足者辅以补气血。

脱肛临证经效方（浙江医圣堂中医药研究所验方选）

基础方：黄芪、升麻、柴胡、桔梗、防风、白术、当归、甘草、干姜、芍药、羌活、陈皮。

功效：补中益气，升提下陷。

主治：脱肛。

辨证加减：肾虚者加菟丝子、山茱萸、五味子、淫羊藿，阴虚内热者加知母、黄柏、地骨皮，气虚甚者加党参、高丽参、仙鹤草，血虚者加大枣、熟地、当归，胃不和者加生姜、苏梗、香附、佛手，下焦湿热甚者加炒葛根、黄芩、黄连、黄柏、米仁，大便不畅者加火麻仁、柏子仁、苁蓉。

临证经典医案

患者信息：韩某，男，52岁

就诊日期：2016-3-9

患者大便干结，每次如厕时脱肛，平素体虚，动则汗出，舌红少苔，脉沉细无力，治宜补中益气，升阳举陷，顾护津液。

拟方：

黄芪40克，升麻15克，柴胡10克，桔梗10克，防风10克，白术9克，火麻仁15克，当归20克，党参20克，太子参12克，麦冬15克，五味子7克，诃子6克，乌梅9克，仙鹤草20克。

七剂，水煎服，一日一剂，日服两次。

杨育林

案例分析： 本案因患者平素体亏，以致中气不足，气虚下陷，不能摄纳升提所致，脱肛以虚证多见，治宜补中益气，升阳举陷，顾护津液。是方以黄芪、党参、柴胡、升麻、白术、防风、仙鹤草补中益气，升阳举陷；当归、火麻仁养血润肠通便；太子参、麦冬滋阴；五味子、乌梅、诃子收敛涩肠；桔梗载药物行舟楫之功。患者服此方七剂后感精力充沛，于上方基础上辨证加减连服半年后，脱肛、体虚乏力诸症基本消除，已无他恙。

临证备要

（1）历代名家代表性医论

①《寿世保元》：夫脱肛者，乃虚寒下脱。其病或因肠风痔漏，久服寒凉，坐努而下脱。或因久痢，里急窘迫而脱也。又有产妇用力过多，及小儿叫号努气，久痢不止。风邪袭虚而脱也。

夫脱肛者，肛门翻出也。盖肺与大肠为表里，肛门者，大肠之门。肺实热则闭积，虚寒则脱出。肾主大便，故肺肾虚者，多有此症。若大肠湿热，用升阳除湿汤。若血热，用四物加条芩、槐花。血虚，四物加白术、茯苓。兼痔加黄连、槐花、升麻。虚弱用补中益气汤加芍药，肾虚加六味地黄丸主之。

②《景岳全书》：《内经》曰，下者举之；徐之才曰，涩可去脱，皆治脱肛之法也。故古人之治此者，多用参、芪、归、术、川芎、甘草、升麻之类以升之、补之，或兼用北五味、乌梅之类以固之、涩之，仍外用薰洗收涩之药，则无有不愈。凡中气微虚而脱者，宜四君子汤或五味异功散。中寒吐泻而脱者，五君子煎或温胃饮。泻痢不止而滑脱者，胃关煎，或加乌梅、北五味、文蛤、木香之属以

恶者大便干结，溲涩如淋，时时欲脱肛，动

则汗出，若舌红少苔，脉沉细弱，治宜补中

若气虚，升阳举陷，调补津液，方用当归补血汤

生麻晚　柴胡晚　粉葛根晚　防风晚

乌梅炭　柴苏晚　当归晚　党参晚

白术晚　生黄芪晚　五味子晚　诃子晚

太子参晚　麦冬晚　五味子晚

乌梅炭　石榴皮　仁肉豆蔻晚

杨育林

佐之。脾虚下陷而脱者，补中益气汤或举元煎。阴虚肝肾不足而下陷者，补阴益气煎。阴中阳虚而脱者，理阴煎或大补元煎。以上诸证，凡虚中挟火，或热赤，或肿痛，宜用补中益气汤加黄连、黄芩、槐花之类加减治之。然必真有火证、火脉，方可酌用寒凉，若非实火，则大忌苦寒，以防其沉降败脾也。若妇人产后用力太过，肛门脱出者，宜六物煎加升麻，或用殿胞煎加人参，仍须用温热汤洗而收之。若湿热下坠，疼痛脱肛甚者，抽薪饮、大分清饮；微者，约营煎。

③《景岳全书》：薛立斋曰，脱肛属大肠气血虚而兼湿热。凡湿热胜者，升阳除湿汤。血热者，四物加条芩、槐花。血虚者，四物加白术、茯苓。兼痔而痛者，四物加槐花、黄连、升麻。久痢者，补中益气汤加酒炒芍药。中气虚陷者，前汤加半夏、炮姜、五味、茯苓。肾虚者，六味丸。虚寒者，八味丸。

(2) 历代名家代表方

①补中益气汤（《内外伤辨惑论》）。

功效：补中益气，升阳举陷。

主治：脾虚气陷证。饮食减少，体倦肢软，少气懒言，面色萎黄，大便稀溏，舌淡，脉虚，脱肛，子宫脱垂，久泻久痢以及崩漏等。

组成：黄芪、白术、陈皮、升麻、柴胡、人参、甘草、当归。

②黄连解毒汤（《肘后备急方》）。

功效：清热解毒。

主治：三焦火毒证。大热烦躁，口燥咽干，错语不眠，或热病吐血、衄血，或热甚发斑，或身热下利，或湿热黄疸，或外科痈疡疔毒。小便黄赤，舌红苔黄，脉数有力。

组成：黄连、黄芩、黄柏、栀子。

③诃子人参汤（《证治准绳·类方》）。

功效：益气固摄。

主治：泻痢，产育气虚脱肛，脉濡而弦。

组成：诃子（煨，去核）、人参、白茯苓、白术、炙甘草、莲肉、升麻、柴胡。

疝气

概要

本病多与足厥阴肝经和任脉二经有密切关系。任脉主人体一身之阴，见证多偏阴偏寒；肝脉循少腹，络阴器。本病多由房劳、劳倦、六淫之邪、情志不畅等致阴寒内盛、水湿内停、痰热瘀滞、气虚下陷等。疝气，病多在气分，有虚实之别。虚则气陷，下坠而痛；实则气结，不通则痛。治法：寒疝者以温肝散寒（暖肝煎）为主，水疝者以逐水行气（五苓散）为主，气疝者以疏肝理气（天台乌药散）或补中益气为主，阴囊肿硬重坠者以行气消坚（橘核丸）为主。

疝气临证经效方（浙江医圣堂中医药研究所验方选）

基础方：丝瓜络、山楂核、荔枝核、乌药、小茴香、青皮、川楝子、广木香、高良姜、槟榔、木瓜、牡蛎、当归。

功效：理气温阳止痛。

主治：小肠疝气，牵引脐腹作痛，睾丸下坠。

辨证加减：睾丸痛甚者加白术、茯苓、肉桂、米仁、橘核；下焦湿热甚者去乌药、小茴香、高良姜，加土茯苓、金银花、连翘、黄柏、生甘草；湿重者加猪苓、茯苓、泽泻、车前子、萆薢、石斛、川牛膝；便秘者加大黄、火麻仁；气滞甚者加厚朴、枳壳、砂仁、山楂、神曲、陈皮；血瘀者加乳香、没药、穿山甲、三棱、莪术；寒甚者加朝鲜别直参、吴茱萸、桂枝、肉桂、附子；痛甚者加元胡、全蝎、芍药。

临证经典医案

患者信息：徐某，男，32岁

就诊日期：2016-12-6

患者疝气已久，左下腹坠胀、睾丸胀痛，遇寒则痛甚，舌红苔白腻，脉弦滑。此为肝郁脾虚湿阻所致，拟疏肝理气、健脾化湿、温阳止痛。

拟方：

橘核10克，荔枝核9克，乌药12克，炒白术15克，高良姜7克，青皮7克，党参10克，茯苓15克，当归9克，柴胡9克，白芍10克，元胡15克。

七剂，水煎服，一日一剂，日服两次。

杨育林

案例分析： 本病多与足厥阴肝经和任脉二经有密切关系。任脉主人体一身之阴，见证多偏阴偏寒；肝脉循少腹，络阴器。本病多由房劳、六淫之邪、情志不畅等所致，症见左下腹坠胀、睾丸胀痛，遇寒则痛。此乃肝郁脾虚湿阻之证，治当疏肝理气，健脾化湿，温阳止痛。是方橘核、荔枝核入肝肾二经，为疝气痛、睾丸肿痛要药，两者配伍有理气散结、散寒止痛之功；肝体阴而用阳，故以柴胡、青皮、当归、白芍疏肝养血柔肝；炒白术、茯苓健脾化湿；党参补中益气；乌药行气止痛，温肾散寒；高良姜温中散寒，理气止痛；元胡活血散瘀，利气止痛；诸药合用，共奏疏肝理气、健脾化湿、温阳止痛之功。患者服此方七剂后睾丸胀痛症状有所缓解，于此方基础上加丝瓜络12克、山楂核10克继服二十剂后，诸症基本消除。

临证备要

(1) 历代名家代表性医论

①《黄帝内经·素问》：肝脉大急沉，皆为疝……三阳急为瘕，三阴急为疝。

②《万病回春》：疝气者，疝本肝经，宜通勿塞，绝与肾经无干。或无形有声，或有形如瓜，有声似蛙，是疝气病也。始初湿热在经郁久，后感寒气外束，不得疏散，所以作痛。不可执作寒论，须用寒热相兼，用神效汤加减，川乌以散寒气，山栀以清湿热，皆是下焦主药，其效速。

③许学士：疝疾虽因虚而得之，不可以虚而骤补。

(2) 历代名家代表方

①橘核丸（《严氏济生方》）。

患心者疾气已久，左下腹坠胀，时有乳房包块作痛，

遇寒则痛甚，舌苔白薄腻，脉弦滑，此乃肝

郁脾虚湿温所致，治以疏肝健脾渗湿温

经。

橘核15克　荔枝核15克　乌药15克

炒米仁15克　高良姜15克　青皮15克

党参15克　茯苓15克　当归15克

柴胡15克　香附15克　元胡15克

柒剂

杨育林

功效：行气止痛，软坚散结。

主治：疝。睾丸肿胀偏坠或坚硬如石，或痛引脐腹。

组成：橘核、海藻、昆布、海带、川楝子、桃仁、厚朴、木通、枳实、元胡、桂心、木香。

②山楂橘核丸（《古今医统大全》）。

功效：疏肝理气，活血止痛。

主治：诸疝痛。

组成：山楂、橘核、茴香、山栀、柴胡、牡丹皮、桃仁、大茴香、吴茱萸。

③天台乌药散（《医学发明》）。

功效：行气疏肝，散寒止痛。

主治：肝经寒凝气滞证。小肠疝气，少腹引控睾丸而痛，偏坠肿胀，或少腹疼痛，苔白，脉弦。

组成：天台乌药、木香、茴香、青皮、良姜、槟榔、川楝子、巴豆。

痔疮

概要

本病多由饮食不节，嗜食辛辣；或平素正气虚弱，外受风湿热之邪；以及久坐、负重，日久燥热内生，热毒内蕴，下迫大肠，气血结滞而成。治当以化瘀、凉血止血、疏风清热润燥为主。

痔疮临证经效方（浙江医圣堂中医药研究所验方选）

基础方：槐花、槐角、苦参、丹皮、赤芍、桃仁、红花、炒刺猬皮、地榆、炒黄芩、秦艽。

功效：活血化瘀，凉血止血，消肿止痛。

主治：内外痔。

辨证加减：热甚者加槐米、黄连、黄柏、金银花、连翘、蒲公英、紫花地丁、野菊花、赤小豆，下焦湿热者四妙散加减治之，血瘀者加三棱、莪术、穿山甲、鸡血藤，血虚者加当归、芍药、丹参，血热者合犀角地黄汤加减治之，燥热者加胡麻仁、生地、玄参、麦冬，便秘者加火麻仁、瓜蒌仁、大黄、枳实、芒硝，肛门坠胀明显者加黄芪、升麻、枳壳、木香，脾虚下陷者合补中益气汤加减治之，便血者加侧柏叶、地榆炭、荆芥炭、旱莲草、仙鹤草、白茅根、大蓟炭，痛甚者加乳香、没药、元胡。

临证经典医案

患者信息：周某，男，47岁

就诊日期：2017-7-2

患者平素有内痔，饮食辛辣或劳累则加重，大便燥结，肛门肿痛伴出血，舌根黄厚，脉滑数，病在下焦，治当清下焦湿热、凉血消肿。

拟方：

槐花10克，槐角炭10克，苦参12克，丹皮12克，赤芍12克，连翘12克，白茅根30克，苍术9克，金银花10克，秦艽12克，炒刺猬皮9克，炒黄柏9克，炒米仁30克，川牛膝12克，制大黄6克，胡麻仁12克。

七剂，水煎服，一日一剂，日服两次。

杨育林

案例分析：本案由饮食不节，嗜食辛辣，日久燥热内生，热毒内蕴，下迫大肠，气血结滞而成，其病在下焦，清热凉血、化瘀止血为其治疗大法。是方以四妙散（苍术、炒黄柏、炒米仁、川牛膝）、苦参、秦艽、金银花、连翘、白茅根清下焦湿热，丹皮、赤芍、炒刺猬皮、槐花、槐角炭引经入大肠凉血止血，制大黄、胡麻仁润肠通便，泻火存阴。患者服此方七剂后，大便燥结、肛门肿痛、出血诸症皆有所缓解，继服二十一剂后诸症悉除。

患者素有内痔，饮食辛辣或劳累则

加重，大便燥结，肛门肿痛伴出血，色鲜黄

厚，脉滑数，治以清下焦湿热，凉血消

肿。槐花30g 槐角炭30g 苦参10g

月反30g 荷叶30g 连翘30g 白茅根30g

苍术10g 金银花30g 秦艽30g 川楝炭10g

黄柏炭30g 炒米仁30g 川牛膝10g 制大黄10g

胡麻仁10g 柴葫 杨育林

临证备要

(1) 历代名家代表性医论

①《经验丹方汇编》：肠僻为痔，如大泽中有少山突出为痔。凡人于九窍中但有小肉突起，皆曰痔，不特于肛门边生者名之。亦有鼻痔、眼痔、牙痔等，其状不一。方分五种，曰牝、曰牡、曰胍、曰肠、曰气。牝痔者，肛门边生疮，肿突出，一日数枚，脓溃即散；牡痔者，肛门边发，露肉珠状如鼠奶，时时滴溃脓血；胍痔者，肠口颗颗发累，且痛且痒，血出淋漓；肠痔者，肛门内结核有血，寒热往来，登溷脱出；气痔者，遇恐怒则发，肛门肿痛，气散则愈；又有酒痔，每遇饮酒发动，疮即肿痛而流血；血痔者，每遇大便则血出不止，宜解热、调血、顺气为主。

②《圣济总录》：论曰久痔者，以脏腑夙有风冷，加之饥饱不常，将摄乖宜，或缘忧思恚怒，致阴阳不和，气血凝滞，故风毒乘虚，时作时歇，攻注肛肠，痔孔有脓与血间下，肿痒疼闷，故谓之久痔。

③《医学心悟》：方书有牝、牡、虫、血之异名，而其实皆大肠经积热所致。大法，宜用石菖蒲、忍冬藤煎水，以瓦罐盛药，对痔熏透，然后倾入盆中浸洗之，冷则加水，如此频频熏洗，并服加减六味丸，及国老散，自然渐次消散，可免刀针药线之苦，此亦医痔之良法也。

(2) 历代名家代表方

①凉血地黄汤（《外科大成》）。

功效：祛风凉血，消肿止痛。

主治：痔肿痛，出血。

组成：归尾、生地、赤芍、黄连、枳壳、黄芩（炒黑）、槐角（炒黑）、地榆（炒黑）、荆芥（炒黑）、升麻、天花粉、甘草、生侧柏叶。

②止痛如神汤（《外科启玄》）。

功效：清热燥湿，祛风消肿止痛。

主治：痔核肿胀痛痒者。

组成：秦艽、桃仁、皂角子、苍术、防风、黄柏、当归尾、泽泻、槟榔、熟大黄。

③槐花散（《普济本事方》）。

功效：清肠止血，疏风行气。

主治：风热湿毒，壅遏肠道，损伤血络证。便前出血，或便后出血，或粪中带血，以及痔疮出血，血色鲜红或晦暗，舌红苔黄，脉数。

组成：槐花、柏叶、荆芥穗、枳壳。

遗精

概要

遗精有梦遗和滑精之分，有梦而遗精者为梦遗，不因梦而精自滑者为滑精。本病多由肾虚不固，君相火旺，或湿热下注，扰动精室所致，多伴有头晕不适、精神萎靡、心悸气短、腰腿酸软、自汗盗汗、夜不得寐等症。治当以滋阴清火、养心安神、温补固摄、清化湿热为主。

遗精临证经效方（浙江医圣堂中医药研究所验方选）

基础方：熟地、山茱萸、山药、丹皮、茯苓、泽泻、覆盆子、菟丝子、车前子、枸杞子、五味子、香附、当归。

功效：补肾固精。

主治：遗精、阳痿早泄。

辨证加减：阴虚甚者加炒知母、炒黄柏、生地、龟板胶，阳虚甚者加淫羊藿、巴戟天、锁阳、苁蓉、鹿角胶，梦遗甚者加刺猬皮、五倍子、龙骨、牡蛎，气虚甚者加高丽参、黄芪，腰腿酸痛者加杜仲、桑寄生、川续断、狗脊等，下痿者加木瓜、川牛膝、苍术、黄柏、米仁。

临证经典医案

患者信息： 陈某，男，45岁

就诊日期： 2018-6-8

患者遗精已久，近一月来已六七次，平素精神疲惫，入睡困难，多梦，脉弦滑，左尺按之有力，此肾气亏虚、阴分大伤、相火妄动、肾精不固所致。治当补肾固精，清补并施，宜缓缓调之。

拟方：

熟地15克，山萸肉15克，山药30克，丹皮10克，莲须7克，远志9克，覆盆子15克，菟丝子15克，知母9克，黄柏10克，五味子9克，黄芪20克，金樱子20克，酸枣仁15克，芡实30克，煅龙牡各30克。

七剂，水煎服，一日一剂，日服两次。

杨育林

案例分析： 因梦而遗精者为梦遗，本案乃肾虚不固，君相火旺所致之病，治疗当补肾固精，清补并施，宜缓缓调之。是方以熟地、山萸肉、山药、菟丝子、覆盆子补肾填精，补先天之本；五味子、金樱子、芡实、龙骨、牡蛎、莲须收敛固涩；远志、酸枣仁安神宁心；知母、黄柏相火；丹皮清热凉血；黄芪补中益气，顾护后天之本。医治此病切不可从速，当缓缓调之。

临证备要

(1) 历代名家代表性医论

①《黄帝内经·素问》：心者，生之本，神之变也……肾者，主蛰，封藏之本，精之处也。

②《古今医统大全》：丹溪云，梦遗精滑，专主乎热，热则流通，宜滋阴降火。劳神思者，安神养心。久而虚脱者，须兼补药及收涩之药，无有不愈。

③《景岳全书》：薛立斋曰，按前证若肾气不足，用益志汤、金锁正元丹；肝肾虚热者，用六味丸、加味逍遥散；脾虚热者，用六味丸、补中益气汤。凡此悉

（心肾不交，精亏……近有某巳尤之渐生年……）

素精神不振，嗜卧，多梦，腰酸，右尺按之有力，

此肾之实亦虚，隆实大他，相火妄动，肾精不

固所致，宜滋之固之，熟地炭、山萸肉……

山药30克　月季花……莲须、远志炭、覆盆子30克

菟丝子30克……知母……黄柏……玉米须黄芪30克

金樱子20克　破芡仁……芡实30克　煅龙骨牡蛎30克

王宋抄　　杨育林

属不足之证，宜用十全大补汤，或用萆薢分清饮送八味丸。

又曰按前证属足三阴亏损所致。若肝肾虚热者，用四物汤加柴胡、山栀、山茱萸、山药。脾胃气虚者，用补中益气加山茱萸、山药。思虑伤脾者，兼用归脾汤加山茱萸、山药。肝肾亏损者，六味丸。真阳虚败者，八味丸。心肾不交，用萆薢分清饮。心气虚热者，清心莲子饮。

（2）历代名家代表方

①三才封髓丹（《卫生宝鉴》）。

功效：泻火坚阴，固精封髓。

主治：阴虚火旺、相火妄动、扰动精室之梦遗滑精、失眠多梦、腰膝酸软、五心烦热、口舌干燥等症。

组成：人参、天冬、熟地、黄柏、砂仁、甘草。

②金锁固精丸（《医方集解》）。

功效：固肾涩精。

主治：肾虚不固，遗精滑泄，神疲乏力，四肢酸软，腰痛耳鸣。

组成：沙苑蒺藜、芡实（蒸）、莲子、莲须、龙骨、牡蛎。

③赞育丹（《景岳全书》）。

功效：温阳补肾固精。

主治：男子阳痿精衰，虚寒不育。

组成：熟地、白术（用冬术）、当归、枸杞子、仙茅、杜仲（酒炒）、山茱萸、淫羊藿、巴戟肉、肉苁蓉、韭子（炒黄）、蛇床子（微炒）、制附子、肉桂。

＊ 附方

慢性肾小球肾炎临证经效方（浙江医圣堂中医药研究所验方选）。

基础方：黄芪、菟丝子、丹参、当归、川芎、桃仁、红花、地龙、白茅根、六月雪、益母草、半边莲、米仁、蝉蜕、玉米须、荔枝草。

功效：益气活血，滋阴补肾。

主治：慢性肾炎。

辨证加减：气虚甚者加党参、生晒参、太子参，肾阳虚者加附子、肉桂、淫羊藿、巴戟天、锁阳、鹿角霜、仙茅、苁蓉，肾阴虚、阴虚火旺者加山茱萸、旱莲草、女贞子、生地、玄参、龟板、枸杞子、知母、黄柏、黄精、熟地，脾虚者加白术、茯苓、猪苓、米仁、山药、党参，血尿者加琥珀、马鞭草、地榆、旱莲草、小蓟、仙鹤草，蛋白尿者加山楂、覆盆子、五味子、金樱子、芡实、益智仁、金蝉花、虫草，血压高者加杜仲、桑寄生、钩藤、川牛膝，咽喉肿痛、尿白细胞多者加金银花、连翘、板蓝根、牛蒡子、小春花、三叶青、紫花地丁、凤尾草、蛇舌草、蒲公英，热毒炽盛者加水牛角、丹皮、紫草、大黄，水肿者加防己、茯苓皮、冬瓜皮、赤小豆、车前子，便秘者加大黄、番泻叶、火麻仁，血瘀甚者加三七、三棱、莪术、丹皮、鸡血藤。

遗尿

概要

小便之所以能维系正常，有赖膀胱与三焦之气化功能。若三焦气化不足，则膀胱不能约藏，每有小便不禁之患，而三焦之气化，上焦以肺为主，中焦以脾为主，下焦以肾为主，是故本病病位在肺、脾、肾三脏。多由劳伤忧思过度，损伤肺脾，二脏气虚，不能约束水液，或房劳伤肾，久病体虚，精血耗伤，肾气亏虚所致。临床以肺脾气虚、肾气不足、心脾两虚为多，治疗应以顾护肺、脾、肾之气为主，随症加减。

遗尿临证经效方（浙江医圣堂中医药研究所验方选）

基础方： 补骨脂、桑螵蛸、肉桂、乌药、益智仁、山药、金樱子、山茱萸、芡实。

功效： 温肾缩尿。

主治： 成人在昼间或夜间睡眠之中遗尿。

辨证加减： 气虚者加黄芪、党参、升麻、仙鹤草、柴胡，阳虚者加淫羊藿、附子、干姜、仙茅、巴戟天，阴虚者加五味子、麦冬、北沙参、覆盆子、生地，血虚者加阿胶、当归、熟地。

临证经典医案

患者信息： 周某，男，10岁

一诊日期： 2017-12-10

患儿家长述，患儿烦急而小溲频数，夜行六七次，体偏瘦，其平素体虚，反复口腔溃疡，舌红苔花剥，脉弦细。此乃先天肾气不足，后天脾胃亏虚所致，治当以固本清补为主。

拟方：

菟丝子9克，桑螵蛸9克，生龙牡各20克，山药15克，益智仁10克，金樱子9克，山萸肉10克，芡实12克，莲子心3克，太子参10克，知母9克，黄柏6克，远志7克，玄参10克，石菖蒲9克。

十剂，水煎服，一日一剂，日服两次。

杨育林

二诊日期： 2017-12-20

患儿家长述，近来状况尚可，小溲夜行二三次，已无口腔溃疡，舌红苔花剥，脉弦细。治当以滋阴清降为主，宜缓缓图之。

拟方：

太子参9克，生地10克，玄参10克，知母10克，黄柏3克，菟丝子15克，白术15克，山茱萸15克，麦冬9克，益智仁10克，远志9克，石菖蒲10克，金樱子10克，桑螵蛸10克，党参9克。

上药五剂，全部打粗粉混匀，每日取适量，分两月，泡茶代饮服完。

杨育林

案例分析： 本案由先天禀赋不足、肾气亏虚，后天失调养、脾胃虚弱、津液亏损所致，治当以固本清补为主，宜缓缓图之。是方以山萸肉、菟丝子、桑螵

患儿烦急不安，头痛数，夜行六九

次，平素体虚，反复口腔溃疡，舌

红，苔腻，剥，脉弦细，治以固本清神。

菟丝子10 桑螵蛸10 益智仁10 牡蛎30

益智仁10 金樱子10 山萸肉10 智仁10 黄檗10

莲子心10 太子参10 石菖蒲10

远志10 玄参10

　　　　拾剂

　　　　杨育林

蛸、益智仁补肾气，补先天之本；生地、玄参、太子参、麦冬、知母、黄柏滋阴清火；芡实、金樱子、生龙骨、生牡蛎收敛固涩；石菖蒲、远志、莲子心清心除烦安神；党参、山药、白术补气健脾，以固后天之本。

临证备要

(1) 历代名家代表性医论

① 《医效秘传》：膀胱不利为癃，不约为遗溺。若肾虚，则膀胱之气不约，故小便出而不自知也。其治法有阴阳虚实之别。若阳邪谵妄，神昏热甚而遗尿者，当清心解热。若阴邪厥逆，脉微寒极而遗尿者，当温肾散寒。设或狂言直视而遗尿者，又为肾绝而不可治也。

② 《黄帝内经·素问》：膀胱不利为癃，不约为遗溺……胞移热于膀胱，则癃溺血。

③ 《古今医统大全》：膀胱为津液之府，水注由之。然足三焦脉实，约下焦而不通，则不得小便；足三焦脉虚，不约下焦，则遗溺也。

④ 《仁斋直指小儿附遗方论·大小便诸证》：小便者，津液之余也。肾主水，膀胱为津液之腑，肾与膀胱俱虚，而冷气乘之，故不能约制。其水出而不禁，谓之遗尿。睡里自出，谓之尿床。此皆肾与膀胱俱虚而挟冷所致也。

⑤ 《幼幼集成·小便不利证治》：小便自出而不禁者，谓之遗尿；睡中自出者，谓之尿床。此皆肾与膀胱虚寒也。

(2) 历代名家代表方

① 缩泉丸（《妇人良方》）。

功效：补肾缩尿。

主治：肾虚所致的小便频数，夜间遗尿。

组成：山药、益智仁（盐炒）、乌药。

② 桑螵蛸散（《本草衍义》）。

功效：调补心肾，涩精止遗。

主治：心肾两虚证。小便频数，或尿如米泔色，或遗尿，或遗精，心神恍惚，健忘，舌淡苔白，脉细弱。

组成：桑螵蛸、远志、石菖蒲、龙骨、人参、茯神、当归、龟甲。

③补中益气汤（《内外伤辨惑论》）。

功效：补中益气，升阳举陷。

主治：脾虚气陷证。饮食减少，体倦肢软，少气懒言，面色萎黄，大便稀溏，舌淡，脉虚，以及脱肛、子宫脱垂、久泻久痢、崩漏等。

组成：黄芪、白术、陈皮、升麻、柴胡、人参、甘草、当归。

④巩堤丸（《景岳全书》）。

功效：温补肾阳，缩尿。

主治：命门火衰，膀胱不固，小便不禁，或溺后遗沥不尽。

组成：熟地、菟丝子（酒煮）、炒白术、北五味子、益智仁（酒炒）、补骨脂（酒炒）、制附子、茯苓、炒家韭子。

前列腺炎

概要

本病病变脏腑为肾与膀胱，古称"淋""浊"，以湿热蕴结下焦、瘀血阻滞、肾气亏虚三证为常见，发病以实证为多，或虚证夹下焦湿热、瘀血阻滞。治法以清热利湿、理气化瘀为主，兼顾虚证。

前列腺炎临证经效方（浙江医圣堂中医药研究所验方选）

基础方：熟地、山茱萸、山药、丹皮、茯苓、泽泻、菟丝子、白花蛇舌草、黄芪、地龙、车前子。

功效：益气补肾，清热利湿，活血化瘀。

主治：前列腺炎。

辨证加减：气虚甚者加生晒参、太子参、党参、柴胡、升麻、桔梗，肾阳虚者加附子、肉桂、淫羊藿、巴戟天、锁阳、肉苁蓉、仙茅，遗精者加刺猬皮、金樱子、覆盆子、芡实、五味子、枸杞子、桑螵蛸、补骨脂、莲须、煅龙牡，阴虚内热者加知母、黄柏，血瘀者加三棱、莪术、穿山甲、桃仁、红花，有结节者加浙贝、玄参、牡蛎、鳖甲、鸡内金，血虚者加当归、黄精、阿胶，血精者加仙鹤草、白茅根、旱莲草、生地，下焦湿热者加瞿麦、金银花、连翘、黄柏、苍术、米仁、川牛膝、败酱草，气机不畅者加降香、瓜蒌、柴胡、香附。

临证经典医案

患者信息：高某，男，42岁

就诊日期：2016-9-12

患者从事软件编程工作，近一年来出现会阴胀痛不适，工作劳累或情志抑郁时常伴腰酸、尿频、尿急、尿痛、小便淋漓不畅，夜寐欠安，胃纳一般，舌红苔黄腻，脉弦数。其病位在肝、肾、膀胱，治当标本兼顾，益气补肾、清热利湿、疏肝理气活血。

拟方：

熟地15克，炒米仁15克，萹蓄15克，丹皮9克，黄柏9克，川牛膝9克，柴胡9克，通草9克，泽泻10克，苍术10克，郁金10克，山药30克，黄芪40克，莪术9克，山茱萸20克，瞿麦12克。

七剂，水煎服，一日一剂，日服两次。

杨育林

案例分析：本案属虚证兼夹下焦湿热瘀阻，治当补肾益气兼清热利湿、疏肝理气活血。是方以六味地黄汤去茯苓补肾，大剂量黄芪补气，四妙散（炒米仁、黄柏、苍术、川牛膝）泻下焦湿热，柴胡、郁金、莪术疏肝活血，辅以瞿麦、萹蓄、通草利湿通淋。患者服此方七剂后，小便淋漓不尽、尿频、尿急、尿痛症状有所缓解，但仍感腰酸、会阴胀痛；于此方基础上去丹皮、泽泻，加杜仲15克、丝瓜络10克、山楂核9克，继服二十剂后诸症基本消除，随将此方十四剂研粉炼蜜为丸，服三个月后诸症悉除，已如常人。

患者近一年来出现会阴胀痛不适，伴腰酸，尿频，尿急，尿痛，小便淋漓不畅，舌红苔黄腻，脉弦数，治以益气补肾，清热利湿，疏肝理气活血。

熟地15克 炒枣仁15克 萹蓄15克 丹皮9克

黄柏9克 川牛膝9克 柴胡9克 通草9克

泽泻10克 苍术10克 郁金10克 山药30克

黄芪40克 莪术9克 山萸肉20克 川续断12克

梁剂 杨育林

临证备要

(1) 历代名家代表性医论

①《金匮要略》：淋之为病，小便如粟状，小腹弦急，痛引脐中。趺阳脉数，胃中有热，即消谷引食，大便必坚，小便即数。淋家不可发汗，发汗则必便血。小便不利者，有水气，其人苦渴，瓜蒌瞿麦丸主之……小便不利，蒲灰散主之，滑石白鱼散、茯苓戎盐汤并主之……渴欲饮水，口干舌燥者，白虎加人参汤主之。脉浮发热，渴欲饮水，小便不利者，猪苓汤主之。

②《寿世保元》：精之主宰在心，精之藏制在肾。凡人酒色无度，思虑过情，心肾气虚，不能管摄，往往小便频数，便浊之所由生也。因小便而出者曰尿精，因见闻而出者曰漏精，心不足而挟热者为赤浊，心不足而肾冷者为白浊。阴不升，阳不降，上下乖揆，是以有清浊不分之症大抵多是湿痰流注，直燥中宫之湿，兼降火升举之法。此为至要之语也。

一论便浊之症，因脾胃之湿热下流，渗入膀胱，故使便溺赤白混浊不清也。宜燥中宫之湿，用升麻、柴胡提气，使大便润而小便长，不宜用寒凉伤血之药。

③《丹溪心法》：淋有五，皆属乎热。解热利小便，山栀子之类，山栀子去皮一合，白汤送下。淋者，小便淋沥，欲去不去，不去又来，皆属于热也。

(2) 历代名家代表方

①萆薢饮（《医学心悟》）。

功效：清热利湿，通淋化浊。

主治：膏淋及诸淋，溺浊如涕，溲时涩痛。

组成：萆薢、文蛤粉、石韦、车前子、茯苓、灯心草、莲子肉、石菖蒲、黄柏。

②加味肾气丸（《严氏济生方》）。

功效：温肾化气，利水消肿。

主治：肾阳不足、水湿内停所致的肾虚水肿、腰膝酸重，小便不利，痰饮咳喘。

组成：熟地、山茱萸、牡丹皮、山药、白茯苓、泽泻、肉桂、制附子、川牛膝、车前子。

③知柏地黄丸（《医宗金鉴》）。

功效：滋阴清热。

主治：阴虚火旺，潮热盗汗，口干咽痛，耳鸣遗精，小便短赤。

组成：知母、熟地、黄柏、制山茱萸、山药、牡丹皮、茯苓、泽泻。

④八正散（《太平惠民和剂局方》）。

功效：清热泻火，利水通淋。

主治：湿热淋证。尿频尿急，溺时涩痛，淋漓不畅，尿色浑赤，甚则癃闭不通，小腹急满，口燥咽干，舌苔黄腻，脉滑数。

组成：车前子、瞿麦、萹蓄、滑石、山栀子仁、甘草、木通、大黄。

⑤淋证验方（浙江医圣堂中医药研究所验方选）。

基础方：柳絮、向日葵根、海金沙、琥珀、瞿麦、萹蓄、泽泻、滑石、车前子、栀子、甘草梢、川牛膝、当归尾。

功效：清热散瘀、利尿通淋。

主治：膀胱坠胀，小便热痛。

辨证加减：尿血者加白茅根、小蓟、藕节、蒲黄，血瘀痛甚者加乳香、没药、泽兰、川芎、赤芍，下焦热甚者加金银花、连翘、黄柏，便秘者加大黄、芒硝、枳实，阴虚者加生地、麦冬、芦根。该病应依据症候，详辨虚实，然后辨证施治，若属虚证者当于清利之中，以补益药为君。

⑥泌尿系结石验方（浙江医圣堂中医药研究所验方选）。

基础方：金钱草、海金沙、炒鸡内金、穿山甲、莪术、青皮、川牛膝、石苇、瞿麦、车前草、路路通、皂角刺。

功效：清热利湿，通淋排石。

主治：泌尿系统结石。

辨证加减：肾阴虚者加二至丸、熟地、山药、山茱萸、菟丝子、枸杞子；肾阳虚者加补骨脂、沙苑子、莲须、附子、仙茅、淫羊藿、巴戟天；气滞血瘀者加郁金、香附、乌药、枳壳、丹参、三棱、桃仁、红花、赤芍、乳香、没药；痛甚者加川楝子、乳香、没药、元胡、琥珀；气虚者加黄芪、党参，或合补中益气汤加减治之；脾虚者加白术、茯苓、佛手；血虚者加熟地、当归；尿血者加苎麻根、白茅根、小蓟炭、侧柏叶、藕节炭、旱莲草、仙鹤草；合并尿路感染者加金银花、连翘、紫花地丁、蛇舌草、野菊花、白头翁；呕吐者加藿香、佩兰、苏梗、竹茹、佛手。

乳腺增生

概要

本病属于中医"乳癖"范畴，其发病与足厥阴肝经、足阳明胃经、冲脉、任脉等经络密切相关。情志不畅、肝气郁结者，其乳房肿块常随喜怒而消长；冲任失调、月经不调者，其乳房胀痛常随月经周期而变化。治当以疏肝理气为主，根据病情变化辅以软坚散结、活血化瘀、滋阴清热、补肝肾、健脾化湿之法。

乳腺增生临证经效方（浙江医圣堂中医药研究所验方选）

基础方：柴胡、郁金、香附、丹参、青皮、夏枯草、浙贝、玄参、牡蛎、蒲公英、橘核。

功效：疏肝理气，活血化瘀，化痰散结。

主治：乳腺增生。

辨证加减：冲任失调所致月经不调，乳房胀痛有块者加鹿角霜、仙茅、淫羊藿、巴戟天；脾虚湿阻者加白术、茯苓、佛手、豆蔻、砂仁；心烦易怒者加淡竹叶、淡豆豉、丹皮、栀子；阴虚者加生地、枸杞子、菟丝子、山茱萸、龟板、鳖甲、麦冬、石斛；气虚者加黄芪、党参、太子参；阳虚者加附子、干姜、肉桂；血瘀者加路路通、穿山甲、王不留行、鸡血藤、三棱、莪术、桃仁、红花、三七、漏芦；局部有灼热感者加金银花、连翘；血热者加丹皮、茜草、赤芍、水牛角、紫草；肿大质地较硬者加海藻、昆布、荔枝核。

临证经典医案

患者信息：张某，女，42岁

就诊日期：2017-8-12

患者体瘦，平素情志不畅，焦虑烦躁，夜寐欠佳，多食则胃脘部胀满不适，近两月来感两侧乳房胀痛不适，右侧乳房能触及多个1厘米左右的小肿块，每逢经期肿痛加重，舌淡红苔薄白，脉弦细。治当以疏肝健脾、软坚散结为主。

拟方：

柴胡10克，郁金10克，炒白术15克，丹参15克，酸枣仁20克，当归12克，浙贝10克，玄参20克，牡蛎30克，蒲公英10克，橘核7克，栀子7克，炒麦芽15克，炒鸡内金30克，炒山楂20克。

七剂，水煎服，一日一剂，日服两次。

杨育林

案例分析：本案属于中医"乳癖"范畴，由情志不畅、肝气郁结所致，治当以疏肝理气、健脾化湿、软坚散结、清热除烦为主。是方以柴胡、郁金疏肝理气；肝体阴而用阳兼以当归、酸枣仁养血柔肝安神；炒白术、炒麦芽、炒鸡内金、炒山楂健脾化湿，以防肝木乘脾；浙贝、玄参、橘核、牡蛎软坚散结；栀子、丹参清心除烦；蒲公英清热解毒，消肿散结。患者服此方七剂后，乳房胀痛有所缓解；于此方基础上加香附10克、月季花6克、漏芦9克继服十四剂后，经行乳房胀痛明显减轻，随将此方倍量，研粉炼蜜为丸，服一年后诸症悉除，亦未触及乳房肿块。

临证备要

(1) 历代名家代表性医论

① 《疡医大全》：陈实功曰，乳癖乃乳中结核，形如丸卵，或坠重作痛，或不痛，皮色不变，其核随喜怒消长，多由思虑伤脾，怒恼伤肝，郁结而成也。

窦汉卿曰，奶，是十五六岁女子经脉将行，或一月两次，或过月不行，多生

（患者）体瘦，清瘦烦躁，夜寐欠佳，

纳食如胃脘部胀，双侧乳房胀痛

且有时胃脘、胸闷，经期腹痛加重，舌淡红

苔薄白，脉弦细，以……疏肝健脾，养血

结合……柴胡10克　郁金10克　炒柴胡……层参10克

酸枣仁20克　当归10克　浙贝10克　玄参20克

牡蛎30克　南沙参……橘核15克　枳壳12克

紫葛15克　……鳖甲30克　炒山楂20克

采初

杨育林

寡薄形体虚弱。乳上只有一核可治，若串成三四个难治，宜调经开郁治之，多用夏枯草。

②《疡科心得集》：有乳中结核，形如丸卵，不疼痛，不发寒热，皮色不变，其核随喜怒消长，此名乳癖。

（2）历代名家代表方

①逍遥蒌贝散（《中医外科学》）。

功效：疏肝理气，化痰散结。

主治：乳癖，瘰疬，乳癌初起。

组成：柴胡、当归、白芍、茯苓、白术、瓜蒌、贝母、半夏、南星、生牡蛎、山慈姑。

②二仙汤。

功效：温肾阳、补肾精、泻相火、调冲任。

主治：更年期综合征兼有肾精不足（可见腰酸、膝软、尿频、头晕、目眩、耳鸣、神萎、脉沉细）和相火旺（可见烘热、汗出、五心烦热、烦躁易怒、口干、便艰、失眠多梦、舌红、虚火上炎）。

组成：仙茅、淫羊藿、巴戟天、当归、黄柏、知母。

③六神全蝎丸（《洞天奥旨》）。

功效：健脾化湿，消肿散结。

主治：多年瘰病，百治不愈。

组成：全蝎、白术、半夏、白芍、茯苓、炙甘草。

杨氏家秘

遵古奇方

解表剂

1. 荆防解毒汤

组成：薄荷叶三钱，金银花六钱，连翘六钱，荆芥三钱，防风三钱，黄芩三钱，黄连二钱，牛蒡子六钱，大青叶三钱，犀角（可用水牛角代替）三钱，人中黄三钱，灯心草三尺，竹叶三钱。

用法：上以鲜芦根汤五碗，煮取三碗，去渣，分三次服。

功效：疏风清热，透疹。

注：本方以金银花、连翘、竹叶清营透疹；薄荷叶、防风、牛蒡子、荆芥疏风解表；黄芩、黄连、大青叶、人中黄、犀角直清内热，使邪外达；灯心草清心火，利小便；芦根清热、生津、解毒。

2. 桂枝和营散

组成：桂枝三钱，白芍六钱，大枣十二枚，炙甘草三钱，生姜三钱，阿胶四钱，当归四钱，川芎四钱。

用法：上研为细末，每服二钱，温酒调服。

功效：解表散寒，补血和营。

注：本方以川芎、白芍、阿胶、当归、大枣补血和血，炙甘草补气和中，桂枝、生姜散寒解表。

3. 扶正祛邪汤

组成：羌活一钱，苏叶一钱，山楂二钱，麦芽二钱，厚朴一钱，砂仁八分，人参一钱，白茯苓二钱，炙甘草五分。

用法：上以水二碗，煮取一碗，去渣，分数次温服。

功效：疏风行气，扶正健脾。

注：本方以羌活、苏叶疏风解表，以治寒热；山楂、麦芽消食积；厚朴、砂仁行气滞，以治腹痛；病久元气方虚必当加入补益之品，加入人参、白茯苓、炙甘草，去病而不伤正。

4. 薄荷连翘汤

组成：金银花三钱，连翘三钱，绿豆衣三钱，薄荷一钱，牛蒡子三钱，鲜竹叶三钱，知母三钱，鲜生地三钱。

用法：上以水三碗，煮取一碗，去渣，顿服。

功效：疏风清热，清营凉血。

注：本方以薄荷、牛蒡子疏风清热，金银花、连翘、绿豆衣、鲜竹叶清营透热，知母清气分热，鲜生地清血分热。外感风温表证者宜服之。

5. 苏叶散

组成：苏叶一钱，防风一钱半，桂枝一钱，生姜三片，甘草三分。

用法：上以水二碗，煮取一碗，去渣，顿服。

功效：疏风散寒，解表和中。

注：本方以苏叶、防风、桂枝、生姜疏风散寒，和以甘草缓其性也。风寒表证者宜服之。

清热剂

1. 泻肝汤

组成：龙胆草一钱，大黄二钱，黄芩二钱，芒硝二钱，知母二钱，玄参二钱，当归二钱，车前子二钱，羌活二钱，桔梗二钱。

用法：上以水六碗，煮取二碗，去渣，分二次温服。

功效：清泻肝热，疏肝和血。

注：本方以龙胆草、大黄、黄芩、芒硝、知母清热泻火，当归和肝血，车前子利肝湿，羌活、桔梗疏肝风，玄参去无根之火，顾护津液。

2. 羚羊白芍柔肝汤

组成：羚羊角三钱，白芍三钱，生地四钱，当归身三钱，酸枣仁三钱，天冬三钱，菟丝子三钱，麦冬三钱，青葙子三钱，决明子三钱，白蒺藜三钱，甘菊花三钱。

用法：上以水四碗，煮取一碗，去渣，顿服。

功效：清肝明目，和肝补血。

注：本方以羚羊角清肝之热，白芍、酸枣仁敛肝之汗，生地、当归身补肝之血，天冬、菟丝子、麦冬和肝之阴，青葙子、决明子、白蒺藜、甘菊花泻肝之邪，使肝得其和，目得其润，则能重见光明也。

3. 清热汤

组成：金银花五钱，连翘五钱，鲜竹叶五钱，滑石四钱，鲜芦根四钱，天花粉四钱，黄芩二钱，黄柏一钱半，生大黄三钱，龙胆草二钱，地骨皮三钱，麦冬三钱，牛膝三钱，知母三钱。

用法：上以水四碗，煮取一碗，去渣，顿服。

功效：清营透热，泻三焦之火。

注：本方以金银花、连翘、鲜竹叶清营透表，黄芩、黄柏、龙胆草、生大黄、地骨皮、知母清内热，滑石清热利水，鲜芦根、天花粉、麦冬生津润燥，牛膝引药下行。

4. 银翘导赤散

组成：金银花三钱，连翘三钱，鲜竹叶三钱，生地三钱，通草一钱半，甘草梢一钱。

用法：上以水三碗，煮取一碗，去渣，顿服。

功效：清热利湿，清心除烦。

注：本方以金银花、连翘、鲜竹叶清营退热，生地滋阴泻火，通草利水除湿，佐以甘草梢下行缓肝木之急，泻心火之实。温病失治，邪热陷于下焦，气道不施，以致小便闭塞，少腹胀满，入夜身壮热者，宜服此方清利之，热自退而溲自利也。

5. 芩连清热汤

组成：黄芩三钱，川黄连三钱，川黄柏三钱，赤芍三钱，丹皮三钱，茜草三钱，生地三钱，蒲黄炭三钱。

用法：上以水四碗，煮取二碗，去渣，分二次服。

功效：清营透热，凉血止血。

注：本方以赤芍、丹皮、茜草、生地、蒲黄炭清血分之热，黄芩、川黄连、川黄柏清血中气分之热。

6. 栀子清热汤

组成：焦山栀三钱，川黄连一钱，蒲黄二钱，茵陈蒿四钱，飞滑石四钱，白茯苓四钱，生甘草一钱。

用法：上以水三碗，煮取一碗，去渣，顿服。

功效：清热利湿。

注：本方以焦山栀、川黄连清热泻火，蒲黄、茵陈蒿、白茯苓、飞滑石清热利湿，生甘草清热和中。

7. 三黄石膏汤

组成：黄连一钱，黄芩一钱，栀子三钱，黄柏一钱，豆豉三钱，炙麻黄八分，生石膏一两，葱白三段。

用法：上以水二碗，煮取一碗，去渣，分数次服。

功效：清热解毒，疏风透疹。

注：本方以黄芩、黄连、黄柏、栀子、生石膏清热解毒，炙麻黄、豆豉、葱白疏风透邪。

8. 加减消斑青黛饮

组成：生石膏八钱，知母三钱，犀角粉（冲服）五分，栀子三钱，生川连五分，青黛二钱，升麻六分，人参二钱，麦冬二钱，人中黄二钱。

用法：上以水二碗半，煮取一碗，去渣，分数次服。

功效：清热透疹，扶正和中。

注：本方以生石膏、知母、人中黄、栀子、生川连清解气分之热；青黛，咸，寒，归肝经，清热解毒，凉血消斑，泻火定惊；升麻透疹泻余邪；人参、麦冬益气生津；犀角粉性味酸咸，寒，凉血解毒。

9. 麦冬和胃汤

组成：麦冬三钱，石斛二钱，西洋参一钱，玉竹三钱，生谷芽三钱，黄精三钱。

用法：上以水三碗，煮取一碗，去渣，分数次服。

功效：滋阴清热，和胃。

注：本方一派和胃生津之品，补胃气也，以西洋参、麦冬、石斛、黄精、玉竹益气和胃，滋阴生津；生谷芽健脾开胃，和中消食。

10. 清肝渗湿汤

组成：黄芩一钱，生栀子一钱，当归一钱，生地一钱，白芍一钱，川芎一钱，柴胡一钱，天花粉一钱，龙胆草一钱，生甘草五分，通草五分，灯心草五十寸，泽泻五分。

用法：上以水二碗，煮取八分，去渣，分数次服。

功效：疏肝清热，生津利水。

注：本方以当归、川芎和血柔肝；白芍、生甘草酸甘化阴；生地清热凉血，养阴生津；柴胡疏肝理气；龙胆草清胆热；黄芩、生栀子泻三焦之火；灯心草清心火，利小便；泽泻、通草利水泻火；天花粉生津止渴。

11. 泻肝和血汤

组成：生地二钱，当归二钱，赤芍二钱，川芎一钱，连翘二钱，生栀子一钱，龙胆草一钱，大黄一钱，羌活一钱，生甘草一钱，防风一钱，灯心草五分。

用法：上以水三碗，煮取一碗，去渣，时时服。

功效：清泻肝热，疏风和血。

注：本方以川芎、当归、赤芍和血；生甘草和气；大黄、连翘泻六经之火；龙胆草、生栀子清肝胆之火；羌活、防风疏风；灯心草清心，利小便；生地滋阴清热。

12. 龙胆通草汤

组成：龙胆草三钱，通草二钱，鲜竹叶五钱，生地五钱，黄芩三钱，焦栀子三钱，泽泻三钱，车前子三钱，生川军三钱，天花粉四钱，生甘草梢三钱。

用法：上以水七碗，煮取二碗，去渣，分二次温服。

功效：清热凉血，利水通淋。

注：本方以龙胆草、黄芩、焦栀子清肝胆湿热；生地、鲜竹叶、天花粉滋阴生津，清心除烦；通草、生甘草梢、泽泻、车前子利水通淋；生川军泻火存阴。

13. 扶正化毒汤

组成：人参三钱，白术一钱，白茯苓三钱，生甘草五分，青黛三钱，玄参三钱。

用法：上以水二碗，煮取一碗，去渣，顿服。

功效：和中益气，清热解毒。

注：本方以人参、白茯苓、白术、生甘草和中补正，青黛、玄参滋阴清热解毒。

温里剂

1. 附子理中加吴茱萸、木瓜汤

组成：制附子三钱，人参三钱，白术三钱，干姜三钱，甘草三钱，吴茱萸四钱，木瓜三钱。

用法：上以水七碗，煮取二碗，去渣，分三次温服。

功效：回阳益气，柔肝转筋。

注：本方以附子理中汤补虚回阳，温中散寒；吴茱萸、木瓜二药能入肝柔筋，善治转筋。

2. 桃仁桂枝汤

组成：桃仁七钱，桂枝三钱，芍药三钱，炙甘草二钱，生姜三钱，大枣十二枚，茺蔚子五钱，泽兰二钱。

用法：上以水七碗，微火煮取三碗，去渣，适寒温，分三次服。

功效：解肌散寒，化瘀通经。

注：本方适宜寒凝经闭之妇人，以桂枝汤原方宣解血室之寒，加桃仁、茺蔚子、泽兰活血行瘀以通经闭，使经复行，则寒随血去。

3. 和阳汤

组成：桂枝八分，生白芍一钱半，炙甘草五分，生白术一钱，生姜三片，红枣四枚，黄芪一钱。

用法：上以水二碗，煮取七分，去渣，分数次服。

功效：解肌散寒，和中补气。

注：本方取桂枝、生姜解肌散寒以和阳，生白术、黄芪、红枣和中补气，生白芍、炙甘草酸甘以和阴。

4. 温中健脾汤

组成：潞党参三钱，生白术三钱，炙干姜三钱，炙甘草三钱，炙桂枝三钱。

用法：上以水八碗，煮取三碗，去渣，分三次温服。

功效：温中健脾。

注：本方以炙干姜温中，炙桂枝散寒，潞党参、生白术、炙甘草和中健脾。

补益剂

1. 苁蓉虎骨汤

组成：肉苁蓉六钱，虎骨六钱，怀牛膝六钱，补骨脂六钱，鹿角霜六钱，巴戟天六钱，杜仲六钱。

用法：上以水十二碗，煮取四碗，去渣，分四次服。

功效：补肾壮阳，强腰膝。

注：本方以肉苁蓉、补骨脂温补肾阳，鹿角霜、巴戟天、杜仲温肾强腰，怀牛膝、虎骨壮筋骨。

2. 生脉补精汤

组成：人参一钱，麦冬一钱，五味子一钱，熟地八钱，当归一钱，鹿茸一钱。

用法：上以水四碗，煮取一碗，去渣，顿服。

功效：补气养血，补肾填精。

注：本方以人参、麦冬补气养阴，当归补血，熟地、鹿茸补肾填精，五味子收敛心气。

3. 熟地首乌汤

组成：熟地五两，制首乌五两，枸杞子五两，山茱萸五两，怀山药五两，白术五两，白茯苓五两，丹皮五两，炙甘草五两，桑螵蛸五两，芡实五两。

用法：上研为细末，水泛为丸，梧桐子大，每服五钱，饭前开水下，日一服。

功效：补肾健脾，固涩清热。

注：本方以熟地、制首乌、枸杞子、山茱萸滋阴补肾，怀山药、白茯苓、炙甘草、白术补中益气，健脾化湿。脾肾双补，正气健旺，自易复元。并以桑螵蛸、芡实补而敛之。然大批补涩之品中，苟无泻邪之品殿后，则残余之病，足以燎原，故用丹皮清解之也。

4. 首乌枸杞子汤

组成：枸杞子四钱，制首乌四钱，熟地八钱，藿香二钱，春砂仁二钱，赤石脂四钱，狗脊四钱，杜仲四钱，菟丝子四钱，桑螵蛸四钱。

用法：上以水七碗，煮取二碗，去渣，顿服。

功效：补肝肾，固精止带。

注：本方以制首乌、枸杞子、熟地、菟丝子补肾填精，桑螵蛸、赤石脂固肾止带，狗脊、杜仲强筋骨。然一派补品之中，苟无温运之品佐之，则气机壅滞，胃纳不佳，反不得力，故用藿香、春砂仁之利气行滞化湿开胃者佐之，则全方灵活，无流弊矣。

5. 脾肾双补汤

组成：人参三钱，炒白术三钱，白茯苓三钱，炙甘草二钱，炙黄芪三钱，煨葛根三钱，制首乌四钱，甘枸杞四钱，熟地四钱，菟丝子四钱，桑螵蛸四钱，赤石脂四钱，藿香二钱，春砂仁二钱。

用法：上以水八碗，煮取三碗，去渣，分三次温服。

功效：健脾补肾，固精止带。

注：本方以人参、炒白术、白茯苓、炙甘草、炙黄芪补气健脾，制首乌、甘枸杞、熟地、菟丝子补肾填精，桑螵蛸、赤石脂固肾止带，煨葛根升阳止带，藿香、春砂仁利气行滞，化湿开胃。带下病失治，则虚者愈虚，带下如崩，色清如水，腰酸如折，形体消瘦，面目浮肿，宜服此方。

6. 加味胶艾汤

组成：熟地五钱，当归三钱，川芎三钱，白芍五钱，阿胶三钱，艾叶三钱，炙甘草一钱半，白莲肉四钱，酸枣仁五钱，远志三钱，女贞子五钱，狗脊五钱，杜仲五钱，桑螵蛸三钱，赤石脂三钱。

用法：上以水七碗，煮取二碗，去渣，分二次温服。

功效：补气养血，固精止带。

注：本方以白芍、女贞子柔肝和阴，白莲肉、酸枣仁、远志宁心安神，艾叶、桑螵蛸、赤石脂温敛止带，杜仲、狗脊强筋骨以愈腰酸，熟地、川芎、当归、阿胶补血和血，炙甘草补气和中。

7. 扶元汤

组成：人参三钱，白术三钱，白茯苓三钱，炙甘草三钱，黄芪三钱，煨葛根三钱，核桃肉六钱，熟地六钱，芡实三钱，白果十枚。

用法：上以水三碗，煮取一碗，去渣，顿服。

功效：补气健脾，生精止带。

注：本方以人参、白术、白茯苓、炙甘草、黄芪补气健脾，熟地、核桃肉补肾生精，芡实、白果敛涩止带，煨葛根升阳止带。

8. 四君六味加香附蕲艾汤

组成：人参二钱，白术二钱，白茯苓二钱，甘草二钱，干地黄八钱，山药四钱，山萸肉四钱，丹皮三钱，白茯苓三钱，泽泻三钱，香附三钱，蕲艾三钱。

用法：上以水五碗，煮取二碗，去渣，分二次温服。

功效：补中益气，疏肝补肾。

注：本方以四君子汤益气健脾，六味地黄汤滋阴补肾，香附利气而行滞，蕲艾温脏。

9. 加味六味地黄汤（杨氏）

组成：熟地八钱，干山药四钱，山茱萸四钱，丹皮三钱，白茯苓三钱，泽泻三钱，肉桂三钱，附子三钱，续断三钱，杜仲三钱。

用法：上以水六碗，煮取二碗，去渣，分二次温服。

功效：温肾气，强筋骨。

注：本方以六味地黄汤滋阴补肾，加肉桂、附子以温阳，续断、杜仲以补肾强腰，则腰痛自瘥。精者血之所变，血少则精亦少，精少则肾不足，肾不足则腰自痛。本方强其腰即所以补其肾，补其肾即所以益其精，益其精即所以多其血。

10. 和营养筋汤

组成：白芍五钱，制女贞子五钱，炙甘草一钱半，当归身三钱，熟地五钱，夜交藤五钱，桑葚五钱，桑寄生五钱，桑枝五钱，制首乌五钱，甘枸杞五钱，桂枝四钱。

用法：上以水八碗，煮取三碗，去渣，分三次温服。

功效：滋阴和营，柔筋。

注：本方以白芍、炙甘草、制女贞子、当归身、熟地、制首乌、甘枸杞滋阴柔肝以养筋；夜交藤、桑葚、桑枝、桑寄生疏筋而治挛。然一派阴柔之品中，苟无阳药以动之，则阴湿壅滞，血反不流，而胃口亦倒，故必当加入桂枝，使阳光普照，阴霾四散。

11. 芍药和阴汤

组成：白芍三钱，炙甘草一钱，酸枣仁三钱，制女贞子三钱，制首乌五钱，甘枸杞五钱，熟地五钱，当归身三钱，麦冬三钱，天冬三钱。

用法：上以水四碗，煮取二碗，去渣，分二次温服。

功效：滋阴养血，收敛止汗。

注：本方以制首乌、甘枸杞、熟地补肾填精，当归身、白芍、炙甘草柔肝养血，酸枣仁收敛止汗，制女贞子、麦冬、天冬滋阴生津。

12. 退蒸除疳汤

组成：人参二钱，黄芪二钱，麦冬二钱，马兜铃二钱，炙五味子一钱，生地二钱，熟地二钱，阿胶二钱，鳖甲一钱，地骨皮二钱。

用法：上以水三碗，煮取一碗，去渣，时时服。

功效：补气养阴，退热除疳，敛肺止咳。

注：本方以地骨皮、鳖甲退热除蒸，人参、黄芪和中补脾，麦冬、生地、熟地、阿胶补肾养肺，马兜铃、炙五味子敛肺止咳。

13. 补脊丸

组成：狗脊五钱，厚杜仲五钱，炒川续断五钱，人参五钱，猪脊髓五钱。

用法：上研为细末，蜜丸黍米大，每服二十丸，米汤送下。

功效：补肾健脾，强筋骨。

注：本方以人参和中补气，狗脊、厚杜仲、炒川续断补肝肾、强筋骨，猪脊髓大补脊髓。

14. 扶正汤

组成：地骨皮二钱，炙鳖甲一钱，百部二钱，马兜铃一钱，人参二钱，阿胶二钱，甘草五分，生黄芪二钱，麦冬二钱，诃子一钱。

用法：上以水三碗，煮取一碗，去渣，时时服。

功效：补气养阴，敛肺止咳，清热除蒸。

注：本方以地骨皮、炙鳖甲清热除蒸，诃子、百部、马兜铃敛肺止咳，人参、甘草、生黄芪和中健脾，麦冬、阿胶滋阴润肺。

15. 芍药补肝汤

组成：白芍五钱，酸枣仁五钱，山茱萸五钱，生地五钱，阿胶五钱，天冬五钱，生姜五钱。

用法：上以水九碗，煮取三碗，去渣，纳膏烊尽，分三次温服。

功效：滋补肝肾。

注：本方以白芍、酸枣仁和阴补肝，生地、山茱萸、阿胶、天冬滋阴补肾，补母即所以益子也。然一派滋阴之品中，苟无辛开之品助之，则气机壅滞，补不得力，故佐以生姜，取其辛味，以行阴滞，使有利而无弊也。

16. 地黄大补汤

组成：熟地四钱，当归身四钱，人参四钱，白术四钱，枸杞子四钱，菟丝子四钱，黄精四钱，制首乌四钱，苁蓉四钱，大枣四钱，怀牛膝四钱，柴胡三钱，炙鳖甲四钱。

用法：上以水十碗，煮取三碗，去渣，分三次温服。

功效：补气养血，清肝退热，强筋骨。

注：本方以熟地、当归身、大枣养血柔肝；人参、白术补气健脾；枸杞子、黄精、菟丝子、制首乌、苁蓉补肾固精；柴胡、炙鳖甲疏肝清热，以除骨蒸；怀牛膝引药下行且补肝肾、强筋骨。

17. 磁石补肾散

组成：灵磁石三两，熟地五两，菟丝子三两，杜仲三两，川续断三两，枸杞子三两，川石斛三两。

用法：上研为细末，每服三钱，开水下。

功效：补肾纳气，强筋骨。

注：本方以熟地、菟丝子、枸杞子补肾填精，杜仲、川续断补肝肾、强筋骨，川石斛滋阴补肾，灵磁石纳肾气以治耳鸣。

18. 芍药和肝膏

组成：生白芍三两，炙甘草三两，吉林参三两，酸枣仁三两，熟地三两，麦冬三两。

用法：上以水煮，以阿胶三两收膏，每服三钱，开水下。

功效：补中益气，柔肝养血。

注：本方以生白芍、酸枣仁柔肝敛肝，吉林参、炙甘草和中补气，熟地补血，麦冬和阴。本方适用于肝阴虚者。

19. 桂附菟丝补精丸

组成：附子三两，菟丝子五两，熟地三两，山茱萸三两，甘枸杞三两，制首乌三两，续断三两，桑螵蛸三两，覆盆子三两，肉苁蓉三两，肉桂三两。

用法：上研极细末，酒煮麦糊为丸，如梧桐子大，每服三十丸，空腹盐汤下。

功效：补肾壮阳。

注：本方以菟丝补精丸（菟丝子、熟地、山茱萸、甘枸杞、制首乌、续断、桑螵蛸、覆盆子、肉苁蓉）大补肾精，肉桂、附子补命门之火，助阳以起痿也。

20. 龟知地黄汤

组成：龟板一两，知母三钱，川黄柏三钱，生地一两，元参三钱。

用法：上以水八碗，煮取一碗半，取渣，分二次温服。

功效：滋肾阴，泻肾火。

注：本方以知母、川黄柏、元参泻肾火以抑欲念，龟板、生地壮肾水以制肾火，肾火下降则欲念不生。

固涩剂

1. 酸枣仁白芍汤

组成：酸枣仁三钱，生白芍三钱，全当归三钱，生地三钱，山茱萸三钱，制女贞子三钱。

用法：上以水三碗，煮取二碗，去渣，分二次服。

功效：补肝敛肝。

注：肝欲敛，急食酸以敛之。本方以生白芍、酸枣仁、山茱萸、制女贞子之

酸敛肝。肝藏血，肝虚则血亦虚，全当归、生地滋阴养血，即所以补肝也。

2. 芡实莲须固精丹

组成：南芡实三两，莲须三两，五味子三两，沙苑子三两，煅龙骨三两，煅牡蛎四两，胡桃（研膏）三十个，羊肾（切开用盐擦，炙熟捣膏）三对。

用法：上研为极细末，和二膏，研匀，酒浸煮熟，丸桐子大，每服三十五丸，盐汤下。

功效：补肾固精。

注：本方以南芡实、莲须、五味子、煅龙骨、煅牡蛎固敛精关，使不得滑泄；佐以沙苑子、胡桃、羊肾大补肾气，以培精液。

3. 浮麦糯根汤

组成：浮小麦五钱，碧桃干五钱，生白芍五钱，糯稻根五钱。

用法：上以水八碗，煮取一碗半，去渣，分二次温服。

功效：收敛止汗。

注：本方中浮小麦、碧桃干、生白芍、糯稻根均为止汗敛汗之品，阴虚盗汗者宜服此方。

4. 五倍子散

组成：白莲须三两，南芡实三两，龙骨三两，煅牡蛎三两，五倍子三两，白茯苓三两。

用法：上研为细末，储有盖瓷器中，每服三钱，开水下。

功效：补肾固精。

注：本方中白莲须、南芡实、龙骨、煅牡蛎、五倍子均为塞精固精之品。唯用白茯苓者恐酸敛太过，必有小便不利之症。

5. 五倍诃子乌梅蛇床熏洗方

组成：五倍子五钱，诃子五钱，乌梅五钱，蛇床子五钱。

用法：上以水十二碗，煮取三碗，乘热先熏患处，待冷然后洗之。

功效：收敛固涩。

注：本方中五倍子、乌梅、诃子系大队收敛之品，唯用蛇床子者以温散寒邪。

6. 酸枣仁汤

组成：酸枣仁五钱，生白芍五钱，沙苑子五钱，制女贞子五钱，熟地五钱，甘枸杞五钱，龙骨五钱，牡蛎五钱，乌贼骨五钱，石决明五钱，制首乌五钱。

用法：上以水八碗，煮取二碗，去渣，分二次温服。

功效：和肝降火，固涩止带。

注：本方以酸枣仁、生白芍、沙苑子、制女贞子、熟地、甘枸杞、制首乌滋阴柔肝，龙骨、牡蛎、乌贼骨敛涩以止带，石决明平肝而降火。

7. 菟丝固精补精丸

组成：菟丝子五两，熟地五两，枸杞子三两，制首乌三两，山茱萸三两，芡实三两，莲须三两，煅牡蛎四两，煅龙骨一两。

用法：上研为细末，以莲子粉糊丸如梧桐子大，盐汤送下，每服三钱，早晚日服两次。

功效：补肾，涩精止遗。

注：本方以菟丝子、熟地、枸杞子、制首乌、山茱萸补肾填精，芡实、莲须、煅龙骨、煅牡蛎涩精止遗。

8. 白果菟丝子汤

组成：白果三钱，菟丝子三钱，芡实三钱，白莲须三钱，益智仁三钱，桑螵蛸三钱，乌药三钱，白莲肉三钱。

用法：上以水六碗，煮取二碗，去渣，分二次温服。

功效：补肾固精。

注：本方以菟丝子补肾精，白果、芡实、白莲须、白莲肉、益智仁、桑螵蛸敛精、固精。唯用乌药以行气滞，恐全方收敛太过，气机有壅塞之虞。

安神剂

1. 芍药和肝汤

组成：白芍四钱，沙苑子四钱，酸枣仁四钱，制女贞子四钱，石决明八钱，灵磁石八钱，朱茯神四钱，远志二钱，枸杞子四钱，制首乌四钱。

用法：上以水六碗，煮取二碗，去渣，分二次温服。

功效：和肝安神。

注：本方以制首乌、枸杞子、白芍、沙苑子、酸枣仁、制女贞子滋阴柔肝、养血安神；灵磁石、石决明平肝降火；朱茯神、远志宁心安神。

2. 加味归脾汤

组成：人参二钱半，龙眼肉二钱半，黄芪二钱半，甘草一钱，白术二钱半，白茯苓二钱半，木香一钱，当归二钱，酸枣仁二钱，白果十枚，远志二钱，芡实一两，煨葛根五钱。

用法：上以水三碗，煮取一碗，去渣，顿服。

功效：健脾养心安神，固涩止带。

注：本方以归脾汤原方和中补脾兼养血安神，加白果、芡实以敛涩止带，加煨葛根以升阳止带。

3. 琥珀安神汤

组成：琥珀一钱，龙齿一两，远志一钱，石菖蒲一钱，朱茯神三钱，人参三钱，酸枣仁三钱，当归三钱，生地三钱，柏子仁三钱，川黄连一钱，牛黄一钱，朱砂一钱。

用法：上以水三碗，煮取一碗，去渣，顿服。

功效：益气养心，镇心安神。

注：本方以琥珀、龙齿、朱砂、朱茯神镇心而安神，使心气安定而不飞跃；柏子仁、川黄连、牛黄清心以安神，使心火下降而不上炎；酸枣仁酸敛以补心；石菖蒲、远志豁痰开窍，宁心安神；当归、生地滋阴养血；人参补气。

4. 麦冬枣仁汤

组成：麦冬三钱，酸枣仁三钱，白芍三钱，天花粉三钱。

用法：上以水煮汤代茶饮。

功效：滋阴除烦，安神。

注：本方以酸枣仁养血安神，治心中烦；麦冬、白芍、天花粉生津止渴。

5. 龙眼补心汤

组成：龙眼肉二钱，人参一钱，当归一钱，茯神一钱，远志五分，地黄二钱，甘草一钱，柏子仁一钱。

用法：上以水三碗，煮取五分，去渣，时时服。

功效：补气养血，宁心安神。

注：本方以人参、甘草补中益气，地黄、当归滋阴养血，龙眼肉、茯神、远志、柏子仁宁心安神。

6. 莲肉补心丸

组成：白莲肉三两，酸枣仁三两，生白芍三两，远志肉三两，龙眼肉三两，当归身三两。

用法：上研细末，蜜丸如梧桐子大，每服三钱，开水下。

功效：滋阴养血，宁心安神。

注：本方以白莲肉、远志肉宁心安神，龙眼肉、酸枣仁、生白芍、当归身和血、补血，以心主血，补其血即所以补心也。

理气剂

1. 加味左金丸

组成：柴胡一钱，枳实二钱，白芍三钱，元胡三钱，川楝子三钱，青黛三钱，竹茹三钱，香附三钱，黄连六钱，甘草二钱，吴茱萸一钱。

用法：上研末，蜜丸如梧桐子大，每服一钱，开水下，日三服。

功效：疏肝清热，和胃止呕。

注：本方以柴胡、元胡、枳实、竹茹、香附疏肝理气，青黛、川楝子疏肝清热，黄连、吴茱萸降逆止呕，白芍、甘草酸甘化阴，柔肝和胃止痛。

2. 川柏散

组成：川柏二钱，柴胡一钱半，枳实一钱半，白芍一钱半，甘草一钱，川楝子三钱，黄芩三钱，山栀三钱，通草二钱，荔枝核三钱，山楂核三钱，橘核三钱。

用法：上以水三碗，煮取一碗，去渣，顿服。

功效：疏肝清热，理气散结。

注：本方以四逆散疏肝理气散结，川柏、川楝子、黄芩、山栀疏肝清热泻火，通草、荔枝核、山楂核、橘核行厥阴气滞，以愈疝气。

3. 柴胡疏郁汤

组成：柴胡二钱，白芍二钱，当归二钱，炒白术二钱，白茯苓二钱，炙甘草二钱，制香附二钱，泽兰叶二钱，丹皮二钱，生地二钱，郁金二钱，砂仁二钱。

用法：上以水五碗，煮取二碗，去渣，分二次温服。

功效：疏肝解郁，健脾和血。

注：本方以炒白术、白茯苓、炙甘草和中补气；柴胡、制香附、郁金、砂仁利气行滞，疏肝解郁；白芍、当归、生地滋阴养血柔肝；泽兰叶、丹皮破血行

血，消瘀通经。

4. 加味四逆散

组成：炙甘草一钱，枳实一钱，柴胡一钱，白芍一钱，木香一钱，吴茱萸一钱，黄连一钱。

用法：上以水三碗，煮取一碗，去渣，顿服。

功效：利气行滞，柔肝止痛。

注：本方以柴胡、枳实、木香利气行滞，再以白芍、炙甘草柔肝和阴，监制诸药之暴以止痛，黄连、吴茱萸降逆止呕。

5. 和肝汤

组成：生地三钱，白芍三钱，制女贞子三钱，制龟板三钱。

用法：上以水三碗，煮取一碗，去渣，顿服。

功效：滋阴柔肝。

注：本方系和肝养肝之剂，肝失疏泄者宜服之。本方以白芍柔肝，缓中止痛；生地清热生津；制女贞子滋补肝肾；制龟板滋阴潜阳，平肝熄风。

理血剂

1. 地榆汤

组成：地榆炭五钱，槐花炭五钱，侧柏炭五钱，枳壳二钱，川黄连二钱，荆芥炭三钱，白芍三钱，参三七粉三钱，生地五钱。

用法：上以水六碗，煮取二碗，去渣，分二次服。

功效：疏风清热，逐瘀止血。

注：本方中地榆炭、槐花炭、荆芥炭泄肠风以止血，侧柏炭、川黄连清肠热以止血，参三七粉逐瘀生新，枳壳利气行滞，白芍、生地补血和阴。

2. 降血安心汤

组成：当归一两，赤芍三钱，红花一钱，丹皮一两，牛膝三钱，川芎三钱，茺蔚子四钱，人参五钱。

用法：上以水三碗，煮取一碗，去渣，顿服。

功效：补气养血，攻血逐瘀。

注：妇人虚烦病失治，由败血冲心者，血益上冲，心神昏愦，目睛不转，言语错乱，须顾其正。本方以人参之补气，当归之补血者为君；赤芍、红花、丹皮、牛膝、川芎、茺蔚子均为攻血逐瘀之品，使恶血下降，心自安则神自清也。

3. 破瘀和血救劳汤

组成：人参五钱，泽兰叶二钱，丹皮二钱，牛膝二钱，生地三钱，熟地五钱，地骨皮三钱，炙鳖甲三钱，银柴胡二钱，桃仁二钱，杏仁三钱，川贝三钱，全当归三钱，赤芍三钱。

用法：上以水五碗，煮取二碗，去渣，分二次温服。

功效：破血和血，退热除蒸。

注：本方以人参补气和气，生地、熟地、全当归补血和血，泽兰叶、丹皮、牛膝、赤芍、桃仁破瘀逐血，杏仁宣肺气，川贝润肺化痰，地骨皮、炙鳖甲、银柴胡退热除蒸。咳嗽病失治，因瘀血者，瘀结益甚，咳嗽益剧，为日既久，午后骨蒸，肌肤甲错，两目黯黑，而身体虚弱，宜服此方破血和血，退热除蒸，缓缓取效，则恶血自下，骨蒸自除，咳嗽自愈也。

4. 补血止痢汤

组成：熟地八钱，当归五钱，川芎三钱，白芍四钱，阿胶五钱，乌贼骨四钱，地榆炭四钱，棕榈炭四钱，槐花炭四钱，诃子二钱，罂粟壳二钱，参三七二钱。

用法：上以水三碗，煮取一碗，去渣，顿服。

功效：补血逐瘀，止血止痢。

注：本方以川芎、白芍、熟地、当归、阿胶补血，地榆炭、棕榈炭、槐花炭止血，参三七化瘀止血，乌贼骨、诃子、罂粟壳止痢。

5. 茺蔚子汤

组成：茺蔚子三钱，赤芍三钱，桃仁三钱，丹皮二钱，川芎一钱半，当归三钱。

用法：上以水三碗，煮取一碗，去渣，顿服。

功效：补血活血，化瘀止痛。

注：本方系一派行血逐瘀之品，淤积去则诸痛缓。

6. 清热行血散

组成：桃仁一钱，红花一钱，丹皮二钱，五灵脂二钱，生地二钱，甘草五分，穿山甲一钱，赤芍一钱。

用法：上以水三碗，煮取一碗，去渣，顿服。

功效：活血化瘀，滋阴清热。

注：本方中桃仁、红花、丹皮、五灵脂、穿山甲、赤芍系一派行血攻瘀之品，消瘀结也；生地滋阴消热；甘草和中清热。妇人内有结血者宜之。

7. 生地汤

组成：生地一钱，赤芍一钱，当归一钱，川芎一钱，生甘草一钱，天花粉一钱。

用法：上以水一碗，煮取五分，去渣，时时服。

功效：清气凉血。

注：本方以川芎、当归、赤芍凉血和血，生地、天花粉滋阴清热，生甘草和中清热。

8. 加味四物汤

组成：当归一钱，白芍一钱，川芎一钱，生地三钱，白茅根三钱，蒲黄二钱，牡丹皮二钱，参三七一钱半，山栀三钱，生甘草一钱，藕节炭三钱。

用法：上以水三碗，煮取一碗，去渣，顿服。

功效：清热凉血，化瘀止血。

注：本方以川芎、当归、白芍和血养血，生地、白茅根凉血止血，参三七、蒲黄、牡丹皮、藕节炭化瘀止血，山栀清三焦之热，生甘草和中。

9. 疏肝养脾和血汤

组成：人参三钱，生黄芪三钱，生甘草二钱，白芍三钱，生地三钱，川芎三钱，柴胡二钱，香附二钱，川郁金二钱，炒白术三钱，青皮二钱，当归三钱。

用法：上以水七碗，煮取三碗，去渣，分三次服。

功效：疏肝理气，健脾和血。

注：本方以人参、炒白术、生黄芪、生甘草补气健脾，川芎、白芍、当归、生地滋阴养血柔肝，柴胡、香附、川郁金、青皮疏肝行滞。

10. 熟地阿胶止血汤

组成：熟地五钱，阿胶五钱，三七三钱，全当归五钱，生白芍三钱。

用法：上以水六碗，煮取二碗，去渣，分二次服。

功效：补血和血，化瘀止血。

注：本方以熟地、阿胶、全当归、生白芍补血和血，三七化瘀止血。本方多用于妇科血证。

11. 补肾止血丸

组成：熟地五两，参三七四两，川续断三两，厚杜仲三两，狗脊三两，菟丝子三两，肉苁蓉三两，白莲须三两，芡实三两。

用法：上研为细末，蜜丸如梧桐子大，每服五钱，开水下。

功效：补肝肾，强筋骨，化瘀止血。

注：本方以熟地、菟丝子、肉苁蓉滋补肝肾；川续断、厚杜仲、狗脊强筋骨；白莲须、芡实收纳肾气，肾气有归纳之权，肾藏有坚强之势，则酸痛自瘥；参三七味甘，性温，有和血、疗伤、止血、通瘀之效。

12. 阿胶柏叶汤

组成：阿胶五钱，侧柏叶二钱，白茯苓三钱，车前子三钱，当归三钱，熟地三钱。

用法：上以水五碗，煮取二碗，去渣，分二次温服。

功效：凉血和血，利水通淋。

注：本方以阿胶、熟地、当归和血补血，侧柏叶凉血消瘀，白茯苓、车前子利水通淋。

13. 和筋汤

组成：白芍三钱，川芎一钱，当归三钱，熟地三钱，桑枝三钱，夜交藤三钱，伸筋草三钱。

用法：上以水三碗，煮取一碗，去渣，顿服。

功效：补血柔肝，舒筋利气。

注：本方以川芎、当归、白芍、熟地补血柔肝养筋，桑枝、夜交藤、伸筋草舒利筋气，有和筋养筋之功。

治风剂

1. 羌活防风汤

组成：防风三钱，羌活三钱，当归三钱，赤茯苓三钱，杏仁三钱，黄芩三钱，秦艽三钱，葛根三钱，桂枝三钱，生甘草一钱，通草三钱。

用法：上以水八碗，煮取三碗，去渣，分三次服。

功效：祛风解表，清热利湿。

注：本方以防风、羌活、桂枝、秦艽、葛根祛风解表，黄芩清热，当归和血，杏仁顺气，生甘草和中，赤茯苓、通草利湿。本方乃祛风之剂也。

2. 蛤壳平肝汤

组成：生白芍四钱，煅蛤壳八钱，煅牡蛎八钱，煅龙骨八钱，青黛五钱，酸枣仁四钱，石决明八钱。

用法：上以水九碗，煮取二碗，去渣，分二次温服。

功效：镇肝息风，柔肝和肝。

注：本方中酸枣仁、生白芍味酸性敛，补肝和肝；煅蛤壳、煅龙骨、煅牡蛎、石决明性重善镇，平肝降火；青黛清热解毒。肝风内动证者宜服本方。

3. 百合麦冬汤

组成：百合三钱，麦冬三钱，地黄三钱，茺蔚子二钱，蒺藜三钱。

用法：上以水三碗，煮取一碗，去渣，顿服。

功效：补肺和阴，行瘀泄风。

注：本方以百合、麦冬、地黄滋阴润肺，茺蔚子行瘀，蒺藜平肝祛风。

4. 救痒散

组成：冰片一分，硼砂一钱，雄黄一钱。

用法：上研为细末，混匀，吹入耳中，便能止痒。

功效：祛风止痒。

注：本方能清热解毒，祛风止痒。

治燥剂

1. 玄参麦冬汤

组成：玄参三钱，麦冬三钱，玉竹三钱，天花粉三钱，生地三钱。

用法：上以水三碗，煮取一碗，去渣，顿服。

功效：滋阴生津。

注：本方一派生津养阴之品，所以补阴虚也。风温病愈后，其人舌中作干，咽间觉燥，此阴液伤也，调养之法宜用此方。

2. 麦冬生津饮

组成：麦冬五钱，人参三钱，白茯苓三钱，五味子三钱，生地五钱，炙甘草三钱，知母三钱，葛根三钱，天花粉五钱，鲜竹叶三钱。

用法：上以水四碗，煮取一碗，去渣，顿服。

功效：救阴清热，生津止渴。

注：本方以麦冬、天花粉、人参、生地生津止渴，白茯苓利水渗湿，宁心安神，炙甘草健脾和中，知母、葛根、鲜竹叶清热生津止渴，五味子酸敛止渴。

3. 和阴汤

组成：生地三钱，玄参二钱，当归二钱，赤芍二钱，白芍二钱，麦冬三钱，天花粉三钱，丹皮一钱。

用法：上以水三碗，煮取一碗，去渣，顿服。

功效：滋阴清热，凉血和血。

注：本方以当归、赤芍、白芍、丹皮凉血和血，生地、玄参、天花粉、麦冬滋阴清热。

4. 清热救阴汤

组成：金银花四钱，连翘四钱，天花粉四钱，麦冬四钱，生地五钱，赤芍二钱，地骨皮三钱，金石斛四钱。

用法：上以水三碗，煮取一碗，去渣，顿服。

功效：清热凉血，和阴救阴。

注：本方以金银花、连翘、地骨皮清泻热邪，赤芍清热凉血，天花粉、金石斛、麦冬、生地和阴救阴。

5. 洋参天花粉汤

组成：西洋参三钱，阿胶五钱，生白芍五钱，天花粉五钱，鲜竹茹三钱，天冬三钱，麦冬三钱。

用法：上以水八碗，煮取二碗，去渣，分二次温服。

功效：益气养阴，生津止渴。

注：本方中西洋参、阿胶、生白芍、天花粉、天冬、麦冬俱属和阴养阴之品，专治阴伤口渴，然养阴之药太过，易滞塞气机，故微用鲜竹茹以资流动，则方有利无弊。

6. 百合汤

组成：百合五钱，麦冬五钱，天冬五钱，天花粉五钱，生地五钱。

用法：上以水七碗，煮取二碗，去渣，分二次服。

功效：滋阴润肺。

注：肺喜润而恶燥，喜凉而恶热，本方中百合、生地、麦冬、天冬、天花粉均系凉润之品，投其所好也。

祛湿剂

1. 增减桂苓甘露饮

组成：川连五分，苏叶三分，泽泻五钱，猪苓五钱，赤茯苓六钱，滑石五钱，生石膏八钱，寒水石六钱。

用法：上以水六碗，煮取三碗，去渣，分二次服。

功效：清热除烦和胃，利小便，分清浊。

注：本方以生石膏、寒水石清热除烦渴；猪苓、赤茯苓、泽泻、滑石利小便，分清浊，使肠中之水分注膀胱，便自结则泻自止；川连、苏叶通肺胃之气，降逆气，止呕吐。

2. 加味蒲黄汤

组成：蒲黄三钱，飞滑石三钱，川萆薢三钱，姜半夏三钱，广陈皮二钱，煨葛根二钱，广藿香三钱，生谷芽三钱。

用法：上以水三碗，煮取一碗，去渣，顿服。

功效：利湿化浊，健脾化湿。

注：本方以蒲黄、飞滑石、川萆薢利湿清浊，姜半夏、广陈皮、广藿香运中化湿，生谷芽和胃。然渗利之药太过，湿热虽解而气往下泄，必当以升阳之品为佐，故用煨葛根画龙点睛，使全方悉听其号令，以收功效。

3. 加味蒲黄散

组成：蒲黄炭三钱，飞滑石六钱，车前子三钱，姜半夏三钱，广陈皮二钱。

用法：上以水三碗，煮取一碗，去渣，顿服。

功效：利水化浊，健脾化湿。

注：本方以蒲黄炭、飞滑石、车前子利水清浊，姜半夏、广陈皮运中化湿。

4. 化水定心汤

组成：牛黄一钱，椒目一钱，葶苈子一钱，桂心一钱，琥珀一钱，牵牛子一钱，海藻一钱，昆布一钱。

用法：上以水三碗，煮取一碗，去渣，顿服。

功效：镇心平气，利水除痰。

注：本方中椒目、葶苈子、牵牛子化水以平气，牛黄、琥珀、桂心镇心而定心，海藻、昆布利水以除痰。浮肿病失治，肿益甚者，心胸俱肿，气逆欲吐，心悸，剧则喘而昏愦，乃水气冲心也。唯药味峻烈异常，气分虚弱欲脱者，速以四君子汤补之，方可无忧。

5. 清热渗湿汤

组成：通草四钱，苍术四钱，飞滑石四钱，黄芩四钱，山栀（生研）四钱。

用法：上以水三碗，煮取一碗，去渣，顿服。

功效：清热解毒，利水渗湿。

注：本方以山栀、黄芩清热解毒，通草、飞滑石利水渗湿，苍术健脾化湿。此方清热利湿之功较著。

6. 苍芷散

组成：苍术一钱，白芷一钱，荷叶（全用）一张。

用法：上以水二碗，煮取一碗，去渣，顿服。

功效：疏风理气，健脾燥湿。

注：本方以苍术化湿，荷叶、白芷疏风通气。上焦风湿甚者宜服之。

祛痰剂

1. 疏肺散

组成：紫菀三钱，通草一两，广陈皮三钱，石菖蒲三钱，竹茹三钱，瓜蒌五钱，薤白五钱。

用法：上研为细末，每服二钱，开水下，每日服两次。

功效：宣肺化痰。

注：本方系大队理气疏肺之品，使肺气舒畅，痰浊化。本方以紫菀、瓜蒌宣肺气，石菖蒲、广陈皮、竹茹、薤白宽中化痰，通草利水以降肺气。

2. 扶正消痰汤

组成：人参三钱，白茯苓五钱，泽泻三钱，桂枝一钱，猪苓二钱，白术三钱，炙甘草一钱，大枣六枚，生姜三片。

用法：上以水三碗，煮取一碗，去渣，分二次服。

功效：补气健脾，化痰利水。

注：本方以人参、白术、炙甘草、大枣和中补脾，白茯苓、泽泻、猪苓、桂枝、生姜化痰利水消肿。

3. 辛香厚朴汤

组成：川厚朴一钱，鲜藿香三钱，鲜佩兰三钱，鲜佛手一钱，香橼一钱，生谷芽三钱。

用法：上以水三碗，煮取一碗，去渣，顿服。

功效：芳香化湿，宽中豁痰。

注：本方以川厚朴辛香走窜去秽邪也；鲜藿香、鲜佩兰、鲜佛手、香橼乃宽中豁痰之品，以佐厚朴之不及；生谷芽谷气生津，以和诸药而缓其燥。湿温病，

湿重见头重胸闷、舌苔垢腻等症者宜服此方，湿浊一化热即退也。

4. 加减清热镇惊汤

组成：栀子一钱，川黄连一钱，龙胆草一钱，辰砂（另调）一分，琥珀（另调）三分，金器二钱，胆星一钱，石菖蒲一钱，天竺黄二钱，炒枳壳一钱，枳实一钱，檀香五分，人参二钱，甘草一钱五分，山药五钱。

用法：上以水二碗半，煮取五分，去渣，调辰砂末、琥珀末时时服。

功效：清热化痰，镇惊和中。

注：本方以栀子、川黄连、龙胆草清热平火；辰砂、琥珀、金器镇心定惊；胆星、石菖蒲、枳实、炒枳壳、檀香、天竺黄清热，豁痰开胸，以通壅结；人参、甘草、山药和中补正。此方为清热化痰、镇惊和中之治法也。

5. 清心涤痰汤

组成：竹茹一钱，橘红一钱，姜半夏一钱，白茯苓一钱，炒枳实一钱，生甘草一钱，麦冬二钱，炒枣仁一钱，人参一钱，石菖蒲一钱，南星一钱，川黄连一钱，生姜三片。

用法：上以水二碗，煮取五分，去渣，时时服。

功效：健脾和中，清心化痰。

注：本方以川黄连、麦冬清心除烦，炒枣仁补血安神，竹茹、橘红、姜半夏、炒枳实、石菖蒲、南星涤痰化饮，生甘草、白茯苓、人参和中补正，生姜温中止呕，和胃解毒。此方为化痰和中之法，气虚痰多者宜之。

6. 清热化痰汤

组成：橘红一钱，麦冬一钱，姜半夏一钱，赤茯苓一钱，黄芩一钱，竹茹一钱，生甘草一钱，川黄连一钱，炒枳壳一钱，桔梗一钱，胆星一钱，生姜三片，灯心草二尺。

用法：上以水一碗，煮取五分，去渣，时时服。

功效：化痰利气，清热和胃。

注：本方以川黄连、黄芩清解热毒；橘红、制半夏、竹茹、炒枳壳、胆星化痰利气；桔梗泄风；赤茯苓利水；麦冬、生甘草滋阴和胃；生姜温中止呕，和胃解毒；灯心草清心火，利小便。痰热甚者宜之。

7. 加味六神汤

组成：人参三钱，白术三钱，黄芪三钱，枳壳一钱半，白茯苓一钱半，甘草五分，西洋参一钱，玉竹三钱，贝母三钱。

用法：上以水三碗，煮取一碗，去渣，顿服。

功效：健脾养肺，止咳化痰。

注：本方以人参、白术、黄芪、枳壳、白茯苓、甘草（六神汤）和中补脾，培土以生金也；西洋参、玉竹益气养阴润肺；贝母止咳化痰。

消食剂

1. 山楂和胃汤

组成：焦山楂三钱，焦麦芽三钱，制半夏三钱，广陈皮二钱，人参二钱，炒白术二钱。

用法：上以水三碗，煮取一碗，取渣，顿服。

功效：健脾消食和中。

注：本方以焦山楂、焦麦芽消食，广陈皮、制半夏运脾，人参、炒白术和中。

2. 消积散

组成：柴胡八分，枳实一钱五分，白芍一钱，炙甘草八分，焦山楂一钱，广木香六分，槟榔八分。

用法：上以水二碗，煮取一碗，去渣，分数次服。

功效：疏肝和胃，行滞消积。

注：本方中柴胡利气行滞，以解阻结；枳实、焦山楂、广木香、槟榔行滞消积，佐柴胡以取效；白芍和阴，炙甘草和中。

3. 抑肝扶脾汤

组成：人参一钱，炒白术一钱，炒黄连五分，柴胡五分，白茯苓一钱，炒青皮一钱，陈皮一钱，白芥子一钱，龙胆草一钱，山楂一钱，焦神曲一钱，炙甘草一钱，生姜三片，红枣三枚。

用法：上以水三碗，煮取五分，去渣，时时服。

功效：疏肝清热，健脾消食。

注：本方以柴胡、龙胆草疏肝清热，人参、炒白术、炙甘草、白茯苓扶脾补气，山楂、焦神曲消食积，炒青皮、陈皮利气行滞，炒黄连清热，白芥子消痰，生姜、红枣调和脾胃。

4. 清热和中汤

组成：炒白术一钱，陈皮一钱，炒厚朴一钱，赤茯苓一钱，神曲一钱，炒谷芽一钱，使君子一钱，生甘草一钱，泽泻一钱，灯心草一钱，黄连一钱。

用法：上以水三碗，煮取五分，去渣，时时服。

功效：健脾消食，清热除湿。

注：本方以黄连清热，炒白术、生甘草和中，陈皮、炒厚朴利气，神曲、炒谷芽消食，使君子杀虫，泽泻、赤茯苓利水渗湿，灯心草清心火，利小便。

5. 香橼和胃汤

组成：陈香橼四钱，生谷芽四钱。

用法：上以水五碗，煮取一碗半，去渣，分二次温服。

功效：宽中化湿，健脾和胃。

注：本方以陈香橼宽中化湿，生谷芽和胃养胃。胃纳不佳、胃气受伤者宜服此方。

6. 半夏和胃汤

组成：姜半夏三钱，广陈皮三钱，白茯苓三钱，生谷芽三钱。

用法：上以水五碗，煮取一碗，去渣，顿服。

功效：健脾和胃。

注：本方以姜半夏、广陈皮运中和胃，生谷芽和胃养胃，白茯苓化湿和胃。

7. 白术散

组成：白术一钱，人参二钱，黄芪二钱，红枣二钱，炙甘草一钱。

用法：上以水一碗半，煮取五分，去渣，时时服。

功效：补气养血，健脾和中。

注：本方以白术、人参、黄芪补脾之阳，红枣、炙甘草补脾之阴。

8. 莲肉补脾汤

组成：建莲肉二钱，人参一钱，白术一钱，白茯苓一钱，炙甘草一钱，炒扁豆一钱，山药一钱。

用法：上以水三碗，煮取五分，去渣，时时服。

功效：补气健脾和胃。

注：本方系一派和中健脾之品，补脾虚也。脾气虚弱、面色萎黄、精神疲惫者宜服此方。

9. 白术补脾膏

组成：生白术三两，潞党参三两，怀山药三两，炙甘草三两，姜半夏三两，广陈皮三两。

用法：上煎成膏，储有盖瓷器中，每服三钱，开水下，每日服两次。

功效：健脾和中。

注：本方以生白术、怀山药、潞党参、炙甘草和中补脾；姜半夏、广陈皮运中助化。脾阳虚弱、胃纳不佳、食不消化者宜服此方。

10. 人参和中汤

组成：人参三钱，白术三钱，炙甘草三钱，炙绵芪三钱，怀山药三钱，炙升麻三钱。

用法：上以水八碗，煮取二碗，去渣，分二次温服。

功效：补气健脾，升阳和胃。

注：本方以人参、白术、炙甘草、怀山药和中补脾；炙绵芪、炙升麻升阳补气。中气虚、精神疲惫、形容枯槁者宜服此方。

11. 加味四君子汤

组成：人参三钱，白术三钱，白茯苓三钱，甘草一钱，黄芪三钱，升麻八分。

用法：上以水三碗，煮取一碗，去渣，顿服。

功效：健脾益气。

注：本方以人参、白术、白茯苓、甘草和中补气，黄芪、升麻益气提气，气为血之帅，使血有所附，不致妄行也。

论煎药与服药

　　煎药法极为重要，煎药得法，病势易瘥；不得其法，善既未见，祸反现焉。外感病之药，类多香透（气味芳香、容易挥发的花、叶类药），不宜久煎，久煎则香气过性，往往失其功效。内伤病之药，类多补正（滋腻质重、不易出汁的根或根茎类药），煎时宜久，少煎则药力不出，功效不见。煎外感病之药，宜用武火；煎内伤病之药，宜用文火。宜打碎先煎，如龙骨、牡蛎、磁石、代赭石、石膏、石决明、龟板、鳖甲等矿石、介壳类药；宜煎好前五分钟后下，如豆蔻、砂仁、沉香、檀香、钩藤、青蒿、木香、薄荷等气味芳香类药；宜包煎，如旋覆花、滑石、车前子、海金沙、枇杷叶等花粉、研末的矿石、细小种子或绒毛类药；宜冲服，如三七末、琥珀、牛黄、麝香、川贝粉等贵重或不耐高热又难溶于水的药物；宜另炖或另煎，如人参、犀角、别直参、鹿茸等贵重药物；宜烊化，如阿胶、鳖甲胶、鹿角胶、龟板胶等胶质类药物。

　　服药法，极为重要，服药得法，能收事半功倍之效。病在上者，宜饭后服药，药居饭上，不致走下，使药力四散，则上焦之病自瘥；病在下者，宜饭前服药，服药后即食饭，使药居饭下，则药力下达，功效自见。病系真寒假热，宜热药冷服；假寒真热，宜凉药热服。吐血病药宜凉服，补益宜服膏滋药，久病宜服丸散，呕吐者宜少量频服，神志昏迷、牙关紧闭者宜鼻饲，安神药宜睡前服，治疟药宜发作前一两小时服，驱虫及泻下药宜空腹服。

计量单位换算

除古方采用当时的计量单位之外，本书中的其余方子均采用明清以来普遍采用的16进位制的"市制"计量单位或公制计量单位（两者之间的换算如下）。

1斤=16两=500克

1两=10钱=31.25克≈30克

1钱=10分=3.125克≈3克

1分=10厘=0.3125克≈0.3克

1厘≈0.03克

药性便览

1. 辛温解表药：麻黄、桂枝、紫苏叶、荆芥、防风、细辛、白芷、香薷、羌活、独活、藁本、辛夷、生姜、葱白、苍耳子。

2. 辛凉解表药：薄荷、蝉蜕、葛根、柴胡、升麻、牛蒡子、桑叶、菊花、蔓荆子、淡豆豉、浮萍、木贼。

3. 清热泻火药：石膏、寒水石、知母、栀子、芦根、竹叶、天花粉、夏枯草、淡竹叶、密蒙花、谷精草、青葙子。

4. 清热燥湿药：黄芩、黄连、黄柏、龙胆草、苦参、秦皮、白鲜皮。

5. 清热解毒药：连翘、拳参、贯众、牛黄、白薇、射干、绿豆、甘草、秦皮、白蔹、马勃、青黛、漏芦、升麻、菊花、大蓟、小蓟、地榆、金银花、忍冬藤、连翘心、大青叶、板蓝根、蒲公英、鱼腥草、白头翁、败酱草、穿心莲、七叶一枝花、半枝莲、半边莲、土茯苓、山豆根、马齿苋、垂盆草、金果榄、凤尾草、天葵子、千里光、金荞麦、山慈姑、地锦草、鸭跖草、金钱草、地耳草、苎麻根、紫花地丁、白花蛇舌草。

6. 清热凉血药：犀角、玄参、牡丹皮、赤芍、紫草、水牛角、生地。

7. 清退虚热药：青蒿、白薇、鳖甲、知母、黄柏、龟板、秦艽、地骨皮、银柴胡、胡黄连。

8. 泻下药：大黄、芒硝、芦荟、玄明粉、番泻叶。

9. 润下药：杏仁、桃仁、当归、蜂蜜、桑葚、火麻仁、郁李仁、何首乌、紫苏子、瓜蒌仁、柏子仁、松子仁、黑芝麻、决明子、胡桃仁、冬葵子、肉苁蓉、芍药。

10. 峻下药：甘遂、巴豆、大戟、芫花、商陆、牵牛子。

11. 祛风湿散寒药：羌活、独活、制川乌、制草乌、苍术、木瓜、蕲蛇、白花蛇、乌梢蛇、威灵仙、伸筋草、寻骨风、海风藤、老鹳草、路路通。

12. 祛风湿清热药：秦艽、防己、桑枝、萆薢、豨莶草、海桐皮、络石藤、丝瓜络。

13. 祛风湿补肝肾、强筋骨药：狗脊、仙茅、杜仲、牛膝、续断、桑寄生、五加皮、巴戟天、淫羊藿、骨碎补、鹿衔草、千年健。

14. 化湿药：藿香、佩兰、苍术、厚朴、砂仁、草果、扁豆、白豆蔻、草豆蔻。

15. 利水消肿药：茯苓、猪苓、泽泻、葫芦、蝼蛄、麻黄、香薷、防己、黄芪、泽兰、茯苓皮、生姜皮、大腹皮、冬瓜皮、玉米须、薏苡仁、桑白皮、葶苈子、半边莲、益母草。

16. 利水通淋药：滑石、通草、瞿麦、萹蓄、川牛膝、石韦、萆薢、琥珀、车前子、车前草、金钱草、海金沙、冬葵子、灯心草、白茅根、白花蛇舌草。

17. 退黄药：虎杖、大黄、黄柏、茵陈蒿、金钱草、地耳草、垂盆草、山栀子、地锦草、凤尾草。

18. 温里药：附子、干姜、肉桂、胡椒、花椒、荜茇、小茴香、高良姜、公丁香、片姜黄。

19. 理气药：陈皮、青皮、枳实、枳壳、木香、沉香、檀香、香附、乌药、厚朴、佛手、香橼、薤白、甘松、香附子、化橘红、玫瑰花、绿萼梅、青木香、大腹皮、八月札、娑罗子、九香虫、瓜蒌皮。

20. 消食药：山楂、神曲、谷芽、麦芽、莱菔子、鸡内金、沉香曲。

21. 驱虫药：槟榔、雷丸、鹤虱、榧子、芜荑、使君子、南瓜子、鹤草芽。

22. 凉血止血药：大蓟、小蓟、地榆、槐花、槐角、石韦、犀角、焦山栀、墨旱莲、黄芩炭、侧柏叶、白茅根、苎麻根、马齿苋、水牛角、紫草。

23. 化瘀止血药：三七、茜草、蒲黄、降香、刘寄奴。

24. 收敛止血药：白及、藕节炭、仙鹤草、棕榈炭、血余炭、刺猬皮、海螵蛸、五倍子。

25. 温经止血药：炮姜、艾叶、灶心土。

26. 活血止痛药：郁金、姜黄、乳香、没药、元胡、五灵脂。

27. 活血调经药：丹参、红花、桃仁、泽兰、当归、益母草、鸡血藤、月季花、凌霄花、王不留行。

28. 活血疗伤药：苏木、血竭、儿茶、土鳖虫、自然铜、骨碎补、刘寄奴。

29. 破血消症药：莪术、三棱、水蛭、芒虫、斑蝥、穿山甲、土鳖虫。

30. 温化寒痰药：皂荚、天南星、白芥子、白附子、皂角刺、莱菔子、苏子。

31. 清化热痰药：桔梗、瓜蒌、竹茹、竹沥、前胡、海藻、昆布、川贝母、浙贝母、胆南星、天竺黄、海浮石、海蛤壳、胖大海。

32. 止咳平喘药：杏仁、百部、紫菀、生姜、干姜、葶苈子、款冬花、紫苏子、桑白皮、枇杷叶、蛤蚧、磁石。

33. 重镇安神药：龙骨、龙齿、磁石、琥珀、珍珠母、紫贝齿。

34. 养心安神药：远志、益智仁、茯神、灵芝、人参、丹参、酸枣仁、五味子、柏子仁、合欢皮、夜交藤、龙眼肉。

35. 平抑肝阳药：牡蛎、白芍、龙骨、磁石、天麻、龟板、鳖甲、礞石、石决明、珍珠母、紫贝齿、代赭石、刺蒺藜。

36. 息风止痉药：钩藤、天麻、地龙、全蝎、蜈蚣、蝉蜕、僵蚕、羚羊角。

37. 开窍药：麝香、冰片、蟾酥、皂荚、苏合香、石菖蒲。

38. 补气药：人参、党参、山药、黄芪、白术、扁豆、黄精、西洋参、太子参。

39. 补血药：当归、熟地、白芍、阿胶、灵芝、龙眼肉、紫河车。

40. 补阳药：鹿茸、鹿角、仙茅、海龙、海马、锁阳、蛤蚧、紫河车、肉桂、桂枝、附子、台乌、鹿角霜、巴戟天、韭菜子、蛇床子、菟丝子、沙苑子、淫羊藿、补骨脂、益智仁、阳起石、葫芦巴、海狗肾、肉苁蓉。

41. 补阴药：百合、麦冬、天冬、石斛、玉竹、黄精、鳖甲、龟板、阿胶、生地、玄参、南沙参、北沙参、墨旱莲、女贞子。

42. 固表止汗药：黄芪、白术、防风、麻黄根、浮小麦、糯稻根、白芍、五味子、碧桃干。

43. 敛肺涩肠药：敛肺止咳——乌梅、诃子、白果、五味子、五倍子、罂粟壳，涩肠止泻——乌梅、石榴皮、肉豆蔻、赤石脂、五倍子。

44. 固精缩尿止带药：莲子、芡实、山药、龙骨、牡蛎、韭菜子、莲须、山茱萸、五味子、五倍子、覆盆子、沙苑子、补骨脂、桑螵蛸、金樱子、鸡内金、刺猬皮。

45. 消斑药：生地、赤芍、丹皮、紫草、墨旱莲。

46. 排脓药：解毒排脓——桔梗、金银花、连翘、赤小豆、白花蛇舌草，消痈散结排脓——白芷、败酱草、天花粉、鱼腥草、蒲公英、穿山甲、王不留行，化湿排脓——薏苡仁。

47. 止呕药：化湿止呕——半夏、藿香，清热止呕——竹茹、芦根，温中止呕——生姜、干姜、高良姜、白豆蔻、草豆蔻、吴茱萸，行气止呕——沉香、紫苏叶，降逆止呕——半夏、旋覆花。

48. 除烦药：石膏、知母、竹茹、黄柏、黄连、山栀子、淡竹叶、麦冬、灯心草、葛根、芦根、生地、白茅根、丹参。

49. 解暑药：藿香、佩兰、扁豆、蔻仁、滑石、香薷、苍术、绿豆、荷叶、厚朴、苏叶。

50. 健脾药：补脾——白术、茯苓、人参、党参、山药、黄芪、甘草、扁豆、太子参、薏苡仁，健脾——苍术、扁豆、厚朴、陈皮、木香，醒脾——甘松，和中——香薷、神曲、佛手、紫苏、甘草、木瓜，温中——炮姜、乌药、附子、干姜、生姜、吴茱萸、高良姜、肉豆蔻，宽中——枳壳、香橼、大腹皮、娑罗子。

51. 解郁药：香附、郁金、佛手、香橼、薄荷、柴胡、八月札、玫瑰花、月季花。

52. 祛湿药：胜湿——防风、羌活，化湿——藿香、佩兰、砂仁、厚朴、白豆蔻、石菖蒲，渗湿——茯苓、猪苓、泽泻、薏苡仁，温燥——半夏、苍术、厚朴、草果、天南星、片姜黄、白豆蔻、草豆蔻，凉燥——黄芩、黄连、黄柏、苦参、龙胆草、白椿皮，利湿——茵陈蒿、虎杖、萆薢、滑石、金钱草、半枝莲，收湿——胆矾、煅石膏、煅龙骨、煅牡蛎、煅瓦楞子、海螵蛸。

53. 安胎药：人参、杜仲、续断、艾叶、黄芩、砂仁、荷梗、桑寄生、菟丝子、紫苏梗、苎麻根。

54. 调经药：活血调经——丹参、红花、桃仁、泽兰、川芎、当归、牛膝、姜黄、益母草、鸡血藤、月季花、刘寄奴、王不留行，理气调经——香附、郁金、月季花、玫瑰花，散寒调经——艾叶、炮姜、吴茱萸，补血调经——阿胶、龟胶、熟地、白芍、黄精、鸡血藤，凉血调经——赤芍、生地、丹皮、茜草，破血通经——莪术、三棱、水蛭、凌霄花、穿山甲。

55. 除蒸药：青蒿、白薇、地骨皮、秦艽、鳖甲、知母、黄柏、银柴胡、胡黄连。

56. 透疹药：荆芥、薄荷、葛根、连翘、蝉蜕、升麻、浮萍、紫草、忍冬藤、牛蒡子。

57. 止渴药：石膏、黄柏、知母、乌梅、葛根、生地、芦根、麦冬、天冬、石斛、玉竹、天花粉、西洋参、太子参、北沙参、五味子。

58. 止带药：燥湿止带——白芷、秦皮、苦参、黄柏、苍术、椿白皮，固涩止带——莲子、芡实、海螵蛸、金樱子、赤石脂、石榴皮。

59. 通乳药：通草、漏芦、穿山甲、路路通、冬葵子、王不留行。

60. 利咽药：薄荷、蝉蜕、桔梗、射干、马勃、诃子、胖大海、牛蒡子、山豆根、野菊花、玄参、芦根、木蝴蝶、梅花。

61. 明目药：薄荷、蝉蜕、蔓荆子、刺蒺藜、桑叶、菊花、夏枯草、蒲公英、谷精草、青葙子、密蒙花、木贼、石决明、决明子、珍珠母、紫贝齿、羚羊角、秦皮、菟丝子、沙苑子、枸杞子、女贞、炉甘石。

62. 乌发药：侧柏叶、女贞子、人参叶、三七花、何首乌、黑芝麻。

63. 利关节药：桑枝、桂枝、牛膝、木瓜、姜黄、豨莶草。

64. 软坚散结药：软坚散结——海藻、昆布、牡蛎、鳖甲、海蛤壳、海浮石、瓦楞子，通阳散结——薤白，化痰散结——半夏、浙贝、海藻、昆布、僵蚕、白芥子。

65. 抗癌药：猪苓、三七、丹参、莪术、三棱、海藻、昆布、薏苡仁、藤梨根、灵芝、黄芪、山慈姑、天葵子、半枝莲、半边莲、垂盆草、凤尾草、白花蛇舌草。

66. 血糖药：三七花、黄芪、黄柏、生地、丹参、人参、玄参、葛根、知母、麦冬、山药、玉竹、黄精、枸杞子、天冬、黄连、薏苡仁、仙鹤草。

67. 护肝利胆药：柴胡、生地、熟地、当归、黄芩、黄芪、人参、白术、白芍、三七花、猪苓、丹参、郁金、灵芝、五味子、板蓝根、茵陈蒿、垂盆草、白花蛇舌草、地耳草、绞股蓝、人参叶、金钱草、龙胆草。

68. 治鼻渊药：细辛、白芷、羌活、藁本、桑叶、菊花、辛夷、薄荷、苍耳子、鹅不食草。

69. 增强免疫力药：柴胡、人参、党参、西洋参、山药、黄芪、白术、黄精、阿胶、龟胶、鹿胶、灵芝、三七、海龙、海马、肉桂、蛤蚧、锁阳、太子参、山茱萸、海狗肾、肉苁蓉、菟丝子、沙苑子、枸杞子。

70. 结石药：金钱草、鸡内金、通草、瞿麦、萹蓄、石韦、滑石、琥珀、海金沙、冬葵子、王不留行。

71. 引经药。

手少阴心经：黄连、细辛。

手太阳小肠经：黄柏、藁本。

足少阴肾经：独活、细辛、肉桂、知母。

足太阳膀胱经：羌活。

手太阴肺经：桔梗、升麻、葱白、白芷。

手阳明大肠经：白芷、升麻、石膏。

足太阴脾经：升麻、葛根、苍术、白芍。

足阳明胃经：白芷、升麻、石膏、葛根。

手厥阴心包经：柴胡、丹皮。

足少阳胆经：柴胡、青皮。

足厥阴肝经：柴胡、川芎、青皮、吴茱萸。

72. 十八反十九畏。

十八反："本草明言十八反，半蒌贝蔹芨攻乌，藻戟遂芫俱战草，诸参辛芍叛藜芦。"即乌头反贝母、瓜蒌、半夏、白蔹、白及，甘草反甘遂、大戟、海藻、芫花，藜芦反人参、沙参、丹参、玄参、细辛、芍药。

十九畏："硫黄原是火中精，朴硝一见便相争。水银莫与砒霜见，狼毒最怕密陀僧。巴豆性烈最为上，偏与牵牛不顺情。丁香莫与郁金见，牙硝难合京三棱。川乌草乌不顺犀，人参最怕五灵脂。官桂善能调冷气，若逢石脂便相欺。大凡修合看顺逆，炮爁炙煿莫相依。"即硫黄畏朴硝，水银畏砒霜，狼毒畏密陀僧，巴豆畏牵牛，丁香畏郁金，牙硝畏三棱，川乌、草乌畏犀角，人参畏五灵脂，官桂畏赤石脂。

73. 长期使用有肝损伤的药：关木通、广防己、马兜铃、寻骨风、天仙藤、生首乌、补骨脂、雷公藤、土三七、山豆根、生半夏、泽泻、青黛、白及、鸦胆子、川楝子、夏枯草、贯众、黄药子、虎杖、番泻叶、千里光、昆明山海棠。

74. 妊娠禁用药和慎用药：禁用药均为剧毒或药性峻猛之品，如水银、砒霜、雄黄、轻粉、斑蝥、蟾酥、马钱子、胆矾、皂矾、藜芦、瓜蒂、干漆、蜈蚣、麝香、甘遂、大戟、芫花、巴豆霜、千金子霜、商陆、川乌、草乌、虻虫、水蛭、芒硝、番泻叶、芦荟、三棱、莪术等；慎用药包括通经祛瘀、行气破瘀及辛热滑利之品，如肉桂、丹皮、大黄、木通、乳香、没药、五灵脂、王不留行、枳实、枳壳、附子、冬葵子等。

医理便览

五脏所主：心主脉，肝主筋，脾主肌肉，肺主气，肾主骨。

五行生克：金生水，水生木，木生火，火生土，土生金。

金克木，木克土，土克水，水克火，火克金。

五脏之液：心之液汗，肝之液泪，肺之液涕，脾之液涎，肾之液唾。

五脏之华：心之华在发，肝之华在爪，肺之华在毛，脾之华在唇，肾之华在骨。

五脏所恶：心恶热，肝恶风，肺恶寒，脾恶湿，肾恶燥。

五脏所藏：心藏神，肝藏魂，肺藏魄，脾藏意，肾藏志。

五脏之声：心之声为言，肝之声为呼，肺之声为哭，脾之声为歌，肾之声为呻。

五脏之臭：心之臭为焦，肝之臭为燥，肺之臭为腥，脾之臭为香，肾之臭为腐。

五脏之窍：心开窍于舌，肝开窍于目，肺开窍于鼻，脾开窍于口，肾开窍于耳。

五味所禁：心病之人毋多食苦，肝病之人毋多食酸，脾病之人毋多食甘，肺病之人毋多食辛，肾病之人毋多食咸。

五脏所欲：肝欲散，急食辛以散之，以辛补之，以酸泻之。

心欲软，急食咸以软之，以咸补之，以甘泻之。

脾欲缓，急食甘以缓之，以甘补之，以苦泻之。

肺欲收，急食酸以收之，以酸补之，以辛泻之。

肾欲坚，急食苦以坚之，以苦补之，以咸泻之。

五脏所苦：肝苦急，急食甘以缓之；脾苦湿，急食苦以燥之；心苦缓，急食酸以收之；肾苦燥，急食辛以润之；肺苦气上逆，急食苦以泄之。

五色所属：青色属肝，赤色属心，白色属肺，黄色属脾，黑色属肾。

五味所属：酸味属肝，苦味属心，辛味属肺，甘味属脾，咸味属肾。

部分方剂索引

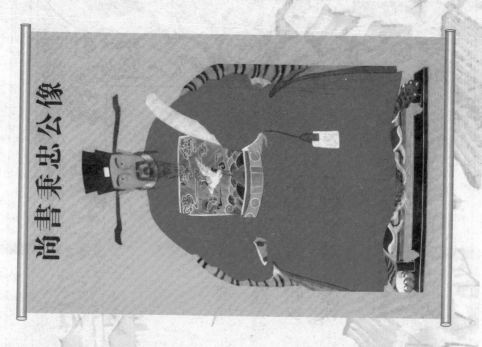

尚書秉忠公像

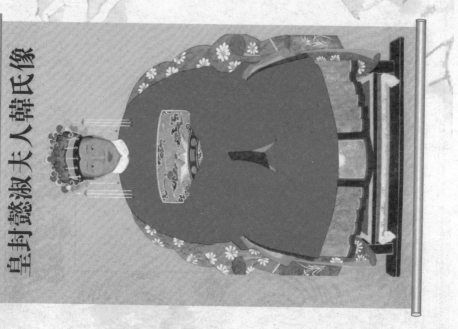

皇封懿淑夫人韓氏像

先祖杨淮像、韩氏像

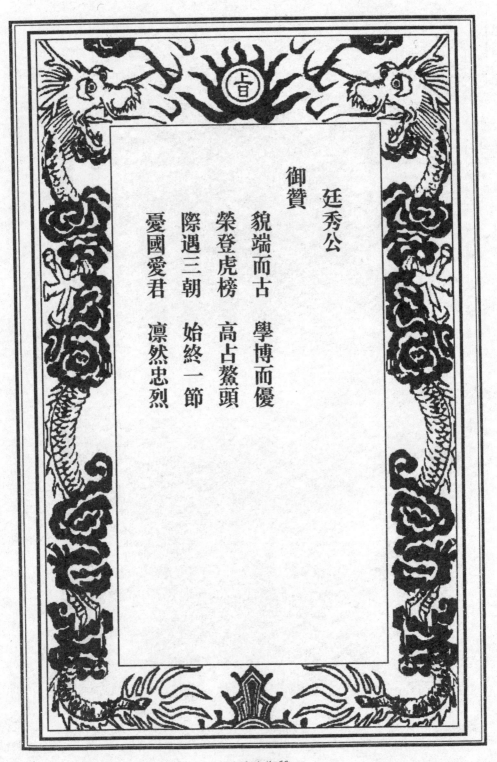

御贊

廷秀公

貌端而古　學博而優

榮登虎榜　高占鰲頭

際遇三朝　始終一節

憂國愛君　凜然忠烈

廷秀公御贊